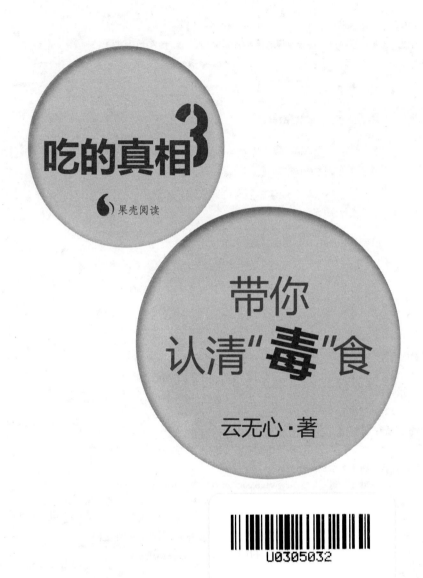

吃的真相3

果壳阅读

带你认清"毒"食

云无心·著

清华大学出版社

北京

图书在版编目（CIP）数据

吃的真相3：带你认清"毒"食 / 云无心著. 一北京：清华大学出版社，2012.9(2019.6重印)
ISBN 978-7-302-29789-5

Ⅰ．①吃… Ⅱ．①云… Ⅲ．①食品营养－基本知识②食品安全－基本知识
Ⅳ．①R151.3②TS201.6

中国版本图书馆CIP数据核字(2012)第189737号

责任编辑：宋成斌 王华
封面设计：张发财
版式设计：于 芳
责任校对：王淑云
责任印制：丛怀宇

出版发行：清华大学出版社
   网 址：http://www.tup.com.cn, http://www.wqbook.com
   地 址：北京清华大学学研大厦 A 座   邮 编：100084
   社 总 机：010-62770175   邮 购：010-62786544
   投稿与读者服务：010-62776969, c-service@tup.tsinghua.edu.cn
   质量反馈：010-62772015, zhiliang@tup.tsinghua.edu.cn
印 装 者：山东润声印务有限公司
经 销：全国新华书店
开 本：165mm×235mm 印 张：22   字 数：279千字
版 次：2012年9月第1版   印 次：2019年6月第3次印刷
定 价：38.00元

产品编号：047898-03

序：理性看"毒"

近年来，我国有大量食品方面的新闻、广告和传言在各种媒体和网络上广泛传播。在这个信息泛滥的时代，广大民众一方面及时获得大量有用的信息；而另一方面却为其中不少危言耸听信息的真实性和可靠性而困扰。这就是我愿意向大家介绍云无心博士的又一本科普佳作《吃的真相3》的原因。去年，果壳阅读送了我一本云无心博士的《吃的真相2》，之后我们也有过几次交流。给我留下的深刻印象是：云无心博士的著作摆事实、讲道理、有文献依据、文字通俗生动，有自己的立场但不强加于人，并具有很强的适时性。

与《吃的真相2》相比，《吃的真相3》集中讨论了近年来的食品安全热点。书名提到"毒"不是为了要吸引读者，而是源自部分媒体惯用于吸引读者的"有毒"，以此为题来分析这些新闻报道的"真相"。

作者采用循序渐进的方式，首先帮助读者科学理性地看待新闻热点中的"有毒"食品，如：黄曲霉毒素牛奶、皮革奶、不锈钢餐具"锰超标"等事件，之后又阐述了历史、广告和传言中有哪些被塑造、被拆穿、被误解和被纠正的"有毒"食品。作者坚持的科学原则是："不能离开剂量去谈论毒性"，"反对一个不好的东西，不能基于不靠谱的理由"。比如，勾兑醋的主要问题是厂家缺乏诚信而违法，但未必产生健康危害。总之，明确所谓的"有毒"到底是健康意义上的、道德意义上的，还是法律意义上的"有毒"，或者纯属误解和误导，都离不开科学依据。

对于大众来讲，这本书读起来毫不枯燥，除了能获得食品安全热点背后的科学知识之余，还能提高人们的科学素养，这是这本书的重要贡献。为此，我愿以此序预祝本书的发行成功。

国家食品安全风险评估中心研究员

中国工程院院士

陈君石

2012年7月于北京

1 新闻中的"毒"食 被掩藏的以及被追问的

2 历史中的"毒"食 被遗忘的以及被记起的

目录

3 广告中的"毒"食 被塑造的以及被拆穿的

传言中的"毒"食 被误解的以及被纠正的

注：本书中出现的机构名、期刊名、法案名、化学名、人名及固定说法都可在最后的索引部分找到英文名对照。

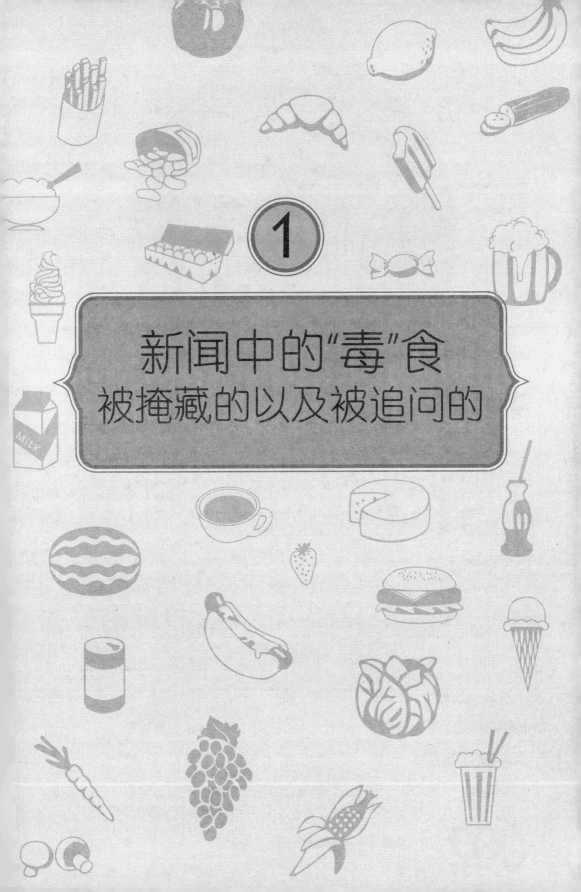

1

新闻中的"毒"食
被掩藏的以及被追问的

"致癌物"是
"浸出油"产生的吗？

事件

2010年3月，湖南省质监局获悉部分茶油企业抽查结果不合格，相关企业也在内部自查中发现致癌物"苯并[a]芘"严重超标，但这一消息被隐瞒了长达5个月。8月，在曝光压力之下，金浩茶油公司终于就这一情况作出道歉。

传统上，植物油是"榨"出来的。所以，当消费者听说有的油是用"有毒"的化学试剂"浸"出来的，本能的感觉就是"这玩意儿肯定不安全"。而某茶油的浸出产品被曝"致癌物"超标，更让公众对这种"非传统"工艺的疑虑达到了新的高度。一时间人人都在问：茶油中的致癌物是什么？为什么传统的"压榨油"没有，而"浸出油"中就超标了呢？

实际上，植物油"浸出法"是现在的国际主流。在发达国家，已经很少

被掩藏的以及被追问的

有传统的"压榨"工厂。所谓"浸出",是用一些非常容易挥发的有机溶剂——最常用的是正己烷,去"浸泡"打碎的油料种子。因为植物油与这些有机溶剂的亲和力更强,所以几乎所有的油都能跑到溶剂中。而在把溶剂与油的混合物与油料残渣分离之后,稍微加热,就可以除去这些溶剂,从而得到"粗油"。"粗油"经过进一步纯化精炼,就得到了纯净澄清的植物油。虽然说正己烷这样的有机溶剂确实有一定毒性,不过因为它极易挥发,所以几乎不会残留在油中。根据美国国家环境保护局制定的正己烷安全标准以及"浸出油"中可能的正己烷残留,一个人每天吃上几十斤"浸出油"也达不到有害的量。

与"压榨法"相比,"浸出法"所需要的设备和工艺要更加复杂,但其优势也是显而易见的。"浸出法"几乎可以把油料中的油全部提取出来,而"压榨法"按照具体的油料和压榨工艺,只能获得70%甚至更低的产率。对于食品来说,这样的差别可以算得上革命性的了。

上述"茶油致癌物超标事件"中的"致癌物"叫做"苯并芘"。它其实不是现代工业的产物。任何有机物的燃烧,都会产生苯并芘。所以,当原始祖先学会用火烤肉之后,人类就已经开启了摄入苯并芘的历史。即使是在天然水源中,也可能含有一定量的苯并芘。

苯并芘是一种公认的致癌物,高浓度下能够诱导癌症的出现。至于人类的摄入量与癌症风险之间的关系,科学上还没有明确的数据。不过,因为它对于人体没有丝毫价值,而人们又可能从各种渠道摄入,所以主管部门的要求是越低越好。比如美国的饮用水标准中苯并芘的"目标含量"为零。但是,因为它在自然界的广泛存在,零的目标是无法实现的。美国政府制定的"实际控制标准"是每升水中不超过0.2微克。据估计,如果一辈子饮用含有这个浓度苯并芘的水,增加的癌症风险大致在万分之一的数量级。中国食用油中的苯并芘安全上限为每千克不超过10微克。考虑到人们每天吃的油质量只有喝的水质量的几十分之一，这个"安全标准"还是合理的。

按照新闻媒体的报道，茶油中的苯并芘超标其实是厂家违规操作导致的。为了最大限度地提取最后一滴油，厂家对油料残渣进行了反复高温加热。任何有机物在高温下都可能产生苯并芘，油料残渣自然也不例外。最后，这些苯并芘被"浸取"到了油中，于是有了苯并芘超标的茶油。

显而易见，"浸出法"本身并不产生致癌物，茶油本身也不含有致癌物。那些超过国家标准许可的苯并芘，是厂家为了增加产率而不顾产品质量的结果。所以，解决问题的方式不是拒绝茶油、拒绝"浸出油"，也不是回归传统的榨油作坊，而依然并只能是——主管部门的有力监管。

被掩藏的以及被追问的

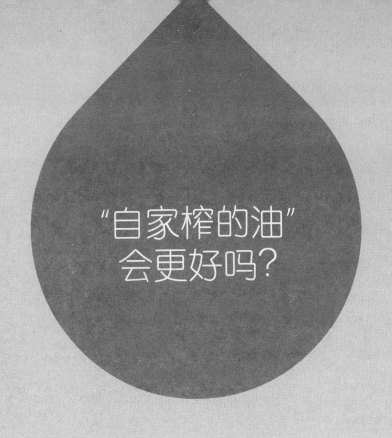

"自家榨的油"
会更好吗?

随着人们对食品安全的关注越来越多,任何现代加工技术都会带来疑虑。许多人相信,传统的、以前的加工技术总是安全和健康的。比如食用油,"自家榨的油"甚至成为了高档的礼品,就像"有机产品"一样受到人们的追逐。

所谓"自家榨的油",就是自己提供菜籽、花生、大豆等油料,由榨油作坊压榨得到的油。在食品技术上,这样的油称为"粗油"。食用油的主要成分是三酰甘油(甘油三酯)。在粗油中,还有相当多的磷脂和游离脂肪酸等杂质。

在现代食品工业里,压榨已经属于淘汰工艺,现在一般使用溶剂浸取。不管是压榨还是浸取,得到的油都要进行精炼,除去杂质,并且脱色、除味之后才进行销售。精炼后的油颜色浅、味道淡、稳定性更好。因为粗油有精炼油所不具有的风味，于是许多人相信：粗油更有营养、更安全。

我们知道，油烧到一定温度都会冒烟。冒出的烟中含有一种物质叫做丙烯醛，对眼睛和呼吸道有很强的刺激作用。在第一次世界大战中，丙烯醛甚至作为化学武器来使用。除此之外，冒烟还会产生其他的有害物质。

油开始冒烟的温度叫做"烟点"。烟点与油的种类有关，比如葵花籽粗油的烟点不到110摄氏度，而芝麻粗油则接近180摄氏度。同种类油的烟点又跟其中的杂质密切相关，大豆和花生粗油的烟点在160摄氏度左右，而精炼之后能够达到230摄氏度以上。从安全的角度说，"自家榨的油"不如精炼的油好。

不过，植物油中有一些对健康有益的成分——比如维生素E和植物甾醇等——也会随着精炼而被去除一部分。有些情况下，损失能够达到百分之几十。因此，从营养角度说，"自家榨的油"比起精炼油又有一定的优势。

对于食品，我们应该是在安全的前提下考虑营养。精炼所损失的营养，可以从其他的食物中获得。而粗油冒烟所带来的危害，则无法消除。虽然它的危害不见得立竿见影，但即便是小的风险，只要能避免也就没必要去承担。尤其是对于爆炒或煎炸，精炼油应该是更好的选择。当然，不管是粗油还是精炼油，关键都是避免加热到冒烟的温度。

被掩藏的以及被追问的

解析金龙鱼油的变质

事件

2012年1月，春节临近，食用油"黄曲霉素"风波未平，"色泽烟点"风波又起。安徽省工商局对外发布通报，该部门抽检7家生产厂家10组食用油后发现，合肥市有2批次食用油不合格。其中，金龙鱼玉米油被检测出色泽和烟点项目不合格。

就这则金龙鱼油被检出烟点和颜色不合格的报道，厂家、超市和专家对变质的原因提供了不同的说法；厂家称"抽检的这一批次产品具有出厂检验合格证明"，认为不合格是"超市保管不善导致"，原因是"长期暴晒"，同时指出"色泽和烟点，属质量等级项目，不是食品安全项目"；超市表示"平常配送和仓储也有一整套流程，暴晒导致色泽和烟点不合格的说法，实在不敢认同"；专家则认为厂家的说法"科学证据不充分"，问题应该是"生产环节出问题可能性大"。

说法如此不统一，该听谁的？我们还是各个环节逐个来看一下吧。

烟点和颜色是什么指标？

食用油在加热到足够高的温度时会冒烟，这个温度称为"烟点"，导致冒烟的成分是油中的游离脂肪酸以及其他杂质。未经精炼的油中游离脂肪酸和其他杂质的含量高，所以烟点低。工业化生产的油经过精炼，杂质和游离脂肪酸的含量大大降低，可以把烟点提高几十摄氏度。烟点高低可以作为油中杂质含量的指标，在国家标准中也是作为分级的标准。需要注意的是，这里的"杂质"并不是"有害物质"。它们的存在只是影响油的加工性能（比如容易冒烟）。油冒烟会产生一些有害物质，但只要不加热到冒烟的温度，也就不会影响健康。顺带说一下，许多人喜欢的"传统压榨油"就因为杂质多而烟点更低。

经过精炼的"纯净"的植物油颜色很淡。如果精炼不充分，会导致成品颜色比较深。油中的色素跟健康关系很小，有些色素比如类胡萝卜素甚至是营养成分。颜色主要影响油的外观。此外也有一些色素成分可能影响油的稳定性。总的来说，颜色主要也是一个等级指标，与食品安全关系不大。

油的烟点和颜色会变化吗？

植物油含有大量的不饱和脂肪酸，很容易被氧化。氧化可能导致烟点下降、颜色变深、油变黏、出现哈喇味等。如果氧化程度很高，除了味道变得不可接受之余，也会出现大量氧化产物，其中有一些有害健康。

植物油的氧化在任何阶段都可以发生。影响植物油氧化的因素主要有5个：

与空气（或者氧气）的接触：即使是封闭的容器，油中还是会有一些溶

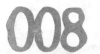

被掩藏的以及被追问的

解的氧气，其含量会受到加工工艺的影响；

温度：温度越高，氧化越容易发生；

光：光照尤其是紫外线会增加氧化速率；

金属杂质：尤其是铜和铁，能够大大促进氧化进行；

时间：以上因素决定氧化速率的快慢，而最终的氧化程度由时间和速率来决定。

从油料品质到提取（或压榨）、精炼到分装的整个过程，控制氧化都是重要的工艺目标。如报道中专家所说，生产过程出问题的可能性大。在工业生产上，原料或者操作条件不一定能够保持严格一致。因此，即使在"同一批次"的产品中，也可能出现不稳定的现象。"质量检测"只是抽取一部分样品来检测。如果抽样间隔不能代表"所有的产品"，那么也就可能出现一部分"不合格的产品"。合理的工艺流程和抽样设计应该避免这样的情况出现。但是否真能做到，并不是理论上说说那么容易。

对照前面列出的5个因素，可以认为：如果产品真如"出厂检验合格证明"显示的那样，那么变质只能发生在运输保存过程中，也并不令人惊奇。不过，这仅仅是一种理论上的可能——考虑到这批油出现在秋冬季节，温度的影响不应该有多大；除非厂家把油长期放在室外，正常的运输储藏中光照的影响不应该如此显著；保存时间，通过超市的进货日期和产品的生产日期应该不难查证。至于油中的氧气与金属含量，如果过高的话也就是生产过程留下的问题了；从新闻报道中提供的信息，我们无法确认或者排除任何一种可能。如果从生产分销的正常过程来看，"长期暴晒"发生的可能性确实没有"生产环节出问题"的可能性大。进一步的调查，可以做到两点：检测其他超市或者厂家库存的同一批次产品；追踪这批产品的生产日期，以及从出厂到超市的运输保存过程。这不见得一定能够找到原因，但应该可以提供更多的信息。

厂家需要担责吗？

如果进一步调查显示其他超市或者厂家库存的同批次产品没有问题，而相关超市在运输保存过程中确实存在长期暴晒或者高温储存的环节，那么他们的确就有比较大的责任。如此说来，厂家是不是就没有责任了呢？

作为生产者，厂家在提供产品的时候除了要提供产品检验报告外，还应该提供如何保存和运输产品的指导。如果超市遵循了这些指导，并且产品在保质期内发生了变质，就说明厂家的产品稳定性不足以支持其所宣称的保质期。产品变质的责任依然要由厂家承担。如果厂家没有提供这样的指导，就是默认在通常的处理条件下能够达到相应的保质期。只要超市没有对产品做极为出格的处理（比如夏天置于室外保存，或者容器破损等），就不需要承担"保管不善"的责任。

如果厂家提供了运输和保存指导，但是超市没有遵守，变质的责任才会由超市承担。比如厂家要求"不超过××温度保存"，而超市仓库的温度长期超过；或者要求"到货后立即入库"，而超市却长时间放在室外。

在生产流程中，植物油可能因为原料或者流程的不稳定而导致一些指标不合格。如果成品检测频率不足以覆盖这样的"波动"，就有可能让不合格产品逃过检测而上市。在运输与储存过程中，也有可能因为油的氧化而导致烟点降低与颜色变化。从新闻报道的内容，无法判断问题出在哪一环节。此外，颜色和烟点确实不是食品安全项目，它们的不合格是不符合产品质量的承诺，其实质是降低了油的等级，但不至于危害健康。

被掩藏的以及被追问的

凝固点鉴别地沟油
是否靠谱？

事件

2011年4月，据报道，上海向明中学高二学生林立猗在北京发明创新大赛中以参赛作品"用物理方法鉴别地沟油"获银奖。获奖者解释说，因地沟油大都反复使用，其中动物油含量高，相比植物油，其黏度、冰点不同，所以他采用半导体制冷片，设计不同结构组合，通过温度鉴别油的成分。

"橄榄油零下十多摄氏度才凝结，普通植物油也要零度，而地沟油在8摄氏度即凝结。将自家购买的食用油放进温度8摄氏度左右的冰箱，如凝结，即为'地沟油'。"

——这种简易鉴别法真的靠谱么？

从科学原理角度来说，这位高中生解决问题的思路是对的。"地沟油"

和正常食用油在物理性质方面有许多差异，凝固点是其中之一。如果一种油的凝固点比它"应该"具有的凝固点相差很大，那么其中肯定有"猫腻"。许多地沟油确实含有动物油，导致在8摄氏度甚至更高的温度下凝固。这样的油，用这位发明者的方法来检测，确实可以被判断为"地沟油"。

不过，作为一个"检测方法"，它是否靠谱需要考虑两个问题：一是有没有正常的食用油在8摄氏度下凝固？如果有，这样的正常油就会被"冤枉"；二是有没有地沟油在8摄氏度下依然不凝固？如果有，就会导致这样的油"漏网"。

食用油的凝固点主要由油中的饱和脂肪与不饱和脂肪的比例来决定。植物油以不饱和脂肪为主，凝固点较低，比如大豆油、葵花籽油、菜籽油的凝固点都在-10摄氏度以下，花生油和棉籽油相对高一些，也是在零度附近。而动物油中的饱和脂肪含量高，凝固点就比较高，通常在室温下都以固态存在。不过，植物油中也有饱和脂肪含量高因而凝固点很高的种类，比如棕榈油和椰子油，凝固点都在25摄氏度以上。油的凝固点并不是一个确定的温度，而是一个范围。一方面，它会从某一个温度开始出现固体，温度降低也不见得全部凝固。另一方面，即使是同一种植物的油，组成也不完全一样，其凝固特性也会有一定差异。现在，市场上还有"调和油"，它们的凝固温度会由被混合的油的品种和比例来决定。显而易见，棕榈油、椰子油之类的植物油会被这种检测方法直接"冤杀"。如果调和油中含有棕榈油或者椰子油等凝固点很高的油，那么也可能导致"调和油"的凝固点大大升高而"含冤而死"。

出于"宁可错杀，不可放过"的原则，第一个问题还不是那么关键。如果真是地沟油"蒙混过关"，被当作"正常油"，才是更大的问题。所谓"地沟油"，并不是一个"标准"的商品——正常的油有相对一致的指标，

被掩藏的以及被追问的

而"地沟油"则"地沟"得各不相同。最"地沟"的可能是下水道里捞出来的，而一般"地沟"的可能是从饭店的泔水中搜集，而轻微"地沟"的可能只是反复炸过几次薯片的植物油。反复使用，并不会大量地把不饱和脂肪转化成饱和脂肪——要知道，不饱和脂肪的加氢饱和是要在催化剂的帮助下才能有效发生的。"地沟油"中，饱和脂肪的含量主要取决于混入了多少动物脂肪。如果是只炸过薯片或者油条的废油，那么饱和脂肪的含量与"新鲜油"相比并不会明显增加。如果混入了大量的火锅底料，那么动物油的含量就会高得多。也就是说，"地沟油"的凝固点，从稍高于"正常油"到十几摄氏度都有可能。此外，如果把7摄氏度或者8摄氏度凝固作为"地沟油"的判断指标，不法商贩完全可以把通不过这一检测的"地沟油"用正常油稀释，把它的凝固点降低至"判断指标"以下。

结论：这种"简易鉴别法"能够"判断出"一些地沟油。但是，作为一种检测方法，它既可能"冤枉"好油，也可能"放过"坏油。对于那些能够用这种方法"检测"出来的"地沟油"，可能黏度等其他指标差异已经大到肉眼可以识别的地步了。其实，利用这种方法用不着专门的装置来实现——如果你买了精炼的低熔点油，比如大豆油、葵花籽油、菜籽油、玉米油等，可以在冰箱保鲜层（一般是4摄氏度左右）中放一段时间。如果凝固了，说明有问题。但是，需要记住的是：没凝固并不意味着就没有问题，而花生油的凝固点就在那附近，凝不凝固都说明不了什么问题。

"皮革奶"，问题不仅仅是重金属

事件

　　2011年2月，据媒体报道，中国农业部发现"皮革奶粉"死灰复燃，疑有不良商人竟将皮革废料的动物毛发等物质加以水解，再将产生出来的粉状物掺入奶粉中，意图提高奶类的蛋白质含量蒙混过关。

　　作为一个研究食品的"学院派"人士，我也经常被中国食品行业的"创造力"和"勇气"弄得目瞪口呆。大概是几千年的"考试"传统让我们具有了超常的"应试"能力——只要是明确列出了"考试大纲"，就有人能够找出"应试秘籍"。

　　牛奶是一个经典的例子。在世界各国的牛奶常规检测中，都是测出氮含量，然后乘以一个转换系数得到蛋白质含量。于是，最初的牛奶商们就往里面加尿素——"定氮法"不论出身，对于什么氮都一视同仁，于是尿素也就能瞒天过海骗取"蛋白含量"。因为尿素会产生刺激性气味，检测也不困难，很快也就"不灵"了。紧接着一种替代品横空出世，独领风骚若干年，几乎摧毁人们对中国奶制品的信心——三聚氰胺，这种跟牛奶几乎扯不上关系的化工原料，居然成了中国牛奶的常规检测项目，实在是太有"中国特色"了。

"山寨牛奶"的生产者充分显示了"在这里跌倒，在那里爬起来"的顽强生命力，与主管部门的斗智斗勇从不停息。三聚氰胺中的氮不是来自于蛋白质，可以通过其他技术检测"非蛋白氮"进行定量。"皮革蛋白粉"就是能破解三聚氰胺检测的"技术升级"。

皮革、毛发主要由胶原蛋白组成，胶原蛋白在天然状态下不溶于水。要把它们加到牛奶中，必须经过处理，就是通常说的水解。传统的水解在强酸或者强碱条件下长时间加热，把聚集在一起的胶原蛋白分子煮成小段。更新的水解则使用蛋白酶，可以在温和条件下高效地把大分子蛋白质切成小片段。这些小片段的蛋白质分子成为"多肽"，就能够溶解到水中。

胶原蛋白本身是无毒无害的。食品和化妆品行业中广泛使用的明胶就是一种水解程度比较轻的胶原蛋白。明胶常温下也不溶于水，在高温下溶解了，温度下降时又变成"果冻"。水解程度更高的胶原蛋白一般叫做"水解胶原蛋白"或者"胶原蛋白水解物"。水解程度越高，生产成本越高，往牛奶里加这样的产物也就无利可图。

在皮革行业中，会有一些下脚料。它们是没有用的废料，但依然是胶原蛋白。用这样的肥料来生产"水解胶原蛋白"，成本低多了。

真正严重的问题是，皮革加工中需要使用许多有毒的化学试剂进行处理。这些有毒试剂自然会残留在下脚料中。比较突出的便是铬。铬是一种重金属元素，其毒性的研究不是非常充分。世界卫生组织制定的饮用水安全标准中，铬的安全上限是每升水中不超过0.05毫克。从皮革加工的下脚料得到的胶原蛋白中，问题不仅仅是来自于存在铬，而是它的不确定性。不清楚危害到底有多大，本身就是非常危险的事情。

许多人在讨论"皮革奶"的时候，都把注意力集中在"皮革加工带来的毒害"上。实际上，即使使用完全符合食用标准的明胶来（在分子层面上是一样的），所得到的"明胶奶"同样是不允许的。

我们说牛奶是一种很好的食品，含有丰富的优质蛋白和钙以及几种维生素。所谓"优质蛋白"指牛奶蛋白中的氨基酸组成与人体需求很接近，可以高效满足人体需求。而胶原蛋白的氨基酸组成与人体需求相差很大，其中有许多种类不是人体"必需"的种类。此外，它却又缺乏人体必需的色氨酸。换句话说，虽然同是蛋白质，几十克牛奶蛋白就可以满足人体一天的需求，而如果单吃胶原蛋白的话，无论吃多少都不行。

往牛奶里加"水解胶原蛋白"的目的，只是欺骗获得一个高的"蛋白质含量"假象。跟三聚氰胺或者尿素相比，它的确属于"蛋白含量"。但是由于这种蛋白在营养上是一种"劣质蛋白"，所以也还是"掺假"。除了蛋白造假外，它也不具有牛奶中的钙等其他营养成分。换句话说，即使加的"水解胶原蛋白"满足食品安全的规范，得到的"山寨牛奶"也还是伪劣产品。

其实，"皮革奶"的检测并不困难。胶原蛋白中有大量的羟基脯氨酸，而牛奶蛋白中并不含有；牛奶蛋白中一定量的色氨酸，而胶原蛋白中并不含有。通过检测蛋白总量以及这些氨基酸的含量，都可以知道其中有多少牛奶蛋白、多少胶原蛋白。也有商业化的"羟基脯氨酸检测试剂盒"，只需要十几分钟就可以知道样品中含有多少胶原蛋白。只不过，这些检测做起来并不便宜。广泛监测所增加的成本，归根结底，如果不由牛奶消费者承担，就要由全体纳税人承担。

被掩藏的以及被追问的

探讨：我们注意到，"皮革奶"刚刚冒头就被主管部门迎头痛击。相对于三聚氰胺泛滥成灾才出重手，这倒可以算是一个进步了。

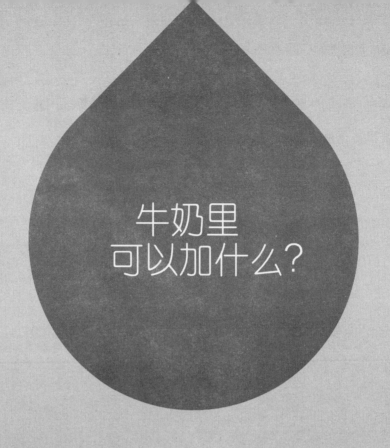

牛奶里可以加什么？

消费者对于食品里"添加"东西本来就疑虑重重，奶制品行业的一系列事故更让大家杯弓蛇影。早些时候有尿素，后来有三聚氰胺，前段时间又出了"皮革奶"。每一次这种事情出现，媒体和公众总是追问：这个东西加到奶里，有什么危害？于是，各方报道总是不厌其烦地强调：那些东西会导致什么什么疾病，严重危害健康。

这样的报道给人的感觉就是：加这个东西犯法，因为它含有有毒物质。于是有人问：那如果加入的东西无害，比如用安全合格的皮革水解物，是不是就可以加了？

实际上，这样的思路正是三聚氰胺悲剧出现的根源。因为正常情况下三聚氰胺不会进入人类饮食，所以对它的毒性研究并不充分。在过去，人们并不知道它会导致婴儿肾结石。所以，即使往牛奶中加它成了行业内"公开的秘密"，不管是从业者、主管部门还是新闻媒体，都没有当回事——对于他们来说，既然"无害"，加了也就没有什么关系。

食品是为人们提供营养的，安全只是对它的起码要求。"完全安全"的认定并不是一件容易的事情，而任何食品成分的加入都可能改变营养构成。所以，往食品中加入任何东西——即使它"安全无害"——也必须是带来足够的好处才允许。此外，不管加了什么东西，都要必须明确说明。

借用一句流行的话：一切没有明确说明的添加，都是耍无赖。

对于人类来说，牛奶是一种比较好的食物：它含有丰富的优质蛋白、钙及一些维生素。它的价值必须通过含有足够的这些东西来实现。食品检测，正是保证它确实含有这些营养成分。加入任何其他东西来获得的检测指标，都是"假文凭"。用"假文凭"去骗人，本身就是犯法，并不需要造成其他恶果才该被惩处。

现代社会的加工食品，为了能够实现保存、运输、分销改善口感风味等目标，会加入一些食品添加剂。但是牛奶这种产品，并没有使用任何食品添加剂的需求。它的稳定性，是通过高压均质化、加热灭菌以及冷藏等物理手段来实现的。在某些特定的牛奶中，为了加强营养会添加一些维生素A和D，但是也必须明确说明。在此范围之外加入的任何东西，都不应该被允许。

当然，这是针对叫做"牛奶"的食品而言。除了作为最终食品直接使用外，牛奶还经常被当作食品原料来做成其他食物。这在加工食品中，就更加常见。

有的食品以牛奶为基础，最典型的比如可可奶。因为可可本身不溶解于水中，要想让它均匀分散、乖乖待在牛奶里，就需要对牛奶进行"增稠"。为了获得适当的风味，还会加入糖和其他香精。这样的"奶"中确实添加了许多其他成分，不过它已经不能叫"牛奶"了。而且，加入的这些东西，也必须要明确说明。市场上有一些品牌的牛奶，为了显示比其他品牌更"好喝"，偷偷地加入了增稠剂和香精。合法生产的这些东西没有危害，然而它改变了牛奶本身的组成，如果不明确说明的话也是不允许的。要知道，虽然牛奶本身的味道会受到奶牛品种以及所吃饲料的影响，但奶与奶之间的差别不会很大。而天然的"奶味"甚至不能算是一种好味道。"味道很好"的牛奶，反倒有可能是厂家捣了鬼的牛奶。

探讨：如果有一天，公众、媒体对某种食品的关注更集中在"里面为什么加了其他的东西"，而不仅仅当"加的东西非常有害"时才紧张起来，那么我们这个社会的食品安全理念就上了一个台阶。

被掩藏的以及被追问的

生奶新标准的技术分析

事件

　　2010年新出台的乳品安全国家标准引起了巨大关注。新标准把每百克生乳的蛋白质最低含量从2.95克降低到2.80克，而生鲜乳细菌总数的最高限从每毫升50万个提高到200万个。与国外的标准相比，这一标准明显要低。赞同这一标准的人士认为：外国是规模养殖，生产条件有保证，容易达到高标准；而中国主要是散户养殖，饲料质量和卫生状况都不佳，所以细菌总数不易控制。据《北京青年报》报道，"某位修改乳品标准的专家组成员"的解释是：中国奶业现状取决于国情，现行标准低系照顾散户奶农利益。

　　蛋白质含量是一个"营养指标"，考虑到身体需要的是"蛋白质总量"而不是"蛋白质浓度"，它对于食品安全倒也没有什么影响。所以，下面我们只分析细菌指标。

生奶中的细菌从哪里来

牛奶刚从奶牛的乳房里产生出来时是无菌的，但此后，牛奶并不会立即进入奶瓶。它在被挤或者吸出来之前会暂时保存在奶牛的乳腺中。健康奶牛的乳腺里基本上是无菌的。新挤出的奶中菌数往往每毫升不超过1000个。不过，如果奶牛生病了，尤其是患了乳腺炎，奶中的菌数就会急剧增加，最高可达1000万个以上。

即使是健康的奶牛，其生活的环境对于奶中的菌数也有很大的影响。如果牛圈不够清洁，奶牛身上不够干净，在挤奶过程中也会有很多细菌被带入奶中。

挤奶设备和盛奶容器的洁净程度，对于生奶菌数也至关重要。牛奶本身含有细菌生长所需的各种成分，哪怕是容器上的一点残留细菌也会在牛奶的"滋养下"大量繁殖。美国的牛奶生产规范里，对于与牛奶直接接触的设备和容器都有明确的要求。如果不是一次性设备，在每次使用之前，不仅要求充分清洗，还要求使用高温或者化学试剂来消毒。

细菌数的增加不仅来自于外界的污染，更来自于牛奶本身细菌的繁殖。牛奶中的大多数细菌，在7摄氏度以上就可以快速生长繁殖。在冷藏条件下，也不会被杀死，只是消停下来而已。只要温度上升，它们就又焕发青春。所以，挤出来的奶如何保存、保存多久，其中的细菌数至关重要。

显而易见，要保证菌数很低，需要在奶牛健康、养殖环境、挤奶设施和操作、生奶储存等每一个环节都下工夫。可以说，生奶中的菌数，不仅仅代表细菌本身，更能反映整个牛奶生产过程的质量。可以说，所有菌数少的生奶都是一样的，而菌数多的原因却各有不同。

被掩藏的以及被追问的

生奶中的细菌是否影响健康

支持生奶新标准的还有一条理由：生奶不是用来直接喝的，需要经过灭菌处理，所以即使其中有很多细菌，经过高温处理，也就被杀死了。这样，消费者买到的牛奶，也还是安全的。但是，如果事情真的如此简单，那么这个标准根本就没有存在的必要。值得注意的还有以下两个问题：

1. 灭菌过程是否能杀死生奶中所有细菌？

学术界、工业界和主管机构确实反对喝生奶。商业化的牛奶都要经过高温处理。目前，标准的处理有三种：

传统的巴氏消毒，在63摄氏度保持30分钟；

高温快速（HTST）巴氏消毒，在72摄氏度保持15秒；

超高温（UHT）灭菌，在135摄氏度下保持一两秒。

超高温几乎可以杀死所有的细菌，因而在密封的条件下可以常温保存很长时间。而传统的巴氏消毒和高温快速巴氏消毒效果是相同的，理论上能把细菌数降到处理前的十万分之一。也可以采用更高的温度而保持更短的时间，比如90摄氏度保持0.5秒，也与传统的巴氏消毒效果相同。

巴氏消毒并不能完全杀死细菌，初始菌数的十万分之一也并不少。这些细菌会在以后的保存中重新焕发生机。所以，巴氏消毒奶必须冷藏，而且不能保存太长的时间。

把细菌数降到这个量级，只是一种理想结果。在实际的巴氏消毒操作中，为了更加保险，也经常采用更长的时间或者更高的温度。比如72摄氏度下保持15～30秒，或者90摄氏度下延长到几秒。在这样的操作下，即使生奶中的细菌数很高，也确实能够把它降到"合格"。

(关于牛奶灭菌，详细介绍参见本书第2章"牛奶灭菌那些事儿"一文。)

2. 细菌被杀灭，牛奶就绝对安全吗？

细菌对牛奶的质量的影响并不仅仅是活细菌。

首先，牛奶中有各种细菌，有一些会分解脂肪，有一些会分解蛋白质。两种情况都会使牛奶产生异味。而且，一旦异味产生，巴氏消毒也没有用。

其次，有一些细菌，尤其是某些引起乳腺炎的细菌，可能产生一些毒素。有些毒素并不能被加热破坏。这种情况不常见，但是完全可能发生。比如说，葡萄球菌产生的毒素，就可能导致急性肠胃炎。

如果一头奶牛感染了葡萄球菌而导致乳腺炎，它生产出了一批细菌数比较高的牛奶。这批牛奶经过巴氏消毒，细菌数降到了合格。但是，葡萄球菌在巴氏消毒之前产生的毒素仍然存在于牛奶中而且保持活性。如果不幸被人喝了，就有可能患上急性肠胃炎。

就牛奶而言（不包括牛奶衍生出的奶制品，比如酸奶、奶酪等），其品质（包括营养成分、风味和安全性等）在刚刚挤出来的时候最高。从离开奶牛乳房到被消费者喝掉的过程中，后续的任何处理都不会提高，最多只能是尽量保留。所以，国外把生奶的细菌数作为一个重要的质量指标。美国规定单一奶源的生奶菌数每毫升不超过10万个，而多个奶源混合之后、在巴氏消毒之前也不超过30万个。中国新标准中的200万个，确实是很低的标准。

怪异的立法逻辑

先不谈那个200万个的菌数标准是否会对公众健康带来风险。如果《北京青年报》的报道属实——那位神秘的"修改乳品标准的专家组成员"给出的解释确实是此次修订的原因，那么只能说：这个立法的逻辑相当怪异。

食品生产规范是一种公共卫生决策，前提是把公众健康的风险降到足够低。在此基础上，才考虑给生产者尽量大的操作空间，以降低社会成本。

被掩藏的以及被追问的

也就是说，必须是先做风险评估，在什么样的标准下，公众健康的风险有多大。在此基础上，才考虑风险与成本的平衡。如果国际标准是10万个，那么表明这个标准下的风险能够被普遍接受。如果要制定一个200万个的标准，可以算得上是一个"非同寻常的主张"了，应该提供"非同寻常的风险评估报告"。

在还没有这样一份评估报告的情况下，为了迁就"散户奶农"，就制定一个大大低于国际常规的标准，显然不合理。所谓通过降低标准来"保护奶农"，就是让低成本生产的劣质产品进入供销渠道。实际上，奶农的利益并不由生产成本决定，而是由生产成本和出售价格的差异来决定。高标准的牛奶并不存在高的技术壁垒，而是需要高的成本投入。

在质量标准公平一致地执行的前提下，奶制品企业自然会通过提高价格来吸引奶农生产合格生奶。而这种成本的提高，最后也并非由奶制品企业承担。在公平的市场竞争下，最后是转化为消费者支付的价格。只要市场机制正常运转，这些价格最后会达到平衡，产业链中的每一环都会得到合理收入。而消费者，则付出合理价格，得到高标准的产品。

探讨：前面所说生奶中的"高菌量"可能产生有害毒素，只是理论的分析。在实际的生奶中，每毫升200万个的菌数会带来多大风险，还是需要具体的科学数据来评估。或许"修改标准的专家组"进行了这一评估，认为这个菌数带来的风险并不大。但在公布评估之前，这个标准是无法服众的。而用"国情"和"保护散户奶农"作为修改标准的理由，更不是足以让人信服的逻辑。

来，跟蒙牛的声明较较真

事件

2011年12月，国家质检总局公布了对200种液体乳产品质量的抽查结果。抽查发现蒙牛、长富纯牛奶两种产品黄曲霉毒素M1项目不符合标准的规定。其中，蒙牛乳业（眉山）有限公司生产的一批次产品被检出黄曲霉毒素M1超标140%。蒙牛随后在其官网承认这一检测结果并"向全国消费者郑重致歉"。

蒙牛在质检结果公开之后，发表了一个"情况说明"，除了"郑重致歉"还表示"将认真吸取这一事件的重大教训"。

接着，他们很快向新闻界通报"事故原因已查明"，是奶牛饲料发霉所致。并在随后宣称那批产品并未出库。即使质检部门没有抽查，他们也还有最后一道检测程序，会检测出问题。所以，上市的产品都是没有问题的。

然后，蒙牛高层在接受采访时宣称：产生毒牛奶的原因是奶农所用饲料有问题，但是乳制品企业对奶农用什么样的饲料并不能够控制。并打比方说"就像国家刑法立法了说不容许你杀人，但是有人就是要杀人，那你怎么办？"

　　接受采访的蒙牛高层是"蒙牛乳业副总"、"新闻发言人"。也就是说，他的说法代表了蒙牛的"官方态度"。其核心意思可以提炼为有毒牛奶是奶农生产的，蒙牛对此无法控制。言下之意无非产品中出现黄曲霉毒素，蒙牛不应该承担责任。

　　我们暂且用善意来推测蒙牛——假定他们没有撒谎。然后，基于以上所述"事实"，来分析一下他们是不是"无辜"。

不能控制奶农，但需不需对自己的原料负责？

　　因为蒙牛的快速扩张，目前其生产中相当一部分生奶是由散户奶农提供的。蒙牛声称不能控制奶农用什么样的饲料，也确实是实情。《食品安全法》规定，"企业要保障原料安全"。对于蒙牛来说，奶牛饲料不是他们的原料，他们不需负责；但生奶是他们的原料，他们的责任是：如果奶农提供的生奶合格，就收购；不合格，就拒绝。至于如何保证生奶合格，是通过蒙牛自己的检测？第三方的检测？还是奶农的信誉？那都是蒙牛自己的选择。

　　按照蒙牛的逻辑——自己无法控制奶农用什么饲料，所以就可以接受不合格的生奶，奶农也可以说：我们无法控制饲料提供者如何生产储存饲料，所以用发霉的饲料也不是我们的错。哪怕是饲料是自己生产的，也还可以说：饲料霉变是天气造成的，我们也无法"控制"天气变化。所有的"赖"，只要愿意要，都总是能够找到的。

蒙牛的黄曲霉检测，到底在哪一步？

蒙牛号称具有先进的加工工艺与设备，通过了各种质量认证体系。那么，他们的黄曲霉毒素检测到底在哪一步呢？

除非人为下毒，牛奶中的黄曲霉毒素M1几乎只可能来源于生奶。在后续的加工中，它不会被引入，而含量还会有小幅降低。因此，正常合理的工艺流程，应该是检测生奶的黄曲霉毒素指标，不合格就扔弃。只要生奶合格，最终产品中的含量就不会超标，也就没有必要对出厂前的终产品再检测一遍。

蒙牛之前也曾说，因为检测员工"工作失误"，使得一批超标原料进入了后续的加工环节。这也就意味着他们的流程里会对生奶进行黄曲霉毒素的检测。那么他们所谓的"还有最后一道检测程序"是什么呢？把黄曲霉毒素的检测放在了出厂之前，既不符合国家标准，也不符合其质量认证体系，还不符合自己降低成本的目标。那么，他们到底想干什么？

或许，蒙牛真的是一个"高标准"的企业，不但检测生奶中的黄曲霉毒素含量，还要不惜成本在出厂前再检测一次。如果蒙牛真的是通过这样"冗余"的步骤来保证安全，或许我们应该对他们肃然起敬。

不过，如果把超标的生奶与大量合格生奶混合，也可能使最终产品"不超标"。对于应付检测来说，这么做完全能够"成功"。所以，即使是蒙牛真的存在黄曲霉毒素的"双重检测"，除了前面那种基于"最大的善意"所做的推测外，也还有一种"不怀好意"的推测，即检测生奶只是一个"程序"，并非为了拦住不合格的原料；不合格的生奶同样会进入下一步，通过稀释使得最后成品"合格"。

需要注意的是，以上仅仅是根据蒙牛声明所做的推测。他们到底在哪一步检测黄曲霉毒素、如何检测、根据检测结果如何处理，我们不得而知。

"稀释超标产品"能够通过检测，但仍然是非法的。

通过把不合格产品稀释到大量合格产品中的做法，可以通过检测实现"达标"。实际上，地沟油要想通过检测，这是最有效的手段。但是，这样做仍然是非法的。

像黄曲霉毒素这样的东西，对于食品品质没有任何价值。作为"有毒物质"，目标是"越低越好"。之所以有一个"允许值"，是考虑到现实状况——它在食品中难以避免。如果规定"不能含有"或者限量很低，食品的生产成本会很高。所谓的"安全标准"，并不是"安全"与"有害"的分界线，而是在生产成本和安全风险之间所做的一个平衡。这一类"安全标准"的设立，一是要带来的风险足够小（但不会实现"零风险"）；二是生产上实现的成本可以接受。

如果一种原料已经超过了这个"安全标准"，通过扔弃而获得的"收益"就大大超过食用所带来的"风险"。把这样的不合格原料加到食品中，就是"为了非正当的目的"而"故意加入有毒物质"。在美国，这样做是非法的。在中国，没有对此的明确规定。不过《食品安全法》中关于"企业要保障原料安全"的规定，也涵盖了这一要求。

加工食品在下线之后确实还有一些最后检测，合格了才出厂。但是检测项目往往是那些受生产流程影响的指标，比如细菌数、酸度、黏度、颜色等。把黄曲霉毒素检测放在出厂之前，如果不是质控体系设计的缺陷——这对于一个通过各种认证体系的企业来说完全不应该，就是为了稀释不合格产品。如果真是如此，那么这个企业在道德上就极为低下了。

质检部门抽检的产品到底是不是"还有一道工序"？

蒙牛后来宣称那批产品尚未出库，还在等待最后的检测结果。如果检测不合格，那么就不会上市，所以告诉消费者"上市的产品都是没有问题的"。这里且不追究这个"最后的检测"里是否包括黄曲霉毒素，只是探讨一下这个事情的蹊跷之处。

首先，这批产品在成品库里。是否已经完成"最后一道检测"不得而知，质检部门也没有加以说明，只能是蒙牛说什么就是什么了。

其次，质检部门检测的应该是"最终产品"。也就是说，是即将卖到消费者手中的产品。如果蒙牛的这批产品尚未完成"最后检测"，那么就不能算是"最终产品"。在通过了质量认证的企业里，应该是所有检测都已完成并且合格，质检经理签字放行，该批产品才算"最终成品"。如果还未被放行，那么也就存在着不合格的可能。在被抽到时，蒙牛应该说明还没有完成自检，要求抽检已经放行的批次。即使质检部门坚持检测并向社会公布，也应该说明该批产品尚未被蒙牛质检部门放行上市。当检测结果不合格并向社会公布，蒙牛使用这一"事实"来"澄清"也会非常合理、非常有效。奇怪的是，蒙牛是在受到诸多质疑和批判之后，才拿出了这个外界无法追究真相的"理由"，实在是匪夷所思。

食品生产不可能做到"零风险"，再严格再规范的生产流程也都有出事故的可能。抽检200个批次，198个批次合格，说明市场上的产品多数还是合格的。一批牛奶中黄曲霉毒素超标，本来也不算是多大的"安全事故"，主要是反映出企业生产和质控流程上存在缺陷。如果能充分认识、认真改正，也并非不可接受。但是，从蒙牛高层的发言来看，企业认识和态度上的问题远远比生产流程上的问题更加严重。

最后，提一下蒙牛喜欢用的比方——"社会上存在杀人犯，确实不是我们能控制的"，看似很有道理，但是请问：为了降低酬劳成本，而雇用杀人犯并纵容他们继续杀人，也不是能够控制的吗？

也谈
"全民喝奶该不该"

　　蒙牛牛奶黄曲霉素事件过后，网易推出专题《全民喝奶？没必要！》，把历次乳品安全问题归结于中国人对牛奶的需求增大，认为中国资源不足以供给全民喝奶，因此不提倡大家都喝奶。但中国的资源也不足以供给全民吃猪肉，难道我们只配吃素？

　　《全民喝奶？没必要！》认为"按乳品安全和品质要求，要满足全民族喝牛奶，中国现有条件根本无法完成。这也为出现三聚氰胺、黄曲霉毒素、疫病牛奶提供了存在空间；而从营养性价比来看，全民喝奶真是没有这个必要"。

　　对于这个专题，首先我们要说，"全民族喝牛奶"本身就是一件"想象中的事情"。米饭都不见得全民族每个人都喜欢吃，何况是牛奶。因为饮食喜好、经济状况以及生活习惯等因素，牛奶本来就只可能被一部分人所消费——没有任何一种食物是不可替代的，也就没有任何一种食物，"有必要"让"全民"都去吃。

不过这个口号的意思当然不是如此。它的意思应该是"要不要提倡人们喝奶",而答案是"不应该"。为了避免无谓的"语义之争",我们来分析这个专题的论据与逻辑。

中国乳业需求持续爆炸性增长

在这里,该专题论述了两点:一是"中国牛奶总产量占世界6%,排名世界第三";二是"中国人均年乳制品消费支出达277元,奶制品进口额也近20亿元人民币"。

不管这里的数字是否准确,它都跟人民要不要喝奶没有关系。

中国牛奶总产量占世界6%,排名世界第三。而中国人口接近世界总量的20%,排名世界第一。如果认为中国的牛奶产量和消耗量要达到"国际平均水平",那么反倒是还需要更多的牛奶。

"中国人均年乳制品消费支出达277元"是"36个大中城市调查"的结果。这样的调查结果与全国平均值相差甚远,完全不理解这个数字能够说明什么。一项商品的进口总额20亿元人民币可以用微不足道来形容。中国每年进口的大豆有几千万吨,还能因此说不该全民吃大豆了?

中国资源负担不起全民喝奶

专题对于这部分的计算没有太大的问题。但其逻辑缺陷在于:

首先,假定所有的人都要喝奶,如果不能实现"全民喝奶",那么就该反对喝奶。这就相当于如果每个家庭都拥有汽车,需要多少资源、会产生多少污染,所以要反对人们拥有汽车。而现实是,既不可能每个家庭都拥有汽车,也不可能每个人都想喝奶。随着需求量与供给量的失衡,产品价格会增加到二者达到新的平衡。

被掩藏的以及被追问的

其次，牛奶只是一种食物，我们不应该只计算它需要多少资源，产生了多少污染——因为当人们不吃这种食物，就必然要吃那种食物，需要比较的是它和它的替代品在这些方面的差异，才有意义。牛奶主要提供的是优质的蛋白质。与植物蛋白质相比，牛奶的能量消耗率、资源消耗率以及污染确实要高。但是，饮食并不仅仅是满足营养需求，还要考虑味道等因素，不可能希望多数人都用植物蛋白来代替动物蛋白。所以，当人们不喝牛奶，就会寻求别的动物蛋白。而在动物蛋白的生产中，牛奶还算是高效的。下表是生产同样量的动物蛋白所需要的"非再生能源"比较。

美国几种动物农产品产量以及制造1千焦动物蛋白所需要的化石能源

牲畜和动物产品	产量（× 10^6）	能量与蛋白质产出比（kCal）
羊肉	7	57:1
牛肉	74	40:1
鸡蛋	77000	39:1
猪肉	60	14:1
牛奶	13	14:1
火鸡	273	10:1
肉鸡	8000	4:1

注：1kCal=4.184kJ

其他方面的比较，趋势也基本相同。如果要从这样的角度来分析，认为"中国资源负担不起全民喝奶"，那么"中国资源"更负担不起"全民吃羊肉"、"全民吃牛肉"、"全民吃猪肉"甚至"全民吃鸡蛋"。中国人民，大概也就只能吃素了。

牛奶是可以替代的，不值得付出巨大的代价

在这部分中，该专题论述了四个要点：一是牛奶的营养丰富，但不独特，其他食物完全可以替代；二是对亚洲人来说，牛奶易引起乳糖不耐症；

三是牛奶并非完美食物，所含饱和脂肪酸会增加健康风险；四是牛奶属于一种常见的过敏原。

从技术角度说，这几个要点都是对的。牛奶确实不是"完美食物"，但所谓的完美食物在世上根本不存在。牛奶含有较多的饱和脂肪和胆固醇，对于心血管健康比较不利——这正是现在一般推荐喝脱脂奶的原因。牛奶也确实是一种常见的过敏原，但花生、鱼、大豆、坚果、小麦等食物也都是常见过敏原。

"牛奶是一种完美的食物"只是夸大其词的商业营销，不符合客观事实。各种食物都有优越和不足的地方，存在不足并不意味着那种食物就不可取。可以替代也不意味着就替代方案就一定更好。综合考虑，牛奶还是一种很好的食物。"牛奶致癌？"中引用了学术界比较主流的观点，而"喝奶不如去吃菜，牛奶越喝越缺钙？"则对牛奶导致缺钙的流言进行了澄清。

网易专题中这一部分的逻辑是"牛奶可以替代"而且"喝牛奶代价巨大"，所以"喝牛奶没必要"。"牛奶可以替代"、"牛奶不是完美食物"这两点都没有问题，但是"代价巨大"并不符合实情。如上所述，"代价巨大"只是跟植物蛋白比较的结果。如果跟其他的动物蛋白相比，并不能说牛奶"代价巨大"。因为推理的两条前提中有一条并不成立，所以整个的推论也就不合理。

"全民喝奶"是一个伪概念

网易专题的结论如下："在中国，要实现'全民喝奶'不但资源硬件上难以负荷，而且牛奶的可替代性也不值得我们去付出那么巨大的代价来达成所谓的'全民喝奶'。'全民喝奶'只是滥用了营养学的结论，一味地鼓吹'乳业大跃进'，只能把中国乳业搞成全世界标准最低的笑柄。"

结论的前一句在前一部分已经分析过，不再重复。"全民喝奶"本身是一个"伪概念"，它也不可能成为事实。按照《中国居民膳食指南》的推荐，牛奶应该作为均衡饮食的一部分。如果把这样的推荐理解为"全民喝奶"，那么就不能算"滥用营养学的结论"，而是"基于科学事实的推荐"。鼓吹"乳业大跃进"确实不对，但"发展乳业"本身并没有错。"把中国乳业搞成全世界标准最低"，是产业结构落后的体现，而不是乳业发展的结果。法规制定是否合理可以质疑，可以讨论，但"全民不喝牛奶"了，或者"不全民喝牛奶"了，并不能解决标准是高是低的问题。提高标准的根本是改善它的发展方式，而不是遏制它的发展。

同样，在专题导语中所说的"这也为出现三聚氰胺、黄曲霉毒素、疫病牛奶提供了存在空间"，同样是混淆因果。这些乱象的出现，说明监管和产业发展还存在许多问题。如果因为出现乱象，就号召大家不吃这种食物。那么猪肉问题也出了多次，我们还吃不吃猪肉？地沟油闹得人心惶惶，我们还吃不吃油？

结论：作为物质意义的牛奶，虽然不完美，但还是一种很好的食品。作为"中国市场上的一种商品"意义上的牛奶，确实有许多不靠谱、值得大家质疑的地方。反对与质疑具体的"商品"，跟反对和质疑它所属的"食品"，这两种质疑是应该分清楚的。固然，没有一种食品是非吃不可的，但多一种选择，总还是不错。

阴干之后成"乳胶"，含乳饮料能喝吗？

事件

2011年12月，微博上传出，网友做了一个实验：将娃哈哈"营养快线"倒入瓷盘，一夜之后饮料就阴干成白色胶状物。有人进而指出，"营养快线"瓶身上注明共有11种食品添加剂，而蛋白质含量只有普通牛奶的1/3。相关新闻报道则引用"专家提醒"宣称"如果添加剂日均摄入总量过大，也有可能会因为叠加效应危害人体健康"。其后不久，生产商娃哈哈集团两度发表声明，称"营养快线"产品牛奶蛋白含量较高，因此其脱水后成胶是一种正常的蛋白质凝胶现象。

特别说明：任何一种具体的商品，"能不能吃"、"该不该吃"取决于很多方面。它是否合格生产，是否价格过高，以及是否还有其他问题，不在本文的分析范围之内。以下解读，只是从技术角度对该实验和产品标签中所列出的成分进行分析，完全并不代表作者对该产品表达"推荐"或者"反对"的态度。

"胶"从何来？

只要看到"胶"，人们就会想起塑料。塑料是由高分子物质聚合而成的，但是高分子物质聚合而成的东西并不都是塑料。食物中，蛋白质、淀粉、纤维素都是高分子物质。在特定的条件下，它们也可以聚合成胶。我们通常吃的皮冻、豆腐、果冻、腐竹、凉粉、米粉、鸡蛋羹等，就是不同的食品成分所成的"胶"。

蛋白质是一种可以成"胶"的高分子物质。在各种乳饮料中，除了牛奶蛋白之外，还会加入一些"增稠剂"来改善口感，增加稳定性。"营养快线"中使用的是羧甲基纤维素钠、瓜尔胶和黄原胶，它们都是食品上常用的"食用胶"（见本章《"食用胶"是什么东西？》一文）。实际上，它们除了作为食品添加剂起到"功能"的作用，本身还是膳食纤维。对于现代都市里的多数人，膳食纤维摄入量不足，这些"食用胶"甚至可以被认为是"营养成分"。它们也没有安全性方面的问题，在国际食品添加剂联合专家委员会（JECFA）和中国的食品添加剂国家标准中，都没有使用限量，可以"按照需求使用"。

在含乳饮料中的水蒸发之后，牛奶蛋白和这几种胶的分子互相纠缠在一起，宏观看来，就成为了微博中所说的"乳胶"。

毫无价值的善意提醒

"乳胶门"微博中使用了"竟含有十一种添加剂"这样的春秋笔法，暗示读者添加剂有害，而十一种更是不可接受。

中国批准使用的食品添加剂有两千多种，国际上的更多。每一种食品添加剂要被批准，其安全性都经过了充分的研究。这些研究包括对人体产生危害的途径和所需要的量。危害途径相同的会归为一类，计算含量的时候会加在一起算。比如"营养快线"中有三聚磷酸钠，国家标准是每千克乳制品中不超过5克磷酸根，而对人的安全剂量是每天每千克体重不超过70毫克（大致相当于成年人每天4～5克）。如果某种商品中同时使用三聚磷酸钠和别的磷酸钠盐，就会加在一起来算是否超标。如果是不同的"危害途径"，比如说三聚磷酸钠和安赛蜜，就没有"叠加"的问题。

"营养快线"中使用了11种食品添加剂，这在现代配方食品中很平常。除了前面提到的3种增稠剂外，还有柠檬酸、乳酸、柠檬酸钠也因为没有安全性方面的担心，在食品中也没有用量限制，而由生产者"按需使用"。阿斯巴甜和安赛蜜，它们的甜度都是蔗糖的200倍左右，要吃到过量，相当于一天吃上几百克蔗糖所提供的甜度，实际上也就不大可能过量。而乳酸链球菌素是一种乳酸菌分泌的多肽，被认为是一种很安全的防腐剂（关于它的更多介绍，见第2章"从益生菌到比辛：'骗子'到'英雄'的转身？"一文）。三聚磷酸钠的限量是由于其中的磷。磷本身是人体需要的元素，许多天然食物中都含有。食品添加剂所贡献的磷，会成为人体总摄入量的一部分，但是它本身并不比天然食物中的更有害。而乳化硅油只是一种助剂，国家标准也没有规定限量，只是要求尽量减少用量。

食品添加剂的安全性，只有针对具体的种类和具体用量来讨论才有意义。那种"如果添加剂日均摄入总量过大，也有可能会因为叠加效应危害人体健康"的说法，看起来是"善意提醒"，实际上没有任何价值——多大算"过大"？"也有可能"是多大风险？

1/3是问题吗？

"营养快线"不是牛奶，而是一种"含乳饮料"，在它的包装上，明确列出了牛奶和果汁的含量，类似的饮料在市场上也还有不少。"蛋白质含量只有普通牛奶的1/3"本身是事实，不过这是一条很无聊的指控。

按照国家标准的规定，含乳饮料是"含有一些奶的饮料"，蛋白质含量达到0.7%就算合格。照这个要求，"营养快线"1%的蛋白含量还算是高的了。其实，产品的营养成分明确标识在了包装上，只要达到了标称含量，就是合法的，并没有对消费者形成欺骗。

明白了"牛奶"和"含乳饮料"是两种不同的产品，就不难理解：新闻中的"奶业专家"、"食品专家"用牛奶的成分标准去衡量含乳饮料，并不合理。这就像如果用奶酪的标准去衡量牛奶，也可以指控牛奶的营养价值很低，因为"牛奶的蛋白质含量不到奶酪的15%"。

探讨：含乳饮料阴干了变成胶并不能说明这种饮料"有问题"。跟其他含乳饮料一样，"营养快线"不是牛奶，只是含有牛奶的饮料。仅仅从这个实验、配料表以及标签来看，它没有违法的地方，也没有对消费者形成欺骗。至于这一产品是否"该喝"，无法通过这些信息来做出判断。

"一滴香"陷入管理困境？

事件

2010年，多家媒体报道"一滴香"在火锅店、麻辣烫、煲汤店广泛食用，滴入之后清水就能变成高汤，报道称人若长期食用"一滴香"将危害肝脏。2011年3月，中国卫生部召开食品添加剂新闻通气会，称经质检总局、国家药监局等部门调查发现，"一滴香"、"火锅飘香剂"等产品属咸味食品香精，如按照标准使用对人体是无害的。

在大家对食品安全前所未有地担心，甚至可以用"杯弓蛇影"来形容的时候，很容易理解 "一滴香" 所引发的忧虑——光是这个名字，就足以让它具备"原罪"了。实际上，在媒体和公众对"一滴香"口诛笔伐之后，多数人依然不知道它到底是什么东西。最近，又有用"羊肉精"把猪肉"变成"羊肉的报道。主管部门似乎一直没有说话。再之后的"深度报道"，却好像是主管部门也陷入了对它的"管理困境"。

根据媒体的报道，"一滴香"是一种"化学合成添加剂"。而有"专家"指出，"化学合成"的东西添加到食品中，对健康"都会有危害作用"。这样的"专家意见"显然很符合媒体和公众的成见，自然也就得到了广泛传播。于是，"一滴香"到底是什么也就很少有人关注。

好在也还有些媒体进行了"深度报道"。根据他们的追踪，不同厂家生产的"一滴香"并不相同。从已有信息来看，各种"一滴香"的"关键成分"是美拉德反应的产物。美拉德反应是食品化学中的一个基本反应，反应原料是氨基酸和还原糖，反应条件是高温。生成的产物非常复杂，原料、温度、含水量的细微变化，都会造成产物的不同。这样的产物是迄今为止化学家们也还束手无策的复杂混合物，有时成分多达几百种。

这些产物往往会放出特别的香气，其中有些成分不稳定，分解之后也放出不同的香气。烤肉的香味物质就主要来自于美拉德反应。在工业上，人们可以用美拉德反应来产生香味物质。虽然对美拉德反应的科学认识还不是那么深入，不过经过实践和摸索，控制好条件，就可以得到味道比较特定的产物，比如鸡肉味、牛肉味、羊肉味等。如果媒体报道属实的话，"一滴香"和"羊肉精"的香味就主要来自于这样的产物。一般而言，美拉德反应的产物是无害的。在美国，基于这个反应来生产"肉类香精"的技术，在过去几十年中获得了多项专利。其产品在加工食品中也很常见。

美拉德反应所需物质都是常规的食品成分，因此生产厂家认为完全符合食品生产法规。不过，这个反应跟一般的食品加工过程也有所不同。一般的食品加工，比如煮饭，基本上只发生"水解"、"交联"这样简单的反应，不至于产生全新的"化学物质"；而美拉德反应则不同，不仅这个反应本身会产生全新的分子，它还可能伴随着一些"副反应"，产生苯并芘、杂环胺之类的有害物质。也就是说，当所有的配料都符合国家标准，一般情况下可以认为得到的食品在成分上不需有安全方面的担心，但美拉德反应中食物原料发生了"实质性的变化"，就不能简单认定一定还安全了。

要评估一种具体的产品是否安全，需要针对它本身的生产工艺和质量控制来审核评估。从某种程度上来说，管理部门对这一类产品的监管，需要从生产者资质和生产过程上来入手。只对最终产品进行监管的话，技术难度很高。当然，对于管理部门来说，"过程管理"实施起来或许同样不易。

中国的食品以及相关产品的管理由多个部门分工，卫生部门、质检部门、工商部门都会牵涉其中。这也会导致各部门之间的责权不清。"一滴香"大致就处于这一不知该由谁来管的地带，所以，尽管公众和媒体炒得很热，主管部门却没有什么动静。

总的来说，不管是"一滴香"还是"羊肉精"，从技术上说都可以在无害的前提下实现相应的香味。至于市场上的具体商品是否安全，则需要依靠厂家和监管部门来作出保障。

结论：对消费者来说，如果安全无害，用猪肉的价格来吃有"羊肉味"的肉食，未必不是一件好事——只要商家明确说明它是猪肉变来的，并提醒不吃猪肉的消费者就好。

　被掩藏的以及被追问的

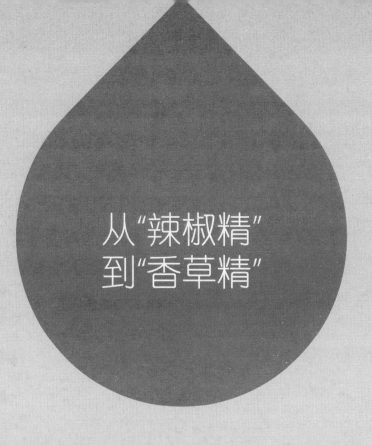

从"辣椒精"
到"香草精"

事件

2010年年底，各地相继传出记者暗访"化学锅底"的实录，称许多火锅店都会放入"辣椒精"、"飘香剂"、"一滴香"等化学添加剂。很快，央视某栏目也进行了曝光。

"精"本来是一个好字，不过也要看用在什么场合下。比如"辣椒精"，在记者们还没有搞清楚是什么东西的时候，仅仅这个名字就足以让它被千夫所指。根据目前所能看到的资料，这个添加进去的"精"，很可能还是一种"天然"的"植物精华"。

辣椒之所以辣，是因为其中含有一类叫做"辣椒素"的"化学成分"。它们一共有好几种，辣法不尽相同。各种辣椒的"辣度"，就取决于这些辣椒素的含量。

对于现代社会来说，辣椒的储存、运输都需要成本。而不同辣椒的"辣度"不同，也为食品生产的标准化带来了一定困难。如果把这些辣椒素提取出来，按照辣度进行调整，那么就比较容易实现"辣度控制"。实际上，从辣椒中提取辣椒素不需要什么高科技。所以，虽然提取辣椒素需要成本，可是考虑到储存、运输所增加的成本以及使用方便所带来的好处，提取辣椒素依然是有利可图的事情。

提取出来的辣椒素，就是通常所说的"辣椒精"。实际上，它最大的用途（至少在国外）并不是作为火锅或者烤肉的调料，而是作为"武器"使用。大家想象一下切了辣椒又不小心揉了眼睛的情况，就很容易理解这种提纯的"辣椒精"喷到别人眼睛里或者身上产生的后果。用"辣椒精"做"子弹"的武器，就是辣椒水。它被广泛用于警察驱散人群、女士防身，以及对付狗、熊等动物。

这种提取的"辣椒精"实际上是各种辣椒素的混合物。根据网络上能够找到的信息，大概国内市场上的"辣椒精"都是这样的"天然提取物"。不过，在各种辣椒素中，有一种能够被经济实惠地通过化学反应合成。这种被叫做辣椒素Ⅱ（PAVA）的物质天然含量不高，其工业合成品在英国被广泛使用。作为调料使用的时候，它的热稳定性比其他的辣椒素要高。这对于烧烤、火锅之类的用途而言，是很有利的。

因为天然的"辣椒味"是由多种辣椒素共同产生的，其中的任何一种成分都很难实现整体的味道。这情况在食品香料中非常普遍，一个更为典型的例子是"香草精"。

在食品和香水行业中，香草味是一种很受欢迎的香料。它来自于香草豆。香草的种植，香草豆的收获、加工都很复杂。所以，天然的香草粉、香草提取物等价格都相当贵。

组成香草味道的化学成分也极为复杂。据称，现在人们已经识别出的就有一百多种。这么多不同成分按照特定的比例凑在一起，产生了特别的"香草"味道。

人们发现，在这么多的化学成分中，最主要是一种含有 8 个碳原子的酚醛化合物。它在经过加工处理的香草豆中能占到2%以上的比例。这种被称为"香草醛"或者"香兰素"的成分，正是产生香草味的"最大功臣"，甚至经常也被叫做"香草精"。

在现代工业上，像这种小分子的化合物，只要搞清楚了其分子结构，被工业合成往往就只是时间问题。像香草醛这样具有重要商业价值的东西，自然也就很快被合成了。它的味道虽然跟天然的香草味不一样，但是低廉的价格和大规模的生产能力使得"香草味"得以走进寻常百姓家。实际上，对于多数人——尤其是本来无缘使用天然香草味的消费者来说，"香草醛"的味道也足以令人满足了。

"辣椒精"和"香草精"并非两个特例。各种食品香味，大都有这样的情况。天然提取的香精，动辄有几十、几百种化学成分。每一种天然香料中，往往只有一种或很少的几种成分对于香味作出主要贡献。合成香精就是人工合成得到的这些组分。比如说，柑橘的酸味来自于柠檬酸（一种只含有6个碳原子的有机酸），气味则来自于醋酸辛酯，黄油的味道来自于丁二酮（或者叫二乙酰，一共只有4个碳原子），香蕉的香味来自于醋酸异戊酯，而菠萝的香味则来自于醋酸丙酯。这些成分都是有机小分子，结构很容易确定，也就不难通过化学合成得到。

这些合成香精从化学本质上来说，跟从植物天然产生的并没有区别。人们经常担心的是合成香精中会不会含有害的化学物质残留。这样的担心当然是完全合理的，不过需要知道的是："天然产品"，比如辣椒，或者"天然香精"，比如提取的辣椒精，也同样可能含有有害的化学物质残留。一种用于食物的成分是否安全，并不由它是天然的还是合成的来决定，而应该由它本身是什么成分、经过什么样的生产加工过程来决定。对于消费者来说，大可不必闻"精"色变。

被掩藏的以及被追问的

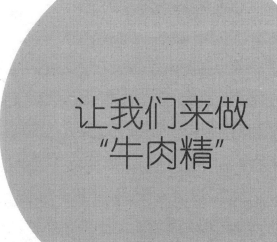

让我们来做"牛肉精"

事件

2011年4月，有网友称自己在一家面馆吃牛肉面时，吃的感觉牛肉像是假的。随即有记者暗访合肥调料市场，称发现想让猪肉变成牛肉并不难，只要加牛肉膏即可，而要让"猪牛肉"更入口，就加麦芽酚。

"蛋白精"、"奶精"、"辣椒精"、"羊肉精"、"一滴香"、"牛肉膏精"——这些专业人士尚且未必很了解的东西，普通公众更是云山雾罩。其实，"牛肉膏"就是一种"牛肉香精"。香味的本质，就是一些化学分子，能够刺激相应的神经受体，让我们感受到某种感官刺激。所以，只要模拟出那些刺激，就能够产生相应的"香味"。

这种做法甚至不是从现代食品技术开始的。大家知道，川菜除了麻辣外，"鱼香"是著名的一种口味。但鱼香味并不是用鱼来产生的：鱼香肉丝

的 "鱼香" 是用泡红椒、葱、姜、蒜、糖、盐、酱油调成；而鱼香茄子的 "鱼香"，则是用豆瓣酱、酱油、醋和白糖调成的。如果把这些调料做成调料包——海外中国店里确实就有这样的产品，也可以叫做 "鱼香膏"。

所谓的 "牛肉膏" 只不过比这样的 "鱼香膏" 复杂一些。过去半个世纪，人们对于各种 "肉香" 的认识逐渐增多，也就有了许多 "肉味香精" 的努力。到现在，已经有许多专利，也有了许多成型的产品。肉味香精的使用，跟酱油、味精、鸡精一样，可以算是食品行业中的常规。

"肉香"，是肉在加热情况下得到的氨基酸、多肽、碳水化合物、核苷酸等水溶性成分产生。氨基酸和还原糖发生美拉德反应，是肉香中最核心的部分。所有肉味香精的开发，都是围绕这些成分和美拉德反应来展开。

2000年，泰国出版的《科学亚洲》第26期上，发表了一项开发肉味香精的研究。以这项研究为例，我们可以来看看 "牛肉精" 是怎么做出来的。

首先，制作牛肉精需要一些牛肉。这些牛肉除了提供 "真牛肉" 的味道以外，主要是提供氨基酸。首先把这些牛肉切小，煮10分钟，再磨细调成适当浓度的牛肉糊。加入木瓜蛋白酶——就是嫩肉剂里的有效成分，在60摄氏度下保温12小时，然后煮15分钟让蛋白酶失去活性。这时候肉糊已经成了肉汤，通过离心的方式去掉残渣和油之后，就得到了牛肉蛋白水解物。

牛肉蛋白水解物可以把酸度调节到偏酸性（pH=6），再煮2小时，然后通过喷雾干燥的途径烤干，产物就是 "牛肉粉"，也可以作为 "牛肉味调料" 使用。这也就是原始的 "牛肉香精"。

现代的牛肉香精，则要以牛肉蛋白水解物为基础，再进行一些反应。另一种主要的原料是酵母提取物。酵母就是用来发面、做啤酒的微生物。把酵母调到偏酸性（pH=5），在50摄氏度下保温24小时，再用85摄氏度灭活其中的酶。这时候的酵母也差不多变成汤了，同样通过离心去掉残渣，就得到

被掩藏的以及被追问的

了"酵母提取物"。这样得到的酵母提取物会有一定苦味和啤酒味，可以用活性炭来去除。

制造"牛肉香精"的大决战开始了：把90份牛肉蛋白水解物、10份酵母提取物、两份盐酸半胱氨酸（半胱氨酸是组成蛋白质的20种基本氨基酸之一，盐酸半胱氨酸是它的一种稳定形式）、1份葡萄糖混在一起，酸度调到pH6，在90摄氏度下反应两个小时，然后喷雾干燥，就得到了"牛肉精"。

为了评估做出来的"肉味香精"到底"像不像"，研究者把1.5%的肉味香精、0.75%的盐和0.25%的鸡精混在一起做成汤，找了40个教职工和学生来品尝。这项研究还做了猪肉精和鸡肉精。在不告诉品尝者是什么精的前提下，让他们自己描述尝到的味道像什么，并且用数字来描述"像"的程度——9为非常像，1为完全不像。结果，这项研究作出的牛肉粉在"味道"、"气味"和"总体感觉"上分别得到了5.65、6.68和5.48的平均分，而牛肉精的平均分则分别是7.18、7.59和6.53。相应的市场上销售的牛肉精三项得分为5.68、6和4.9。有趣的是，不同的人给的分相差很大，同一种汤，有的人觉得"很像"，有的人觉得"比较不像"。在各种肉味香精中，这样的结果已经是很好的了。像新闻报道中所说的与真牛肉"并无二致"，只能是广告用语。

各种肉味香精的制作大同小异。各种成分的比例、反应时间、反应温度、不同的蛋白水解物（比如也可以用植物蛋白水解物）、不同的氨基酸，会造就不同的"肉味"。在这项研究中，作者还用猪肉代替了牛肉，甲硫氨酸代替了半胱氨酸，得到的就是"猪肉香精"。而"鸡肉香精"，除了用鸡肉代替牛肉外，还用了更多的盐酸半胱氨酸和更长的反应时间。有的复合肉味香精会再加入一些麦芽酚或者乙基麦芽酚等香味助剂。在正常的使用范围内，这些助剂也是安全的食品添加剂。

需要特别说明的是，从技术上说我们可以做出安全有效的肉味香精。但是，这跟市场销售的具体商品是否合格是两回事。就像我们说大米可以吃，并不意味着市场上没有有毒有害的大米存在。在这些肉味香精的生产中，使用的原料是否卫生安全、生产过程是否满足生产规范，才是决定最终商品是否合格的关键。

此外，"牛肉精"是否安全是纯粹的技术问题，而用"牛肉膏"把猪肉"变成"牛肉然后当牛肉卖，则是商业问题。商品提供者必须向消费者如实提供产品信息。也就是说，即使牛肉膏真的把猪肉"变成"了牛肉，而使用的也是完全合法安全的牛肉膏，也必须明确说明它不是牛肉，而是经过调味的猪肉。消费者是否愿意买，愿意花多少钱买，要让消费者在了解实情的基础上来选择。按照新闻报道中所说的"当作牛肉卖"，就构成了"欺诈"——不管其产品有没有害，都需要受到查处。

被掩藏的以及被追问的

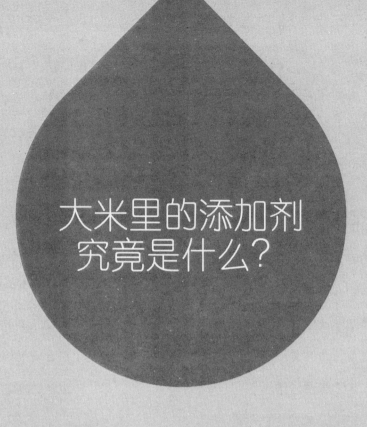

大米里的添加剂
究竟是什么？

事件

2011年5月，有媒体报道，6月20日实施的新版《食品添加剂使用标准》中，大米被允许添加3种添加剂。继而，央视某栏目中，出席专家称大米中使用添加剂已有30年历史。

食品添加剂正让许多人寝食难安，紧接着又惊曝"大米中使用食品添加剂已经多年"的重磅新闻。作为"主粮"的大米，毫不意外的引起了巨大关注，以至于卫生部几乎在第一时间就做出了回应。

"大米添加剂"是什么东西？

按照最新版的《食品添加剂使用标准》，可以添加到大米中的食品添加剂有三种：

淀粉磷酸酯钠：它其实是一种改性淀粉。现代食品技术中，通过"改性"来改善淀粉的性能是一种常规技术。通常使用的"改性"技术有物理处理、化学处理和酶处理。淀粉磷酸酯钠是用磷酸处理过的淀粉，属于"化学改性"的一种。它的作用是增加黏稠度。

双乙酸钠：它不是一种单一的化学成分，而是乙酸和乙酸钠等量混合得到的。如果还记得初中化学，应该明白乙酸就是醋酸，食醋的有效成分。乙酸钠是醋酸的钠盐。它们各自有防腐剂功能，混在一起也还是起防腐作用。

壳聚糖：是从虾、蟹等动物的壳中提取的一种多糖。实际上，壳聚糖更多是以保健品的形式出售。它是一种可溶性膳食纤维，会增加食物的黏度，因而可以延长食物的排空时间，增加饱腹感，从理论上说或许有助于减肥。此外，可溶性膳食纤维能够带走一部分胆汁，有助于降低胆固醇。作为食品添加剂，也可以增稠。它很难溶于水，可以在大米表面形成薄膜，从而使大米显得光洁。

它们的安全性如何？

对于食品添加剂，人们更关心的还是它的安全性。根据世界卫生组织（WHO）和联合国粮农组织的食品添加剂联合专家委员会（JECFA）的评估，中国允许加到大米中的这几种添加剂都是安全性很高的物质。

淀粉磷酸酯钠：改性淀粉的方法很多，需要一种一种进行安全审查，经过批准才能进入食品行业。淀粉磷酸酯钠是获得了通行证的一种，因为其安全性高而不进行用量限制。

双乙酸钠：JECFA确定的双乙酸钠安全上限是每天每千克体重15毫克。一个60千克的人，每天可以摄入900毫克。国家标准是每千克大米中添加不

被掩藏的以及被追问的

超过200毫克。因为双乙酸钠并不稳定，实际上只会残留下一部分。国家标准规定的残留量是每千克大米不超过30毫克。也就是说，即使一个人每天吃1千克大米，在合法的最大残留量下也只有安全摄入上限的三十分之一。即使是1千克刚刚按照最大允许量添加的大米，也不到安全摄入上限的四分之一。双乙酸钠也被允许加入其他多种食物中，其允许添加量的规定与此类似。一个人无论有多好的胃口，一天也无法吃下几十千克食物，所以不管有多少种食物中含有它，只要是规范使用，都不会使人们超标。

壳聚糖：能够被批准作为保健品，就是因为它没有安全性方面的担心。国家标准中还是设定了一个每千克100毫克的限量。哪怕是每天吃1千克这样的大米，其中添加的壳聚糖相对于保健品的服用量也微不足道。

有没有必要添加？

央视的节目请的专家意见基本上都是大米中的这些添加剂"没有必要"。在厘清了前面两个问题之后，这个问题也就比较清楚了。

淀粉磷酸酯钠：实际上这是一个很奇怪的"添加"。大米都是颗粒状的，把淀粉加到其中，而且要保持大米的本来形态，既麻烦又没有多大好处。黏稠的大米也未必就比不黏稠的更贵。

双乙酸钠：其作用是防腐，但是大米本身含水量很低，只要正常的保存条件就可以保存一两年而不变质。这对于通常的大米产销来说已经足够了，添加防腐剂延长保存时间很难带来经济效益，反而徒增成本。

壳聚糖：通过壳聚糖使大米表面更加光洁可以获得更好的"卖相"，壳聚糖本身的增稠作用也能改善米饭或者粥的口感。从这个角度上说，添加壳聚糖可能是有市场的。它所起的是一种"锦上添花"的作用，而不存在"是否必要"的问题。壳聚糖也并不便宜，要不要添加也就取决于成本和"添花"结果是否有足够的吸引力了。理论上说,壳聚糖形成的膜也有助于保存,不过大米本来就不易变质,这一作用也就没有什么意义。

是否该禁止添加?

确实如央视请的专家们所说,大米中的这几种添加剂,都没有什么必要。实际上,引发质疑的只是国家标准"允许添加"。到底市场上有多少大米中添加了这些东西,相关报道也没有提供。

从食品添加剂的使用原则来说,"没有必要添加"就不应该加。不过,"有没有必要"和"该不该禁止"也还是两个不同的概念。作为主管部门,"该不该禁止"的主要依据应该是"安全性如何",而他们的责任,应该是保证如实提供这些物质的安全性评估结果,以及允许的添加量;在实际监管中,保证商家如实地向消费者提供了添加信息。在此基础上,如果使用了添加剂的产品能够得到消费者认同,那么就是"有必要的";反之,如果消费者不接受,就是"没有必要的"。

探讨:"是否允许使用"不是"是否要求使用"——就像香烟,法律"允许抽",并不意味着人们开一家餐馆就不能禁止吸烟,更不意味着大家不能把"不吸烟"列入征婚要求。"有没有必要"的问题,应该交给市场来解决。

被掩藏的以及被追问的

不容忽视的
"镉大米"与镉中毒

事件

　　2011年2月14日《新世纪》周刊专题报道称：重金属镉正通过污染土壤侵入稻米；学者抽样调查显示中国多地市场上约10%大米镉超标；中国在多种重金属污染的稻米之前几不设防。3月4日，全国政协委员、中国卫生部部长陈竺在政协十一届四次会议的分组讨论时接受采访称，中国正在加紧调查"镉大米"，事件只发生在局部地区，中国绝大部分米是安全的。

　　人们总是在食品安全中学习化学知识，"10%大米镉超标"的新闻让人们空前关注起镉来——对于多数人来说，本来应该只在中学化学里与它见过一两面。10%这个数字是否准确暂且不论，镉中毒的确应该引起我们的重视。

　　镉是一种重金属元素，在冶金、塑料、电子等行业非常重要。它通常通过废水排入环境中，再通过灌溉进入食物，水稻是典型的"受害作物"。

根据不同的摄取方式来量，镉对健康有不同的影响。通过大米等食物摄取的，属于"长期小剂量"。这种情况带来的危害主要是肾脏和骨骼。目前，WHO对镉的安全标准就是基于对肾脏的毒性建立的，上限是每周每千克体重7微克。这相当于一个60千克的人每天不超过60微克。

这个安全标准包括所有的镉摄入。除了米饭，还有其他食物和饮水。对于大米，我国的安全标准是每千克0.2毫克。相比日本的0.4毫克，还要更严格一些。应该注意的是，这只是一个"控制标准"，并不意味着高于这个值的大米才有害，而低于它的大米就"安全"。比如说，如果一个体重60千克的人，每天吃500克镉含量为每千克0.15毫克的大米——这样的大米是合格的，也超过了WHO的"安全线"。如果只吃200克含量为每千克0.25毫克的——虽然它超标了，但是总摄入量也还没有超过"安全线"。此外，我们还要吃其他食物，还要喝水，其中也还可能含有镉。对于"镉大米"产区的人们来说，其他来源的镉就更不能忽视。

这一次报道的"镉大米"中，镉含量最高可达每千克1.005毫克。该数值与日本"高镉"地区产的大米差不多。在日本神通川和梯川流域，大米镉含量最高达到过每千克1.06毫克。

这种慢性镉中毒的症状被命名为"痛痛病"，日本在几十年前就注意到了它的存在。目前，中国还没有详细的病例统计。在日本的上述地区，统计了接近两万的成人样本（占当地人口的绝大部分），出现了近两百病例和一百多"疑似"病例，以老年女性为主。根据目前的研究，"痛痛病"的症状主要来源于镉对肾脏和骨骼的破坏。这种金属会在肾脏中累积，最后导致肾衰竭；对骨骼的影响则是骨软化和骨质疏松。长期接触更大剂量（世界卫生组织设定的安全线3倍以上）的镉还可能会导致消化道障碍。在动物实验中，这种剂量的镉还显示了对生殖和发育系统的影响。不过，对于人类是否

被掩藏的以及被追问的

有同样影响还没有可靠数据。

镉中毒更大的麻烦在于它的长期性。即使停止了食用高镉大米，肾衰竭症状依然会持续。

中国人很难做到不吃米饭。对于非"高镉"地区的人们来说，问题可能不那么严重。根本的解决途径还是工业污染的治理，一个迫切的需要则是广泛严格地检测食物以及饮水中的镉含量，并且及时处理与公布。对于消费者来说，保护自己的可行途径是增加食谱的多样化，减少对大米（尤其是单一来源大米）的依赖。此外，根据日本的统计，钙和维生素D缺乏的人群，对镉过量也更加敏感。所以，保证自己的食谱中有充足的钙和维生素D，可能有助于增加对镉的抵抗力。

探讨：更需要关注的是，除了镉，大米之中还可能存在铅、砷、汞等其他元素的污染。考虑到大米在中国食谱中的分量，全面系统地评估与监控各种污染，就显得更加重要。

婴儿米粉，
含砷了会怎样？

事件

　　2011年4月，有国内媒体援引国外一些机构的资料报道，"一些畅销的婴儿食品中含有有毒物质砷"，比如"早餐麦片含1.7微克砷"，"婴儿若每日进食2次米糊，砷吸入量超母乳50倍"。

　　年轻的父母们被婴儿奶粉的安全性搞得无所适从的时候，关于婴儿食品中含有砷的报道更加剧了人们的不安。

　　多数人对于砷的印象就是潘金莲毒死武大郎的砒霜，人们说起某某物质的毒性也往往以砒霜来做比较。实际上，砷在自然界广泛存在。自然界的砷可以分为"无机砷"和"有机砷"两种存在形式。有机砷的毒性可以忽略，所以一般说砷的毒性关注的是无机砷。

砷不是人体所需的元素。除了大量摄入时的急性中毒，长期少量地摄入也会有致癌的风险。但是在自然界的水中，或多或少都会有一些砷。而水稻在生长过程中会对它起到富集的作用。所以，在粮食中，大米是无机砷的重要来源。也就是说，"安全的大米"不是"绝对不含砷"的大米，而只能是"砷含量低于某个安全限"的大米。

世界卫生组织根据科学实验数据，制定了无机砷对人的"安全上限"：每天每千克体重2微克。所谓"安全上限"的意思，是指在摄入量在这个量以下时，不会观察到任何异常。超过这个限，可能会有人出现某些方面的异常。

根据这个"安全摄入上限"，有些国家会制定大米的安全标准。比如中国的大米要求每千克中无机砷含量不超过150微克。一个75千克的人，每天可以吃进150微克砷不出现任何不良反应。这相当于1千克无机砷含量刚刚及格的大米。在欧美国家，大米不是他们的主食，就没有制定安全标准。

婴儿米粉是从大米而来的，其中含有砷也就毫不奇怪。按照WHO的安全上限，一个10千克的婴儿，每天可以摄入20微克砷而认为安全。中国的谷物类婴儿辅食的砷含量上限是每千克300微克，相当于10千克的婴儿每天可以吃67克。显然，正常婴儿是不会吃到这个量的，所以卫生部的专家认为目前的安全标准没有修改的必要，还是有根据的。

虽然欧美人群不以大米为主食，不过他们的婴儿最早的辅食也一般是米粉。这是因为米粉主要是糖类，易消化而几乎没有过敏的记录。2008年的《环境污染》杂志发表了一篇英国科学家的论文，测量了当地主要品牌婴儿米粉中的砷含量。在17个样品中，含量最低的是每千克60微克，最高的160微克，中间值是110微克。他们指出，这17个样品中有35%超过了中国大米的安全标准（指每千克150微克的大米标准，而不是每千克300微克的婴儿辅食标准），应该引起重视。有意思的是，"有机米粉"并不意味着砷含量低。这项研究的目的是引起社会对于婴儿米粉中砷含量的关注，但是也并不是说因为"米粉中有砷"就不能吃了。

再来看那篇报道，显然"婴儿食品中含有有毒物质砷"完全不值得大惊小怪。以前的婴儿食品不是"没有砷"，而是没有"检测过有没有砷"。在关键的具体含量上，报道给了一个语焉不详的"早餐麦片含1.7微克砷"，并没有说是多少麦片中含1.7微克。1千克中还是1克中含有1.7微克，有着质的区别。其实，即使不是1千克，而是"一份"麦片中含有1.7微克砷，都还是相当安全的。至于拿"两次米糊的摄入量"跟母乳相比，就更加莫名其妙了。米糊又不是用来代替母乳的，而关键的问题在于"两次米糊的摄入量"跟安全上限相比如何，而不是跟母乳相比如何。

实际上，美国环保局（EPA）认为婴幼儿摄入砷的高风险途径不是食物，而是水和土壤。很多地下水等"天然水"中含有相当高浓度的砷，某些地区的土壤中也含有比较多的砷。即使是在合格的饮用水中，也可能会有相当含量的无机砷。美国的饮用水中，砷的安全上限是每升10微克。如果用这样的水来冲婴儿奶粉，按照每天几百毫升的通常用量，所摄入的砷也有几微克，是值得注意的一部分了。所以在美国，一般推荐用专门的婴儿用水。

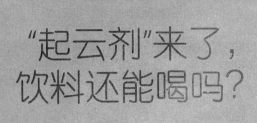

"起云剂"来了，
饮料还能喝吗？

事件

2011年5月29日，中国台湾地区卫生部门表示，含致癌塑化剂DEHP的问题起云剂的悦氏运动饮料，确认输往大陆和香港地区。截至6月21日统计数据显示，台湾地区受塑化剂污染的问题企业已增至308家，涉及产品863项。

突然之间，"起云剂"和"塑化剂"这两个很有台湾地区特色的名词家喻户晓，以至于许多人又惊呼"还有什么东西能吃？"其实，起云剂和塑化剂是完全不同的两个概念，这个事件中起云剂纯属是被不法厂家牵连。事情的本质，确实跟三聚氰胺很相似。

对于饮料，不同的人有不同的偏好。有许多饮料的卖点在于有点味道、有点黏度，甚至有点色调。因为许多"味道"是脂溶性的，需要存在于油中。要把油均匀分布到水中，就需要乳化剂的帮助。而油比水轻，所以油滴会上浮而导致分层，又需要加入一些食品胶来增稠。这样，可以把油、乳化剂、增稠剂进行均质化处理以得到浓缩的黏稠乳液。把它们加到饮料或者其他液体食物中，就会产生浑浊、均匀的外观和良好的口感与风味。这样的浓缩乳液，就是台湾地区所说的"起云剂"。

显然，生产起云剂的任何一种原料都可以有不同的选择。用合法合格的原料，可以做出安全合法的产品来。不过，能够起到相同作用的物质，食品原料总是比工业原料贵得多。使用非食用物质来代替食品原料，永远是黑心厂家铤而走险的"致富通道"。

这次起云剂事件就是如此。作为塑化剂的DEHP 是一种工业原料，属于邻苯二甲酸酯的一种，用于增加聚氯乙烯塑料的塑性，也就是改变它硬和易碎的不良品质。在起云剂中，黑心厂家用它来代替昂贵的食品原料。如果拿它与三聚氰胺事件相比的话，起云剂相当于牛奶，而DEHP相当于三聚氰胺。起云剂本身不是罪犯，只是被混入其中的DEHP所牵连。

DEHP对于健康的危害有相当广泛的动物实验数据，不过对于人体的健康风险，无法进行试验研究，只是根据动物实验数据来估计。美国FDA收集了15项DEHP安全性的研究，逐一进行了审查评估，最后确定其中的三项结果最为可靠。在口服的方式下，对动物不产生任何影响的最高剂量为每天每千克体重3.7毫克。考虑到人的个体差异、人类与动物的差异以及实验数据的不确定性，FDA采取了一个100左右的"安全系数"，确定口服摄入的安全上限为每天每千克体重为0.04毫克。对于一个50千克的人，相当于每天2毫克。

因为DEHP广泛应用于PVC塑料中，而且它会慢慢浸出到水里，所以人们从正常的食物和饮水中难免会摄入一些。不过，正常情况下，所摄入的量很难超过安全上限。

不过，从这种渠道摄入DEHP是人们无可奈何的事情。但是设置一个安全上限，并不意味着可以在食品中故意加入。任何人为的添加，即使含量很低，也是非法行为。台湾地区公布的含有起云剂的食品中DEHP含量一般在10~30ppm 的范围，相当于一瓶500毫升的饮料，含有5~15毫克DEHP。喝这样的饮料，很轻易就超过"安全限"了。

每当出现非法的食品添加物，人们总是会问"它有什么危害"、"已经吃了会怎么样"。我们需要知道，安全标准是一个保护所有人的"保守标准"，超过这个标准会导致什么样的后果，往往并没有实验数据。它的风险就在于"不知道会导致什么问题"，所以我们要避免。如果已经吃了，也不用疑神疑鬼，需要注意的是以后如何避免，而不是成天忧心忡忡。

因为起云剂中使用塑化剂这一事件的出现，人们又开始质疑"为什么没有塑化剂的检测？"这样的质疑很容易在事后发出，但是依靠检测"所有造假可能"来保障食品安全，是不现实的。前面已经说过，为了实现某种特定的功能，有很多非食品原料可以使用。每一种物质都需要特定的检测方法。"所有的造假可能"几乎是无限的。食品安全的保障，需要一种机制来促使生产厂家合法生产，事后处罚只是这个机制中最后一环。

结论：这个事件，实际上就是一两个厂家进行了非法生产。它不意味着饮料或者其他含有起云剂的食品，都是含有非法的原料。食盐中有黑心商家加入工业用盐，白酒中有厂家使用工业酒精，并不意味着所有的这些产品都不能吃了。不管是起云剂还是饮料都如此，个人也很难有什么"窍门"去分辨它们是否合格。

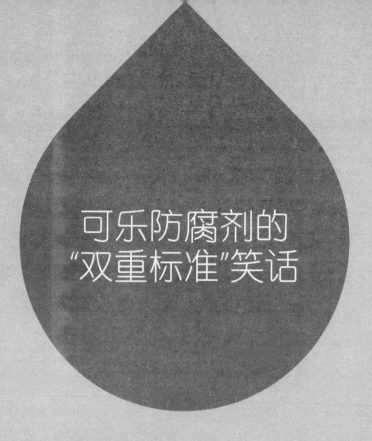

可乐防腐剂的"双重标准"笑话

事件

　　2011年7月，中国台湾地区"卫生署食品药物管理局"公布了一批可乐原液中检出防腐剂"对羟基苯甲酸甲酯"的新闻，引起广泛关注。可口可乐回应该防腐剂在大陆地区是合法的食品添加剂，他们产品中的使用符合中国大陆的法律。有媒体评论称可口可乐施行"双重标准"，一时间引爆了公众情绪。

　　在评论这个"双重标准"的说法之前，我们先来看看对羟基苯甲酸甲酯是种什么样的东西。

　　在化学上，对羟基苯甲酸甲酯是对羟基苯甲酸与甲醇发生酯化反应的产物。甲醇也可以用其他醇类代替，获得的产物有类似的防腐性能，因而被当作同一类"防腐剂"。在计算用量的时候一般以对羟基苯甲酸为基准。这是一种比较广谱的防腐剂，也就是说，能防止多种细菌生长。它在一些植物中天然存在，工业上使用的都是化学合成产物，分子结构跟天然的没有差别。作为防腐剂，它在清洁用品、护肤品、化妆品中广泛使用。

它的安全性也得到了相当充分的研究：在肠道内很快分解，在体内不产生有害代谢产物，不累积，会很快排出；动物实验显示，即使喂养剂量超过每天每千克体重1000毫克，长期下来也没有观察到不良反应。因此，它被批准作为防腐剂用于食品中。在除以100左右的安全系数之后，国际食品添加剂联合委员会制定的安全摄入上限是每天每千克体重10毫克。也就是说，一个60千克的人，每天吃下600毫克对羟基苯甲酸甲酯，即使长期吃也不会有任何不良后果。

世界大多数国家和地区都采用了这一安全标准。比如美国给予了它"GRAS"的认可。GRAS是"一般认为安全"的意思，也就是在通常使用量下，没有安全性的担心。欧盟也采用了这一标准。而中国的安全标准是针对具体食物类别制定的。在包括碳酸饮料的多种食物中，使用标准是每千克200毫克或者250毫克。只有经过表面处理的新鲜蔬菜水果中，使用标准降到每千克12毫克。另外对于糕点的馅料，允许值是每千克500毫克。即使一天只吃这些含有它的食物，也要吃到好几斤才能超过600毫克的"安全限"。

对羟基苯甲酸甲酯一直都被当作一种安全高效的防腐剂使用。对其安全性的担心起源于2004年发表的一项研究。该研究在一些乳腺肿瘤样品中检测到了对羟基苯甲酸甲酯的存在，引发了它与乳腺癌"可能相关"的猜测。另外，它有微弱的雌激素效应，而雌激素被认为与乳腺癌相关。不过，正如作者所指出的那样，该研究只能说明乳腺肿瘤中发现了这些物质，并不能说明它们之间有因果关系。甚至，实验并没有检测正常乳腺组织中是否同样有这些物质的存在。所以这项研究的价值，只是引起科学家们的关注来进一步研究罢了。不过，如今六七年已经过去，没有进一步的结论发表。而它的雌激素活性，与其他天然雌激素相比，只有几万分之一，甚至几十万分之一。后来的科学家在综述它的安全性时，不认为它和乳腺癌存在着因果关系。

不清楚中国台湾地区为什么制定了一个"对羟基苯甲酸甲酯剂不得用于碳酸饮料"的规定。这是造成媒体评论认为"双重标准"的原因。如果说这是"双重标准"的话，显然中国台湾地区是一重，而大陆、美国、欧盟同属另一重。从世界范围来看，这条规定多少有些"特立独行"。

不过，在食品领域，同一种物质，不同的国家和地区采取不同标准的情况极为常见。虽然物质是同一种，安全验证的科学数据也是世界共享的，但作为公共决策依据的"安全标准"，还是人制定的。标准，说到底是"必要性"和"安全性"的权衡。而不同国家和地区的主管部门，衡量标准不同，就会制定出不同的"安全标准"。比如作为面粉增白剂的过氧化苯甲酰，不管是欧洲还是美国，对于它的作用与安全性数据，并没有分歧。但是美国认为"风险可以忽略，而它带来的好处相当明显"，所以允许使用；而欧洲认为"它带来的好处有限，而万一有害就不好办了"，所以禁用。

结论：对于国际食品公司来说，往往在不同的市场需要采用不同的配方，来遵守当地的法律。这其实不存在"双重标准"的问题。举个例子说，一个中国的食品公司，不能在中国卖经过增白的面粉或者使用了莱克多巴胺的猪肉，但是可以卖到美国。美国人不会觉得这是"双重标准"，因为他们国家的法律就是允许使用的。同样，在销往欧洲的食品中只要按照他们的要求进行标注，就可以使用胭脂红，而销往美国的就不可以。这也是国际惯例，而不是"双重标准"。

被掩藏的以及被追问的

"食用胶"
是什么东西?

事件

2011年2月,一些论坛贴吧相继传出:在市场买来面条,浸湿后点燃,湿漉漉的面条立即燃烧起来,散发皮毛烧焦的刺鼻味道。这种面条添加了食用胶、柠檬黄、蓬灰、复合磷酸盐等,看起来好看,吃起来筋道,但你吃这样一碗面,就等于吃掉一只塑料袋。所以大家吃面之前先拿火烧烧看,以免误食塑料袋。

"吃一碗面等于吃掉一只塑料袋"的帖子,成功煽起了公众的恐慌——此事充分证明,全民加强基本科学素养之路,任重道远。

此处所谓的"食用胶",是一大类食品原料。在食品技术上,称为hydrocolloid,一般翻译成"水胶体"。因为对它们不熟悉,所以公众往往想当然地认为是"化学工业产物",本能地排斥。常用的水胶体,其实都是"天然产物"。比如琼脂和卡拉胶,是海藻的提取物。明胶,是从动物的皮或者骨头水解熬制而来。被许多人当作"神奇保健品"的阿胶，只不过是在选材和工艺上有所不同，跟明胶并没有本质差异。食用胶中比较"高级"的果胶，主要来源是橘子皮和苹果榨汁后的残渣。还有一些食用胶来自于植物的种子，比如阿拉伯胶、瓜尔豆胶、槐豆胶，都是从相应植物的种子中提取而来的。还有一些水胶体由微生物发酵得到，比如黄原胶。微生物发酵可以用于产生各种各样的东西，能被人类挑选出来制造食物成分的，都是经过了精挑细选、重重考验的。有许多我们熟悉的食物来自于微生物发酵，比如酱油、酒、醋、味精等。多数的水胶体是直接的提取物，只有很少数经过一定的加工，比如羧甲基纤维素（CMC）。它是从植物中提取的，又通过化学反应在分子中的某些位置加上了"羧甲基"。虽然它也可以称为"化学产品"，不过其安全性已经经过了广泛检验，并没有发现对健康有什么危害。

常见的食用胶多数是碳水化合物，从分子结构上来看，它们跟淀粉很类似。都是由小分子的糖（称为"单糖"）互相连接而成的高分子聚合物，叫做"多糖"或者"多聚糖"。也有一些食用胶是蛋白质，常见的就是明胶。淀粉是最常见的多糖，是由葡萄糖连接而成的。而组成其他多糖的除了葡萄糖外，还有果糖、半乳糖等。不同的单糖和不同的连接方式，造就了各种各样性格不同的多糖。有一些只需很少一点，就可以大大增加水的黏度，比如黄原胶。有的食用胶在常温下不溶于水，在高温下溶解之后，降低温度就变成了固体，也就是通常所说的"成胶"了。明胶就是典型的例子。在不同的酸碱条件下，它们还可能和食物中的其他成分比如蛋白质、淀粉等发生链接，从而改善其他食物成分的特性，从而产生更加丰富多样的食品。比如许多蛋白质在酸性条件下不溶解，而很多人又喜欢酸性饮料的口味。加入适当的果胶，让果胶和蛋白质链接，就可能使蛋白质在酸性条件下溶解，从而获得清澈透明的酸性饮料。在面条中加入适当的食用胶，也可能使得面条更加筋道，也是一种改善。

被掩藏的以及被追问的

一般而言，食用胶在食物中的使用量不大，起到的作用主要有增稠、增加稳定性、成胶等。还有一些食用胶，本身也被当作膳食纤维。比如果胶、瓜尔豆胶、琼脂等。膳食纤维能够提供饱足感但是不产生热量，对于减肥有帮助。不溶性的膳食纤维有助通便，而可溶性的膳食纤维（如果胶）到达大肠之后能被那里的细菌分解，产生一些有助健康的小分子物质。

实际上，把食用胶这一类的东西加到食物中不是现代食品技术的创造。烹饪中的基本技术"码芡"，就是通过淀粉在加热时形成薄薄的一层胶状物来防止肉中水分的流失，从而保持肉的鲜嫩。而"勾芡"，则是利用淀粉形成的糊状把调料沾在不容易入味的食材上面。而牛肉羹、玉米羹这样的食物，更是依靠淀粉来增稠获得口感。不增稠的话，就成为清汤了。还有许多传统小吃，就是用食用胶制作的。比如凉粉、冰粉、石花菜、皮冻等，都是某一种水胶体成胶的产物。

在现代食品技术中，水胶体的研究和应用是极为重要的一个方面。还有一本专门的学术杂志叫做《食品胶体》，刊登关于各种食用胶的研究领域的学术论文。可以说，正是各种食用胶的应用，我们才有了各种各样以前没有的新型食品。

除了淀粉外，其他食用胶是作为食品添加剂来管理的。这些水胶体不仅可以用于食品，还可以用于其他工业产品。作为工业原料，其生产过程的控制和要求就不像食品原料那么严格。所以，工业级的水胶体会比食品级的要便宜。这就造成了不法商贩使用工业级原料代替食品原料的可能。而工业级原料，就可能存在有害杂质。就像任何的食品添加剂一样，合法生产规范使用的食用胶没有问题，但是需要食品安全的保障，需要进行严格监管。

关键：公众和媒体，应该关注的是这些添加剂的使用是否合法，而不是仅仅因为陌生就产生恐慌。

蓬灰,
拉面的科技

事件

2011年年初,南京电视台"爆料"了拉面中使用蓬灰的"行业内幕",果不其然吸引了全国公众的眼球,一时间群情激愤,以至于南京的数百家拉面店几近停业。后来事态发展简直可以用峰回路转来形容——原来蓬灰是最正宗的拉面必用之物,"已有上百年历史"。再加上它是一种"天然产物",并非"化学工业品",于是大多数人就放了心,事件也以电视台道歉而告终。

闻听此事,有人会很好奇:蓬灰虽然来自于"天然植物",可它毕竟只是一种草灰,加到拉面里干什么?先不急,让我们离开蓬灰,从面食说起。

面食差别咋就这么大

在世界范围内,面粉都是主要的粮食之一。人们用面粉制作了各种各样的食品。光是中国，不同的面食可能就多达几百上千种，在风味、口感方面各不相同。这里，我们挑出蛋糕、馒头和面条来，不谈风味，只从口感上做一番品评。

面筋蛋白是关键

跟淀粉相比，蛋白质在面粉中的比例不高。小麦品种、种植环境以及加工条件会影响最终面粉中的含量，一般在8%～16%之间。经过适当工业处理，面粉中的蛋白质含量还可以进一步降低甚至去除。根据蛋白质含量高低，人们把面粉划分为低筋面粉、中筋面粉和高筋面粉。低筋面粉的蛋白质含量一般低于8.5%，高筋面粉一般高于12.5%，中筋面粉则介于二者之间。

面粉中的蛋白主要有两种：glutenin和gliadin，一般被翻译成"谷蛋白"和"醇溶蛋白"。这两种蛋白质通常都不溶于水。谷蛋白能溶解于稀的酸或者碱中，醇溶蛋白顾名思义就是能溶解于酒精中。在水中，它们会聚集在一起。把面粉放在水中"搓洗"，淀粉跑到了水中，这些蛋白质分子们跑到一起，在机械作用下互相连接起来，就成了"gluten"，中文里通常叫做"面筋蛋白"，也有人翻译成"麸质蛋白"、"谷胶蛋白"等。

面筋蛋白在中国和日本的传统食物中地位不低。这种蛋白质质地跟肉比较接近，很多"素肉"就是基于面筋蛋白而做成的。除了各种"面筋"食品外，各类"烤麸"小吃的主要成分也是面筋蛋白。现代食品工业中，有一些"植物蛋白肉"，最常用的原料就是大豆蛋白和面筋蛋白。大豆蛋白的优势在于其氨基酸组成与人体需求很接近，在营养方面被称为"优质蛋白"。而面筋蛋白在营养方面乏善可陈，不过它具有良好的"黏结"性能，能够产生肉的质地和口感，所以在加工性能上更胜一筹。

在营养学上，评价一种蛋白质"品质"目前最通用的指标是"蛋白质消化校正氨基酸记分（PDCAAS）"。简单来说，它是衡量一种蛋白质单独满足人体氨基酸需求的效率。那些优质的蛋白，比如牛奶、鸡蛋、分离出来的大豆蛋白，其分值为1，牛肉是0.92。面筋蛋白中含有的赖氨酸和苏氨酸比较少，使得它的PDCAAS值只有0.25。意思是说，如果只吃一种蛋白质的话，4克面筋蛋白才能相当于1克"优质蛋白"。不过，如果吃的食物比较杂，那么面筋蛋白的缺陷可能被别的蛋白质来弥补，最终结果是所吃"混合蛋白"的PDCASS值大大提高。

除了氨基酸组成上的缺陷外，面筋蛋白的形象不好还因为它能导致"麸质过敏"，也有人把它叫作"乳糜泻"。在医学上，专业人士还在为它到底是"过敏"还是"不耐受"争论。不过对于普通人来说，它是什么并不重要，重要的是属于这种体质的人需要格外小心。面筋蛋白引发症状需要的量非常低，在美国，一种食品中的含量低于20ppm才可以标识为"无面筋蛋白"。麸质过敏体质的人只能吃这样的食品，因而价格也就更贵。在小孩子中，症状有腹胀、腹泻、呕吐、便秘，以及发育迟缓、脾气暴躁等。而对成年人来说，可能的症状有嗜睡、易疲劳、关节痛、关节炎、骨质疏松、忧郁、焦虑，女性甚至还有月经失调、不孕不育以及自然流产等。

面筋蛋白，真正是"彼之砒霜，不育吾之蜜糖"。

如果自己做过蛋糕，就会知道蛋糕从"生"到"熟"体积会大大增加。放凉之后，体积会减小一些，但是依然很"蓬松"。即使把蛋糕揉成一团再嚼，也还是很"散"很"软"，完全没有"筋道"的感觉。

与蛋糕相比，馒头体积在变熟过程中的膨胀就要小多了。好的馒头有一定的弹性，能够"撕开"——蛋糕就很难想象如何"撕"开，只能"掰"或者"切"。换句话说，好的馒头有一些"韧"的口感。如果揉面的时候碱加多了，馒头的体积就会小得多，吃起来很硬，而且颜色还发黄。

而面条，尤其是"碱面"，从口感上来说就像加碱过多的馒头——硬而"筋道"。生的面条煮熟之后，体积变化也很小。此外，碱面也会呈现淡黄色——这可不是染出来的颜色，而是货真价实的"原生态"。

同是面粉做出来的食物，为什么吃起来差别这么大呢？

撇开制作过程和其他成分的不同，仅就面粉而言，是因为一种叫做"面筋蛋白"的东西。在不同的面食中，它们或者生来就不相同，或者只是后天受到不同的处理而变得不同。总之，面筋蛋白是导致这几种面食口感不同的关键因素。

面条缘何筋道？

面粉中的淀粉在量上占据绝对优势（85%以上），不过它们之间很难形成紧密的联系，只是各自为政的一盘散沙，自然难以有什么影响力。而面筋蛋白虽然不多，但是分子之间能够形成有组织、有纪律的严密网络，也就能够决定面食的特性。

面筋蛋白中，起决定作用的是谷蛋白。谷蛋白中有许多半胱氨酸。这种氨基酸上有一个巯基，就是硫原子上带了一个氢原子的基团。这个氢原子不太老实，成天想着"离家出走"。在揉面的过程中，如果两个巯基碰了面，各自的氢原子就很可能成功"出逃"。而剩下的两个硫原子就发生了资产重组，建立"战略同盟"——这种链接在化学上称为"二硫键"，意为两个硫原子链接而成。一旦两个大基团因为利益"共价"而结成联盟，要打开可就不容易了，两个面筋蛋白分子就链接成了一个更大的分子。因为每个面筋蛋白分子中都有多个这样的半胱氨酸，每一个都可能和其他的面筋蛋白分子结盟，于是，最后就结成了错综复杂的"关系网"。

这样的一个蛋白质网络，在受到外力，比如人的手捏、牙咬等作用的时候，就能够产生一定的变形而不断开，就像拉一个网兜与拉一堆木棍的差别。这样的网络越紧密，嚼起来就越"筋道"。

要加强面食中形成的网络，面筋蛋白的含量自然会很关键。高筋面粉中的面筋蛋白多，当然也就容易形成这样的网络。而低筋面粉中含量少，形成的网络就比较稀疏，在烘烤过程中，产生的大量气泡被这些稀疏的网络"网住"，最后就形成松软的质地。馒头中产生的气泡没有那么多，网络又比较紧密，因此"撑开"得有限，也就不像蛋糕那么松软，而是有一定"韧性"。面条本来不产生气泡，与蛋糕馒头相比，质地很"硬"，形成的网络又很紧密，需要很大的外力才能让它变形，这就是所谓的"筋道"。不过，如果使用的外力足够大，也可以把面条拉得很长而不断开，并逐渐拉出很细的面条来。

不仅数量，面筋蛋白的"素质"也会有比较大的影响。谷蛋白并非一种单一的蛋白，而是由分子量大小不同的许多兄弟组成。分子量最大的那些，组成网络的能力也越强。所以，相同蛋白质含量的面粉，其中面筋蛋白的组成不同，产生面筋网络的能力也会不同。

不过，对于制作食品的人来说，会更关心"相同的面粉，有没有办法操纵面筋蛋白的行为"，于是乎，蓬灰隆重登场了。

蓬灰的魔法

所谓"操纵面粉里的面筋蛋白"，就是改变它所处的环境，使得它们自愿或者非自愿地听从人们的指令。面筋蛋白跟其他蛋白质一样，属于意志不坚定、很容易受环境影响的"软骨头"。只要周围的酸碱度、盐度、温度等发生变化，它们就会放弃"自我"。

比如说，当pH值升高（即碱性增加）时，面筋蛋白中巯基上的氢原子就更加容易"离家出走"，从而使得面筋蛋白之间的交联更加容易发生。不知道我们的祖先是如何发现某些湖水或者泉水可以使面条更加筋道的，总之用

被掩藏的以及被追问的

这样的"天然碱水"来制作碱面，可以算得上是老祖宗对于世界食品技术的一大贡献。在当今的食品科学研究中，要探讨面粉改性剂的作用，碱水往往会被拿来作为比较的基准。

碱面的特征是硬、筋道、浅黄色、特有的"碱面味"。根据化学分析，碱水的化学成分主要是碳酸钾和碳酸钠。它们具有弱碱性，加到面团中，可以把面团的pH值升高到9～11。在这个pH值下，面筋蛋白的交联程度明显增加，因而更硬、更"筋道"。面粉中还有一些天然的色素，在中性或者偏酸性的环境中是无色的。而在碱性环境中，就会呈现出浅黄色，这就是碱面总是发黄的原因。做馒头的时候如果加碱过多，pH值太高，就会导致面筋蛋白网络太紧密，产生的气体难以膨胀，得到的馒头也就很"死"，并且呈现出黄色。至于面条在这个pH值下为什么会有那种特有的味道，还没有得到很好的解释。不过对于公众来说，知道这种风味的产生跟pH值有关也就够了。

如果注意过商店里卖的馄饨皮（在不同的地区，馄饨也叫做抄手、云吞等），会发现有的是黄色，有的则比较白。黄色的可以做得很薄（所谓的"超薄云吞皮"），而白色的都很厚。这就是因为黄色的加了碱，更加"筋道"，延展性更好，可以做得比较薄而不破。而白的那些，面筋蛋白交联度比较低，就只能靠厚度来保证完整了。

蓬灰的作用跟"碱水"完全一样。蓬灰是燃烧干枯的"蓬草"得到的灰烬，其中主要的成分也是碳酸钾。在没有化学知识指导的情况下，找到把草灰加到面粉里的办法，让人不得不感叹民间智慧的神秘来历。知道了面筋蛋白的八卦，也就很容易理解：如果没有蓬灰中的碳酸钾来帮助面筋蛋白形成紧密的网络结构，就无法拉出纤细而筋道的面条来。

高科技拉面剂

有许多"经验"确实充满了智慧，但是经验毕竟只是经验，难以举一反三，也难以触类旁通。有的时候，甚至"不灵"了也不好寻找原因。如果把"经验"当作研究对象，使用科学方法和手段搞清楚其中的基本原理，就能够扩大它的应用范围，并且避免其局限。

蓬灰拉面虽然很"地道"，足以引发人们对旧时的回忆，但它的局限也是明显的：首先，不利于大规模生产——大量地种植蓬草来燃烧制取"蓬灰"，可以算是一种很浪费自然资源的做法；其次，质量不可控——天然植物中还可能存在有砷等有毒元素。蓬灰作为添加剂在拉面中使用量并不大，其中的砷等有毒物质不会达到有害的地步。但是，它毕竟是饮食中砷的来源之一。对于这类完全有害无益的物质，人们会希望"能避免则避免"。

在拉面中，蓬灰起到了"面粉改良"的作用，人们把它叫做"拉面剂"。市场上销售的拉面剂有"天然蓬灰"，还有科研人员按照蓬灰的有效成分用碳酸钾等物质配制而成的"蓬灰替代品"。这样的替代品可以精确控制组成，并且降低无效和有害的杂质含量。如果要把拉面进行现代化、标准化生产，那么质量稳定、成分可控的"蓬灰替代品"就是一种必然需求。

这样的拉面剂还只是一种简单模仿。当我们明白了拉面剂和面筋蛋白的关系，就会设想：除了碱以外，还有没有其他办法能够增加面筋蛋白的交联？感谢生物化学的发展，这个问题的回答是肯定的：有，而且不止一种。

如果说蓬灰的作用是让面条更筋道，那么，基于现代科学开发的"面粉改性剂"，则可以让我们随心所欲地控制面食的口感——想让它筋道，它就得筋道；想让它蓬松，它就得蓬松。

前面说了，升高pH值可以促进二硫键的形成。既然二硫键的形成在生物化学上是一个氧化过程，我们也就可以使用"氧化剂"来实现，比如碘酸钾

被掩藏的以及被追问的

就可以氧化"巯基"，去掉它们的氢原子，让它们链接起来。相反，如果我们希望面食更松软，就要防止面筋蛋白之间的交联。这时候，就要加入"还原剂"来实现，谷胱甘肽就可以让巯基上的氢原子老老实实地待着——只要巯基保持完整，二硫键就无法形成。所以如果嫌蛋糕不够松软，就可以加入一些谷胱甘肽来改善。

更有趣的还是抗坏血酸，也就是通常说的维生素C。它本来是一种抗氧化剂，按理说应该保护巯基氢原子的。可是把它加到面团中，却起到了碘酸钾那样的氧化效果——减少了巯基，增加了二硫键，使面团更加"筋道"了。

原来，抗坏血酸很容易被氧化，失去一个氢原子而成为"脱氢抗坏血酸"。面粉中有一种酶，叫做"脱氢抗坏血酸还原酶"，顾名思义就是给脱氢抗坏血酸加上一个氢原子，让它恢复原形。这种酶的专一性很强，它是从谷胱甘肽身上夺取氢原子——而实际上，它的真名是"谷胱甘肽脱氢酶"。面粉中本来有一些谷胱甘肽，被这种酶"脱"去了氢原子，也就失去了保护巯基的作用。加谷胱甘肽可以使得面团更蓬松，减少了它，自然也就使得面团更加"筋道"了。也有学者认为，脱氢抗坏血酸可以直接夺取巯基上的氢原子，从而促使二硫键形成。无论哪种机制，宏观看来，通常作为抗氧化剂的维生素C，居然在面团中起的是氧化剂的作用！

这些面粉改性剂，都还只是围绕着二硫键的形成做文章。而另一种更强大的改性方案，是让其他的氨基酸发生链接。有一种强大的酶叫做谷氨酰胺转移酶，它可以把任何蛋白质中的谷氨酰胺和赖氨酸拉到一起，强行让它们联手。前面说面筋蛋白营养的时候，提过它的赖氨酸含量比较低，不过那是针对人体的氨基酸需求来说的。对于让面筋蛋白发生交联，其中的赖氨酸和谷氨酰胺是足够丰富了。而且这种"强扭的链接"，同样非常坚固。

2010年9月，许多新闻媒体报道了兰州交通大学的科研人员开发出"新型拉面剂"的消息。据称这种拉面剂采用"符合酶制剂、氨基酸以及盐类物质"，"摒弃了普通拉面剂中不宜用作面条制品添加剂的成分"。不管该产品是否真的能够让拉面爱好者们满意，至少它的思路和理念是值得赞许的，至于效果如何，就让时间来检验吧。

被掩藏的以及被追问的

松香能否用于食品中？

事件

2012年4月，媒体曝出湖南省长沙市一处禽畜批发市场，摊贩用工业松香给鸭子拔毛，一分钟黑鸭变白鸭。松香鸭含有重金属等有毒化合物，易致癌。据悉，鸭子主要供给长沙及周边县市的饭店、超市。其后，杨家山禽畜批发市场被查处，停业整顿。

松香也算是一种常见的工业原料，不过许多人注意到它大概是"松香拔毛"的新闻。先是说"松香拔毛危害很大"，因而被明令禁止。随后又说有了安全的"食用松香"，可以用于拔毛。

鸡、鸭、猪头、猪脚等食物上有许多绒毛，去除起来很麻烦。如果有一种东西，涂在上面，撕掉的同时一并把绒毛去除干净，无疑会大大减轻劳动强度。这样的东西，可以称为"拔毛剂"。沥青就可以实现这样的功能。从前在食品加工中使用过的一种办法是把鸡、鸭或者猪头猪脚放进融化的沥青中，拿出来沥青冷却成固体，因它与毛的结合力远远大于与毛与肉皮的结合力，当撕下来的时候，肉上的绒毛也就被去除干净了。不过，沥青是一种工业废料，成分复杂，其中不乏有害物质。附着在肉皮上的时候，皮上的毛孔扩张，有害物质很可能吸附到肉里。

再好的功能，如果有安全性的疑虑，也只能忍痛割爱。所以，沥青拔毛早就被明令禁止。这之后，能起到类似作用的松香，走进了人们的视野。

常用的松香有两种。一种是采集松树皮上分泌出来的松脂，然后进行一些提炼和加工制得的"脂松香"。在中国，脂松香在松香中占了多数。还有一种方式是把老松树的树桩砍成碎片，用溶剂萃取松脂，再进行分离、精炼，最后得到"木松香"。美国，木松香占的比例更大。

松香是来自于松树的"天然产物"，其中主要是各种有机酸，经过精炼的松香中能够占到90%。剩下10%是中性成分，包括许多有机酸发生酯化反应后的产物。在中国传统医学中，松香也被当作药材使用。这样，"天然产物"加上"传统中药"，就足以让很多人相信松香拔毛没有什么问题。事实上，松香也是组成复杂的混合物，其中同样含有有害成分，比如铅等重金属。此外，其成分复杂而不可控，用于拔毛时反复加热、重复使用，是否会生成有害物质也未然可知。与沥青相比，"松香拔毛"只是五十步笑百步而已。

所以，"松香拔毛"也轮到被禁止了。虽然，它到底有什么危害也并非媒体所说的那样"众所周知"，真实的情况是"不清楚"。在食品领域，"不清楚"、"没有安全性数据"，就足以禁止它的使用。

提纯后的松香与食用甘油发生反应，可以得到"松香甘油酯"。油通常比水轻，不能与水混溶，所以分散到水中就会分层。而松香甘油酯比水重，

被掩藏的以及被追问的

可以和油混，混合物的密度更加接近水，从而不易分层。此外，松香甘油酯还可以起到乳化剂的作用。这样，在饮料中，它就有了用武之地，比如帮助柑橘精油在饮料中稳定存在。

有了用途，也就有了研究其安全性的动力。国外做过不少研究，主要是针对木松香甘油酯。首先，它的化学组成被确定，不含已知有毒有害的成分；其次，在动物身上进行毒性实验，发现它在动物体内几乎不累积、不分解，在相当大的食用剂量下动物也没有出现不良反应。在采用了安全系数来涵盖人和老鼠的差异之后，国际食品添加剂委员会、美国、欧盟都批准了它作为食品添加剂使用，安全摄入上限是每天每千克体重25毫克。除了前面说的用于帮助柑橘精油在饮料中分散之外，还用于口香糖中作为增塑剂、食品加工过程中作为助剂以及容器使用。

脂松香的获取不破坏松树，而木松香是从死掉的松树中提取。相对来说，脂松香要更加"可持续"一些。在美国，有一饮料厂家认为脂松香甘油酯和木松香甘油酯化学组成是等同的，并申请用脂松香甘油酯来代替木松香甘油酯。2002年，该公司提交了一份申请，不过美国药品与食品管理局年底给出答复，认为该公司提交的证据不足以证明这个"成分等同"，所以没有批准。

该公司没有气馁，补充了证据再次申请。于是该管理局在2003年公布了这份申请，接受各方质疑。有质疑认为脂松香甘油酯和木松香甘油酯在原料来源、生产工艺上相差较大，产品的成分分析也有一定差异。而且，该分析方法显示"相似"并不意味着一定相似，也有可能是"不能分辨出差异"。2005年，管理局做出了最后裁决，认为质疑不成立。比如说，两种松香甘油酯的组成相似，不同的地方并不足以带来安全性的担心；而松香的组成与产地、松树的生长状况有关，本身也具有一个指标范围；对分析方法的指控没有科学文献支持等。

最后，管理局批准了该厂家的申请，允许脂松香甘油酯代替木松香甘油酯的使用。后来，国际食品添加剂委员会也认可了这一结论。欧洲也有类似的申请，不过欧洲食品安全局（EFSA）认为目前的数据不足以确认这二者等同，因此没有批准。

在中国，两种松香甘油酯都获得了批准，作为食品添加剂和用于动物制品的拔毛。通常，人们把这样的松香甘油酯叫做"食用松香"。它们和通常所说的松香，并不仅仅是"食品级"和"工业级"的区别，而是在化学组成上就不相同。用于拔毛的"松香"，必须是这种俗称"食用松香"的松香甘油酯，而不能随便乱用。

被掩藏的以及被追问的

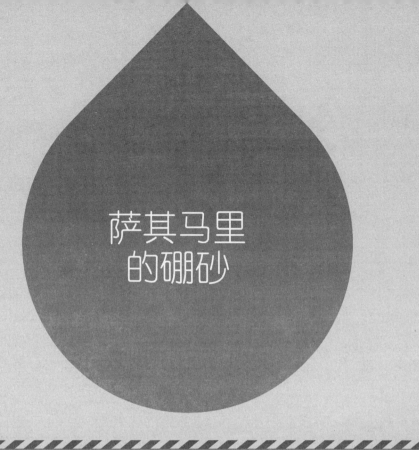

萨其马里的硼砂

事件

2011年7月，央视曝光：河南十多家萨其马加工厂在生产过程中添加有毒化工原料硼砂，他们生产的产品有两个特点：一是价格相当便宜；二是保质期都很长。

在东南亚和中国一些地区，把硼砂添加到食物中有着相当久远的历史。有位美国人曾经在网上发问，说他的太太来自中国台湾，她在做米粉的时候会加入一些奇怪的原料，比如硼砂。他想知道硼砂究竟是什么东西，会不会有害健康。

其实，包括中国在内的多数国家和地区的加工标准，都明文规定硼砂不允许被用于食品。也就是说，尽管它的使用并非"现代食品工业带来的"，但按照现行的法律，它确系地地道道的"非法添加物"。

硼砂本身是一种很有用的化工原料，在陶瓷、玻璃制造中能起到很重要的作用。不过，跟许多人想当然的认为不同，它并不是"化学合成"，而是真正的"天然产物"。就来源而言,它跟海盐、蓬灰、卤水这样的"草莽英雄"差不多。

硼砂的化学组成是四硼酸钠。它具有杀菌的作用,在洗涤用品、化妆品中也获得了相当广泛的应用。在医疗上,也经常用来消毒。既然可以灭菌,那么用在食品中,也就可以防腐。不过,它之所以被用到食品中,主要是因为在水中呈现弱碱性。就跟拉面使用的蓬灰或者做馒头用的面碱一样,弱碱性使得面团更加筋道,从而产生更好的口感。在食品添加剂引起人们的广泛关注之前,世界上许多国家和地区都会在食物中添加这种物质,中国和印尼的拉面或肉丸中就曾经有过它的加盟,而在伊朗,硼砂甚至是鱼子酱的传统原料。

就像许多其他的食品成分一样,"用的历史悠久"、"用的人多"完全不意味着它就没有安全问题。只是因为它的危害不那么立竿见影,人们没有注意到而已。最早怀疑它有问题的大概是美国食品与药品管理局(FDA)创建者、FDA之父哈维·威利。在20世纪初,他组织了一些勇敢的志愿者,像神农尝百草一样,通过吃的方式来检验当时使用广泛的一些食品添加物会不会危害健康,那些物质中,就有硼砂。如果在今天,这种检查方式不大可能会通过伦理委员会的审批。不过在那个时代,正是这些受到伦理质疑的实验,催生了美国食品和药品管理的革命性变革。

美国很早就禁止了硼砂添加到食品中。因此,伊朗的鱼子酱,因为含有"违禁添加物",就无法登陆美国。而美国的鱼子酱,只能使用大量的盐来防腐,在味道和口感上无法像伊朗的"地道鱼子酱"那样美味。因为鱼子酱不是常规的食物,通常人们也不会吃很多,而其中的硼砂用量也不大,所以美国也有人主张对它"网开一面"。

所有的"毒性"都是由剂量决定的,那么硼砂的有毒剂量有多大呢?从动物实验来看,大鼠的半数致死量是每千克体重2.66克,而食盐也不过是每千克体重3克。也就是说，用硼砂毒死老鼠，需要的量还是很大的。不过，食物毕竟不是吃不死人就算安全，人们更关心的是在什么剂量下，对健康不会产生危害。这方面的数据不是很多，欧洲食品安全局在2004年发表了一份专家意见，评估结果是如果每天每千克体重摄入的硼在0.16毫克以下，就不会对健康有任何不利影响。这大概相当于一个成年人每天吃下10毫克的硼。对于硼砂，大致是0.1克。

当然，这个量是考虑了"安全系数"的。意思是说，不超过这个量，基本上对于所有人都安全。而超过了，可能会有一些体质敏感的人受到伤害。达到更大量的时候，可能会呕吐、腹痛、腹泻等。而长期大量摄入的话，则可能影响生殖发育。

需要注意的是，硼酸盐是在自然界广泛存在的。这个0.1克的量还要包括从食物、饮水等所有途径摄入的量。欧洲食品安全局的评估结果是，欧洲居民的每天摄入量远远低于10毫克。所以，他们甚至允许硼砂作为食品添加剂来使用。在欧洲，如果看到编号为E285的食品添加剂，那就是硼砂了。

如果在面食、肉丸中使用硼砂，要起到改善口感以及防腐的作用，就需要相当大的量。即使不考虑其他食物中难以避免的"天然含量"，光是添加的这个量，就很容易超过"安全剂量"。比如说，新闻曝光的非法萨其马，硼砂含量最高的达到了每千克中含4.6克。这样的萨其马，一个成年人只要吃20克，就达到了"安全上限"。而一个体重30千克的孩子，则只需要10克。

结论：世界卫生组织和国际粮农组织的食品添加剂联合专家委员会做出的正式决定是硼砂"不适于作为食品添加剂使用"。在中国，虽然它有"悠久的使用历史"，也未必有人吃出病来，但它还是被禁止使用了。对于食品安全来说，这是一个很合理的规定。

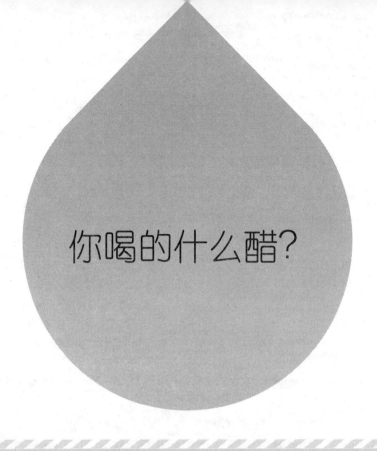

你喝的什么醋？

事件

2011年8月，山西醋产业协会副会长王建忠在接受采访时爆出：市面上的山西老陈醋95%都是勾兑醋。醋精本身不含营养成分，勾兑比例掌握不好的话，会对人体造成伤害。

"山西老陈醋95%是勾兑醋"的新闻再一次引起舆论哗然。消费者心中的醋是"纯粮精制"的天然产品，不仅风味独特，而且具有"保健功能"。"酿制醋"与"勾兑醋"，"纯天然"与"防腐剂"，出乎消费者意料的真相让人们忧心忡忡。在评析之前，我们不妨先来了解一些醋的基础知识。

醋是怎么来的？

传统的醋是用粮食发酵酿制的。粮食如高粱、大米等主要由淀粉组成，淀粉会发生层层递进的水解。在淀粉酶的作用下，淀粉被水解成糖。在另一些酶的作用下，糖被转化成酒精。还有一些酶，把酒精氧化成醋酸。这些形形色色的酶，可以由不同的细菌产生，不同的细菌，又需要不同的生长条件。所以，使用不同的细菌，控制不同的条件，就可以从同样的粮食中获得糖浆、酒或者醋等不同的产品。

除去粮食，各种果汁也可以用来做醋。果汁中的碳水化合物多数是糖，甚至不用水解，发酵起来更加方便。实际的发酵中，除了"目标"细菌，还有"杂细菌"；而同一种细菌，也会产生不止一种酶。这样，在发酵过程中，其实是很多种转化在同时发生。不同的原料、不同的生化反应，会产生不同的产物。不同"秘方"的发酵工艺，核心就是使用不同的原料与菌种，控制不同的条件，从而得到不同的发酵产物组成。而这些不同的组成，就构成了形形色色的"特产"。

不管哪种醋，其核心的成分都是醋酸。而其他的有机酸、氨基酸、多肽等，是每一种醋"风味"的来源。在酿制醋中，醋酸在各种有机酸中能够成为"董事长"，但并非一统天下。其他的柠檬酸等，也会为酸味做出贡献。

醋酸在化学上叫做"乙酸"，它的前世今生都被研究得清清楚楚，完全被化学家们玩弄于股掌之间。在他们眼里，用粮食发酵，跟他们在实验室里合成，或者在工厂里生产，并没有实质区别。得到的乙酸本身，也完全一样。而合成的乙酸，通常称为"冰醋酸"，浓度更高，纯度更好。所以，如果只追求醋的"酸味"，那么用冰醋酸来勾兑，更加简单、快捷，成本更加低廉。

不过，作为调味品的"醋"，跟提供酸味的"乙酸"，毕竟不是一回事。醋中的那些"其他成分"，在构成它的"风味"上，是不可或缺的。"勾兑醋"，可以看作是"山寨版的醋"——它一直在模仿，却无法去超越。

公众对"勾兑醋"的反感，主要来源于两点：一是勾兑醋含防腐剂，"不安全"；二是它不像酿制醋那样有各种"活性成分"，"有营养"。

防腐剂让你害怕了吗？

醋是一种酸度比较高的食品，多数细菌都不能在酸性条件下存活。所以，醋并没有很大的防腐压力。不过，它对细菌的抵抗力有多强，主要取决于其中的醋酸含量。不管是酿制醋还是勾兑醋，只要醋酸含量低，也还是有变坏的可能。所以，国家标准里，允许酿制醋中加入防腐剂。而多数消费者，看到"防腐剂"，本能的反应就是，"危害健康"，"我不要吃"。

醋中常用的防腐剂是苯甲酸钠和山梨酸钾。苯甲酸钠被认为 "更危险"，偏偏它又更便宜而且用得更多，勾兑醋也就与"有害"紧密地联系在了一起。

其实，苯甲酸钠也算是一种安全性很高的防腐剂。在酸性条件下，它相当于苯甲酸，而它们在作为非防腐剂时确实是被一视同仁的。人体摄入相当多的苯甲酸或者苯甲酸钠，也不会产生危害。国际食品添加剂联合专家委员会在考虑了安全系数之后，制定的安全标准是每天每千克体重不超过5毫克。这相当于，一个60千克的成年人，每天吃300毫克的苯甲酸，长年累月地吃也没有关系。作为食品防腐剂，中国食醋中的使用标准是每千克不超过1克。如果每天喝上30克食醋，苯甲酸摄入量也只达到"安全标准"的1/10。即使再吃其他含有苯甲酸的食品，也不容易超过"安全上限"。实际上，苯甲酸在一些水果中天然存在，其含量比作为食品添加剂使用允许的含量还要高。比如备受追逐的蓝莓和蔓越橘，苯甲酸含量甚至比醋中允许添加的量要高几倍。

勾兑醋真正的风险，在于冰醋酸的来源。如果是"食品级"的原料，那么其勾兑出来的醋就没有安全性的担心。如果是"工业级"的原料，那么跟任何工业级原料用于食品中一样，都存在着有毒有害杂质的可能。

酿制醋更有营养？

至于酿制醋的"保健功能"，古今中外的确有许多传说，不过迄今为止也没有得到科学的验证。它比较靠谱的"功能"是杀菌——所有的酸都具有一定的杀菌功能。古代缺乏消毒杀菌技术，用醋来清洗伤口确实有助于减轻感染，也算是"高科技"。

不过在今天，专业人士完全不建议用醋来消毒伤口或者抗病毒甚至消毒房间。在醋酸浓度低的时候，对于致病细菌的抑制也很微弱；当浓度高到有效杀菌，对人体的损害也不容忽视了。现代医学已经有了许多更安全有效的治疗手段，醋的治疗功能也就完成了历史使命。即使用来消毒房间，醋的作用也远不如通常的消毒剂——即便不考虑效果，弄一屋子的醋味，也是一件影响情绪的事情。

至于酿制醋中的氨基酸、多肽、矿物质甚至多酚之类，并不是醋中特有，也只有"理论上"的功效。即使那些成分"真的有用"，考虑到人们一天的食醋量，其功效也还是无稽之谈，其实际意义完全可以忽略。

问题核心：诚信与知情

所以，合格的勾兑醋与酿制醋，安全性上并没有差异；"营养价值"上，醋本来就难以提供什么营养。它们的价值，只是调味。

在此基础上，再来看酿制醋与勾兑醋，问题就只剩下诚信与知情的问题。如果厂家宣称其产品是"酿制醋"，那么就必须提供"纯粮酿制"的产品——否则，哪怕是勾兑得天衣无缝，也还是非法的。这种非法，跟安全无关，跟营养无关，就是欺骗。同样，只要声明了是勾兑醋，使用的原料合格，就是合格合法的产品。只要充分知情，消费者自然会在风味、价格、"相信"的基础上，选择自己想要的产品。

探讨：如果只追求醋的"酸味"，那么用冰醋酸来勾兑，更加简单快捷，成本更加低廉。醋的价值只是调味，只要不那么追求"风味"，合格的勾兑醋与酿制醋，至少安全性上并没有差异。

被掩藏的以及被追问的

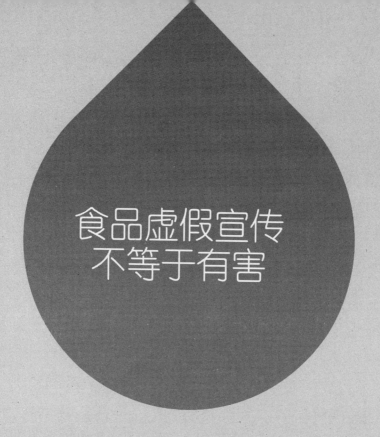

食品虚假宣传
不等于有害

　　食品安全问题总是格外引人注目，尤其是最常用的食品原料。"95%山西老陈醋是勾兑"的新闻令公众哗然，不过很快被证实是当事人表述不清所导致的误读。不过，"勾兑醋"还是被许多人认为是"有害健康"。

　　紧接着，酱油也"曝出"类似的新闻。非传统酿制的"配制酱油"，更被冠以"化学酱油"，再加上"含有致癌物"等最具有新闻号召力的词语，果不其然又引起骂声一片。

　　实际上，"勾兑醋"和"配制酱油"都不是中国"黑心厂家"的发明，二者都是国际上广泛存在的产品。它们不采用传统的酿制工艺，生产成本低。即使在风味上跟传统酿制产品有一定差别，也还是可以满足多数人的"调味需求"。所以，这种现象不仅在中国，在国外同样大量存在。

　　许多人看到"勾兑"、"配制"等字眼，往往不假思索地想到"有害"。其实，这多半出自"凡是传统的就是好的"的潜意识。就"勾兑醋"

来说，"醋精"中的醋酸跟"酿制醋"中的没有任何区别。它们的安全性取决于其他成分，而合格的食品级醋精，安全性与酿制醋并没有不同。许多人担心的防腐剂，也不是问题。首先，防腐剂不仅仅在勾兑醋中使用，醋酸含量低的酿制醋同样需要添加才能实现较长的保质期。其次，酱油和醋中最常用的防腐剂苯甲酸钠，安全性相当高。即使用量达到国家标准的最高限，一个成年人每天喝几十克，也只能达到"安全摄入上限"的10%左右。

新闻中还"曝出"了配制酱油的七种原料：砂糖、精盐、味精、酵母抽取物、水解植物蛋白质、肌苷酸及鸟苷酸。实际上，这些原料都在食物中广泛使用和存在。糖、盐、味精自不必说，酿制酱油中同样含有。酵母是酿酒、发面用的微生物，从中提取出"精华"具有浓郁的鲜味，被用在各种复合调味料中。肌苷酸和鸟苷酸是牛肉、鸡肉、蘑菇等食品鲜香的来源，跟味精协同作用能产生一加一大于二的增鲜效果。而植物蛋白水解物，本来就是酱油的核心成分。只是，酿制酱油用微生物发酵来水解；而酿制酱油所用的水解物，是通过化学方法来实现。

也就是说，植物蛋白水解物本身，并没有安全性的问题。实际上，各种蛋白质吃到肚子里，也是首先经历水解过程。可能存在的问题，是水解过程中会不会产生有害副产物。如果水解是通过盐酸加高温的工艺，盐酸可能与原料中的脂肪反应，生成3-氯丙二醇以及二氯丙醇。这两种物质在大剂量下有致癌的能力。不过，既然它们只是副产物，就可以减少生成，或者想办法去除。经过工艺改进，现在合格生产的植物蛋白水解物中它们的含量已经很低。此外，任何物质的危害都跟剂量有关。世界卫生组织设定的3-氯丙二醇安全标准是每天每千克体重不超过2微克。中国和美国的酱油中，允许的含量都是每千克不超过1毫克。也就是说，即使酱油中的3-氯丙二醇达到最高限，一个60千克的成年人也要喝上120克才能达到"安全上限"。考虑到酱

被掩藏的以及被追问的

油是人体摄入3-氯丙二醇的最主要来源，以及正常人每天的食用量，合格生产的配制酱油并不会带来危害。

还有许多人相信"纯粮酿制"的酱油和醋"更有营养"。实际上，酱油和醋中并没有什么其他食物中没有的"特殊成分"。不管是氨基酸、维生素、矿物质，还是传说中的抗氧化成分，酱油和醋中有的，也能在别的食物中找到。更重要的是，即使它们真的有人们"相信"的保健功能，也还是需要足够的量才能发挥作用。作为调料的酱油和醋，能够提供的实在是杯水车薪。

显然，勾兑醋和配制酱油的问题，是商业营销中的诚信和消费者知情的问题。酿制产品的风味与配制产品不同，人们相信它们更好，这无可厚非。人们愿意付出更高的价格来购买，卖给他们的，就应该是他们想要的产品。这与安全无关，也与营养无关，就是知情和选择的问题。勾兑醋和酿制酱油，只要是合格产品，就没有安全性的问题。如果能够实现足够的调味功能，又不需要那么高昂的价格，自然会有愿意接受的消费者来购买。

结论：配制酱油和勾兑醋的问题，是虚假标注的诚信问题。商家为了卖高价而宣称其产品是酿制产品，理应受到惩处。不过，为了反对虚假标注，就不顾一切炒作它们的危害，同样也是不负责任的行为。

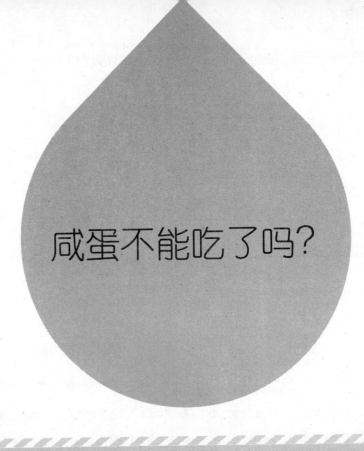

咸蛋不能吃了吗？

事件

2012年4月，中国香港地区食物安全中心昨日公布报告，检测了香港地区71种食物后发现，均含有一种可致肝脏肿大，影响脑、生殖器官和神经行为发育的"多溴联苯醚"，尤以咸蛋含量最高。所幸港人每日摄入量尚低于国际值，不影响健康。

晕啊，咸鸭蛋可是内地人早餐的最爱。

中国香港地区这次抽查检出的有毒化合物叫做多溴联苯醚（PBDEs），它不是某一种物质，而是一类化学合成材料。

PBDEs是一种常用的阻燃剂，作用是降低起火的可能性，即使起火了也延缓火势的蔓延，从而为人们逃生和救火赢得时间。PBDEs的阻燃效率高，在塑料中加入相对比较少的量就可以获得明显的阻燃效果，它的加入对于材料本身的性能影响也很小，因此更受欢迎，在家电、家具、建材、地毯等材

被掩藏的以及被追问的

料中的应用很广泛。

为什么进入食品中?

每当食品中发现"有毒有害物质",人们往往想到的是"黑心商贩非法添加"。PBDEs完全不是这种情况,它加到食品中没有什么作用,再黑心的商贩也没有添加的动力。食品中出现的PBDEs主要来源于动植物本身。

塑料中的PBDEs并没有与塑料分子紧密结合,会慢慢地释放出来,进入环境中。加上它们降解很慢,会在环境中长期存在,就有机会进入动植物体内,最后进入食物链。

PBDEs在环境中的传递机制还不是很清楚。不过,它们的存在已经得到了许多检测的验证,空气、土壤、粉尘、食物中都有它们的存在。更值得关注的是,检测到PBDEs的含量在逐年上升。

对健康的影响还不明确

在动物实验中,PBDEs显示了对肝脏、甲状腺、神经发育等方面的毒性。对于PBDEs这样容易进入环境而且难以降解的物质,人们的摄入量和安全量就是很关键的问题。目前有过一些研究,不过还很不充分。

新闻中提道:香港地区市民的平均每日摄入量和最大摄入量"均低于世界卫生组织所估量每千克体重4纳克,未对港人健康构成危险"。这句话给人的印象是这个"4纳克"是安全线,不超过它就不对健康构成危险。实际上,这是对世界卫生组织结论的误读。世界卫生组织认为目前的实验数据不充分,无法制定安全标准。而那个"每天每千克体重4纳克",指的是目前人们平均的摄入量。也就是说,它只是一个"事实",并不涉及是否有害健康的判断。正如那句流行语，"一切离开剂量所谈的毒性都是耍无赖"。因为缺乏充分的毒理学数据，我们只能说"大剂量摄入有什么什么危害"，但是"多大剂量是大剂量"却还无从谈起。不过，因为它对健康没有积极作用，我们的目标可以很明确：尽可能地低。

减少危害要从源头做起

像PBDEs这样的污染物，应该引起我们的关注，并且采取积极的措施去降低它们在环境中的存在。最根本的途径当然是开发更安全有效的阻燃剂，取代它的使用。实际上，在一些国家和地区，已经开始禁用某些种类的PBDEs。

在找到更好的替代品之前，如何对待它的使用，实际上是在"不用它所带来的火灾风险"和"它所带来的环境风险"之间的权衡。至于具体应该如何使用，需要科学的评估和论证，并不是拍拍脑袋就可以做出合理决定的。

因为PBDEs的一大来源是垃圾，尤其是电子垃圾，不管是否找到替代产品，目前都有大量含有它的东西存在。规范科学的处理这些垃圾，可以大大减少它们进入环境，进而污染食物的机会。

如何看待食物中的PBDEs

中国香港地区检测了71种食物，都含有PBDEs，这跟美国的检测结果差不多。一般而言，肉中含量比较高，每克中能达到1纳克以上，奶中稍低，而植物中会更低一些。该地区这次检测的咸蛋中的含量达到每克4纳克以上，确实是比较高了。

许多人会说，"咸蛋中含量这么高，以后不能吃了"。没有哪种食物是非吃不可的，不吃咸蛋当然也没有什么。我们需要理解的是：食物中的

被掩藏的以及被追问的

PBDEs来源于环境污染物。所以，它在食物中的含量跟动植物生长的环境密切相关。可能在某些地区的咸蛋中含量会很高，但在某些地区的咸蛋中含量则很低。此外，不光咸蛋，其他食物中也会含有，其含量也是由产地的环境决定的。

至于咸蛋是否还能吃，倒也不用太多担心。首先，不同地区的污染状况不同，食物中的含量不同，中国香港地区的这个检测结果可以参考，但不能代表其他地方的情况。其次，有害物质的危害取决于人体摄入的总量。考虑到咸蛋并非主食，虽然含量较高，但是贡献的总量并不见得比其他食物更多。第三，目前PBDEs的危害结论都是在大剂量下对动物进行实验得到的，食物中的这些量对健康有什么样的影响还不清楚。

探讨：PBDEs毕竟不是什么好东西，能避免还是尽量避免。比较现实可行的有两点：一是避免食用从工业污染和垃圾污染严重的地方生产的食物；二是因为它们更容易累积在脂肪中，所以应减少肥肉的食用量。

蛋黄啊，
你到底是真是假？
——详解橡皮蛋

事件

2012年1月，网上爆出一位烟台市民在小区商店里买到3个外表与真鸡蛋几乎一样的假鸡蛋，令人称奇的是，煮熟后打开却发现鸡蛋凝固，蛋清变黄，蛋黄十分有弹性，摔在地上能蹦起20厘米高。

"假鸡蛋"新闻为什么这么多呢？无独有偶，之前其他地方也有人买到过这样的蛋黄很硬的鸡蛋，被称为"乒乓球蛋"。在这个"假鸡蛋"传说妇孺皆知的时代，人们把各种"不正常"的鸡蛋都当作假鸡蛋，也不难理解。

有关部门发出声音则称这并非假鸡蛋，只是"不合格"的鸡蛋。虽然很多人习惯性地不相信"有关部门"，但是有关部门说迄今为止检测过的"假鸡蛋"都是鸡下的，应该是可信的。因为传说中的"假鸡蛋"如果真的存在，要鉴定真伪也并不困难。它的组成跟真鸡蛋差别巨大，比如，真的鸡蛋白是12%左右的蛋白质水溶液，而传说中"假鸡蛋"的"蛋白"主要是海藻酸钠。在任何生化实验室做一下最简单的蛋白质定性实验，就可以分辨二者。如果做基本的成分检测，就能更加确定地知道是"化学原料"制成的，还是鸡下的了。

合格的鸡蛋都是一样的，不合格的鸡蛋各有各的不合格。那么，"真"的鸡蛋，为什么又会变成"橡皮蛋"呢？

真鸡蛋如何变身"橡皮蛋"

在鸡蛋行业，"蛋黄异常"是比较常见的鸡蛋不合格原因。"橡皮蛋"是重要的一种类型。正常的鸡蛋如果在低温下保存时间过长，蛋黄也可能变硬而成为"橡皮蛋"。而橡皮蛋的最常见成因是饲料中的棉酚含量过高。棉籽饼是棉籽提取油之后的残渣，富含蛋白质，经常被用在鸡饲料中作为蛋白质来源。棉籽中含有一种色素叫做"棉酚"，游离的棉酚会与蛋白质中的赖氨酸结合阻止它被吸收利用。此外，棉酚还会抑制胃肠中的蛋白酶活性，从而影响鸡的生长，以及影响下蛋的产量和质量。

低含量的棉酚对于鸡的生长产蛋没有不良影响，而其蛋白质含量和低廉的价格则具有很大的吸引力。所以，在控制棉酚总量的前提下，鸡农会希望尽量多加棉籽饼。棉籽饼中的棉酚含量跟棉的品种和加工处理工艺密切相关，互相之间相差很大。低的每千克可能只含有一两百毫克，高的可达五千毫克以上。如果对棉籽饼中的棉酚含量把握不准，就有可能出现"加得过多"的后果。

有大量的数据发现棉酚含量过高会导致橡皮蛋。此外，棉籽饼和许多植物中还含有一类叫做"类环丙烯脂酸"的物质，也会导致橡皮蛋的出现。美国有一种叫做"苘麻"的野草，经常在玉米地里茁壮生长，在机械化的种植和收割方式下，它们的籽就很容易混入玉米中。用来做鸡饲料的玉米，需要很小心才能清除它们的存在。除了这种野草外，它的近亲也能产生类似的后果。

"乒乓球蛋"发现者称她买的是"柴鸡蛋"。考虑到柴鸡在自然环境中觅食，即使没有喂棉酚过高的棉籽饼，如果周围环境中有很多苘麻或者类似野草，也有可能"中招"。

除了变弹，它还变色

实际上，棉酚过高并不仅仅导致"橡皮蛋"，还可能导致"杂色蛋黄"和"蛋黄颜色异常"的出现。后者指蛋黄的颜色与正常不同，出现得不是很多。而前者指蛋黄颜色不均匀，存在深色或者浅色的补丁，已经比较常见了。

即使不是棉酚过高，导致蛋黄杂色的可能原因也还有很多，比如药物、杀虫药、高温下保存时间过长、缺钙等。饲料中的单宁酸含量过高，也可能导致蛋黄杂色。在常规的粮食中，有些品种的高粱就含有大量单宁。用这样的高粱喂鸡，也很容易出现蛋黄杂色。

而棉籽饼或者野草中"类环丙烯脂酸"，除了导致橡皮蛋和杂色蛋黄外，还可能导致蛋白发红。报道中的"乒乓球蛋"就提到了蛋白发红的现象，也说明是棉籽或者其他野草饲料作祟的可能性很大。

怎么处理"橡皮蛋"才好呢？

对于消费者来说，不管是传说中化学合成的"假鸡蛋"，还是鸡下的"不合格的鸡蛋"，都是不合格产品。哪怕是"天然的"、"喂粮食的"、"吃草的"鸡所下的蛋，不合格的也还是不合格的。这样的鸡蛋有没有害不好说，为了保险起见，还是丢弃的好。

比如说棉酚，还有一个著名的功能是作为男性的"天然避孕药"。在中国曾经作为国家支持的项目研究了好多年，避孕效果是确实存在的，后来因为副作用太大而被放弃。即使"橡皮蛋"是由棉酚造成的，其中的棉酚含量也未必能达到有害的地步，不过风险虽小，毕竟也是我们完全可以规避的。所以，当你遇到了这样的鸡蛋，即使知道它是"真鸡蛋"，甚至是"走地鸡蛋"，还是扔掉的好。这，才是有意义的"谨慎"。

（本文特别感谢刘夙、飘飘37和fengfeixue0219提供关于苘麻的信息。）

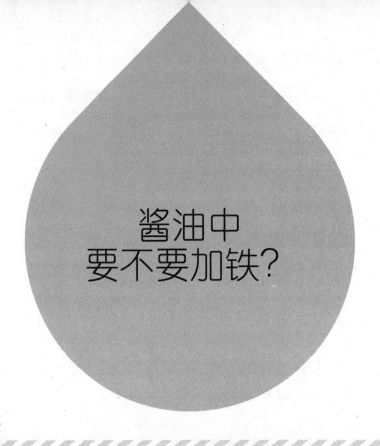

酱油中要不要加铁?

事件

2010年10月，中国疾控中心食物强化办公室启动了"铁强化酱油"项目二期，自2004年陆续在北京、贵州、河北、广东等9省市启动"铁强化酱油"项目后，项目二期工程，将进一步扩大"铁强化酱油"的布货渠道，让更多的城市和农村居民，能够买到"铁强化酱油"。

虽然很多人喜欢"补充"各种各样的"营养"，但是通过"铁强化酱油"来补铁的决定还是引起了巨大的争议。分析这个问题可以分为几个部分：我们需不需要补铁？酱油中加的EDTA钠铁是否安全？不缺铁的人会不会因此而"铁中毒？通过酱油来补铁是不是一种好的方式？

按照世界卫生组织的数据，世界上80%的人处于缺铁状态，而30%是缺铁性贫血。中国卫生部发布的调查结果没有这么严重，不过中国人口的缺铁比例也很惊人。虽然多数处于缺铁状态的人自己不一定有明显感觉，但这毕竟是一种"营养缺失"状态，对于身体健康的负面影响也不容忽视。所以，补铁是现代食品营养中的一个重要方面。在西方，从婴儿米粉到普通人的早餐，进行了"铁强化"的品种比比皆是。

在常见的补铁试剂中，EDTA钠铁是相当高效的一种。不管是国际食品添加剂联合专家组（JECFA）还是美国食品药品管理局（FDA），或者是欧洲食品安全机构（EFSA），都批准它作为一种安全有效的补铁试剂。许多媒体总是喜欢问"这种物质是否进行过充分的安全检测"，这实在是一种很没有技术含量的质疑——要知道以上权威机构批准一种物质用于食品之前，需要经过广泛深入的安全审查。所有的审查报告都是公开的。做了什么样的检测，检测结果是什么，基于什么理由作出"安全"的结论，任何人都可以找到。作为媒体，不去做基本的资料查询，仅仅因为自己不知道就发出质疑，可以说是很不负责任。就EDTA钠铁来说，它在体内会分解成铁离子、钠离子和EDTA。铁离子正是我们需要补充的，钠离子相对于盐所带来的量可以忽略，而EDTA本身并不被人体吸收。那种认为EDTA会络合锌、钙等离子从而影响健康的说法，纯属纸上谈兵的臆测，并没有数据的支持。实际上，对EDTA的安全检测相当广泛，结论是在通常可能的摄入量下对人体健康没有影响。

所以，EDTA钠铁安全与否的问题，还是应该转化成"不缺铁的人吃了铁强化的酱油会不会铁过量"更值得探讨。这个担忧本身是合理的，只不过没有数据的担忧并没有什么意义。美国科学院推荐的成年男性、女性和孕妇每天的铁摄入量分别为8毫克、18毫克和27毫克，而最大安全上限都是45毫克。也就是说，成年男性每天摄入8毫克铁就够了，多入无益，但是要达到45毫克才可能有害。按照中国卫生部所做的估计，通过酱油中加铁，人们每天额外摄取的铁在2~4毫克之间。这个量对于达到每天的需求量，能起到明显的"补充作用"。但是，对于一个不缺铁的人，哪怕每天的摄入量已经高达40毫克，加上酱油中补充的这些，也依然没有"过量"。只有那些本来就处在过量边缘的人，酱油中的这些铁才会成为"压垮骆驼的最后一根稻草"——这种情况，在普通人群中大概实在很少见。

根据科学数据，补铁是必要的，通过EDTA钠铁来补铁也是安全有效的。不过，通过酱油来补只是其中的一种途径。而这种途径选择与否值得商榷。首先，我们需要搞清楚，中国缺铁的人群是哪些？他们是否常规性地食用酱油？

比如说，两岁以下的婴幼儿是中国的一大缺铁人群，问题是这个年龄段的孩子常规饮食中酱油的含量应该是比较少的，所以酱油中强化铁对于解决他们的缺铁问题可能用处不大。再比如，许多人缺铁的原因是吃肉较少。而中国吃肉较少的人中相当大的部分是低收入群体。如果铁强化酱油的价格比普通酱油贵的话，他们是否愿意购买？此外，中国各地的饮食习惯相差很大，有的地区本来就很少使用酱油，那么酱油对于那些地区的补铁意义就很小。所以，铁强化酱油可以作为一种"补铁"的选择，但不应该是唯一的选择。通过食品来补铁，应该是主管部门引导、食品行业积极参与的商业行为。除了酱油外，还应该有更多铁强化的食品——就像国外所做的那样，同时保证非强化食品的供应，以及成分的如实标注。这样，不同的人群可以根据自己的情况选择适合自己的食品。

结论：酱油中是否加铁，本来不该引发那么大的争议。因为它毕竟只不过提供了一种补铁的选择，而不是强制要求所有的酱油都非加不可。对于很关心自己健康的人来说，做一个是否缺铁的检测并不复杂，也不昂贵。如果缺铁，酱油提供了一种选择；如果不缺，就吃普通的酱油好了。

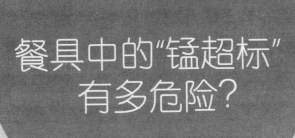

餐具中的"锰超标"有多危险？

事件

2012年2月，央视节目令不锈钢餐具中的"锰超标"再次吸引了众多关注，"曝出"常用品牌苏泊尔81个规格炊具不合格，钢锅锰含量高出国家标准近4倍，"锰中毒会损害人体中枢神经"，专家称会导致"锰狂症"，出现类帕金森综合征症状。

对于人体来说，锰的情况跟铁很相似。大多数人都知道铁是人体所必需的微量元素。铁的缺乏会导致一系列症状，比如嗜睡、虚弱、贫血等，而过多的铁又会造成铁中毒。按照世界卫生组织的估计，世界范围内处于缺铁状态的人很多，所以"加铁"甚至是作为一项公共卫生事业来推动的。"铁锅炒菜"被许多人认为是"补铁"的途径之一，但也有专家辟谣说，从铁锅中进入食物的铁非常少，"铁锅炒菜"的补铁作用可以忽略。

锰的情况与此相似。首先，锰是人体所必需的微量元素。它是结缔组织、骨骼、凝血因子、性激素等的组成成分，对于脂肪与糖类化合物代谢、钙吸收、血糖调节等也不可或缺。正常的脑与神经功能，也离不开它的参与，锰不足会影响神经发育。

跟许多矿物质营养元素一样，过多的锰也会危害人体。锰过量会抑制铁的吸收，长期过量则会影响神经系统的功能——新闻中吓唬公众的"锰过量导致帕金森病"也不算无中生有。

但还是那句俗话："一切离开了剂量所谈的作用与危害，都是无稽之谈。"人体每天需要多少锰？人体能够承受多少锰？科学数据不是非常统一，世界各国的解读不同，所推荐的标准也不同。比如，对于成年人，美国的"充足量"是每天2～3毫克，中国是3.5毫克，加拿大更高。这个"充足量"的意思是每天吃这么多就足够满足需要了，并不意味着超过了就有害。而"最大摄入量"则是不超过就认为安全，超过了则风险增加——中国和美国制定的标准都在每天10毫克左右。

水、空气、土壤、食物中都有锰的存在。普通人主要的锰摄入途径是食物。不同国家统计的居民锰摄入量不尽相同，一般都在几毫克的样子。也就是说，一般人都不会缺锰，同时距离安全摄入上限也还有相当的距离。

不锈钢餐具"锰超标"的真正含义

新闻披露了苏泊尔的不锈钢餐具所用材质不合格，强调了"锰含量超过国家标准4倍"，于是根据"长期过量摄入锰增加帕金森病风险"，解读出这些不锈钢餐具"有害健康"。

国家对于不锈钢餐具所用材质有要求，其中有对锰含量的限制。不过，这一限制并非基于"如果超标了，就会危害食品安全"而制定的。它只是对于钢材本身的一种规范。"钢材中的含量"与"可能进入食品中被吸收的量"，完全不是一回事。从目前新闻报道的信息来看，苏泊尔没有否认"材质不符合国家标准"的指控，但强调其餐具的各项指标合格。他们还引用国外情况，认为现行国家标准的规定不合理，应该允许更多材料。

这二者并不矛盾。现行国家标准指定了一些不锈钢的型号与指标，其含义是如果使用这些钢材，那么就会是"合格"的。而另一方面，正如苏泊尔所称，行业总是在发展，许多新型的、或许更适合的钢材层出不穷，但并没有包括在国家标准中。用这些新钢材来制作餐具，也完全可能符合各项食品安全标准。

所以，苏泊尔的"锰超标"餐具违反了材质方面的国标。但这个标准并不是基于食品安全而设立的。我们不能用它来说明"超标了就有害健康"，也不能用它来说明"虽然超标但不会危害健康"。

从法规的角度说，苏泊尔不符合国家标准。他们认为现行的国家标准不合理，不符合国际惯例。从技术角度来说，这并不令人惊奇。如果将来的国家标准修订成允许使用他们现在用的钢材，也并不见得就是"黑幕"。不过，在国家标准修订之前，他们的做法不符合标准——或者，至少，不符合所有的国家标准。这种"违规"该受到什么样的处罚，应该由主管部门来定夺。但媒体通过炒作成"食品安全事件"来进行打击，却也并不合理。

"锰超标"的餐具是否有害

如果从餐具中析出到食物中的量微不足道，自然也就用不着担心。如果餐具中的析出不可忽略，那么会有三种情况：

一、如果一个人从其他途径摄入的锰不足，那么这样的餐具甚至起到了"补锰"的作用；

二、如果一个人从其他途径摄入的锰充足，但是距离过量还有比较大的距离，加上这些餐具中析出的锰也还是明显低于"安全限"，那么这些锰也就无所谓；

三、如果一个人的锰摄入量已经接近或者超过安全限，那么餐具中析出的这些锰就是雪上加霜。

所以，"锰超标"的餐具是否安全，其锰含量并不是唯一的决定因素。关键因素在于"析出量"有多少，以及"其他途径的摄入量"有多少。没有这两个指标，说什么都是纸上谈兵。

根据新闻报道，中国居民锰摄入量大致为每天6.8毫克。苏泊尔方面提供的检测数据则是，所用的钢材析出量为每千克0.05毫克。如果这个数据属实，那么从这些餐具中析出的锰就微不足道，几乎不会改变人们总的锰摄入量。或者，如上述的第二种情况，这些析出的锰，不足以使得一般人的锰摄入量达到"安全限"。

因为锰的营养与毒性特征，国际上一般不对餐具中的锰析出量设定标准。食品安全问题的敏感性，促使国家食品安全风险评估中心对不锈钢餐具中的锰析出进行评估。不论结果如何，这总是一种进步，让我们对结果拭目以待。

　　　被掩藏的以及被追问的

"生肉放两天"会
"口味最好"吗？

事件

  2011年5月，有媒体报道了家乐福员工更换生肉标签的新闻。家乐福在解释此行为时提到如下说法："在生肉等初级农产品上同时标注两个日期，一个是包装日期，另一个是最佳食用日期，如果生肉是5月6日进入门店并包装上柜销售的，产品上的包装日期就是5月6日，最佳食用日期就是往后顺延两天，消费者在5月8日24时之前食用是口味最佳也最安全的。"

  这个说法实际上是家乐福对于其产品标签的说明，本身没有什么问题。许多非加工食品（比如生鲜农产品）或者冷冻食品，没有"保质期"的要求，而采用"最好在某日期之前食用"的说法，英文是"best before"或者"best by"。它的意思不是说过了那个日期就不能吃了，而一般是指某一方面不再是最好，生产者并不反对过期之后食用。与此相对应的，还有一个

"used before" 或者 "used by" 的日期。它的意义更偏重于：过了这个期限，出问题的可能性会大大增加了，生产者反对过期之后食用。此外，有些国家也把通常所说的 "保质期" 用 "最好在……之前食用" 的方式标注。

家乐福工作人员的答复中所说的 "最佳食用日期" 应该就是这个 "best before" 的日期。但是这个说法很容易让消费者误解为是一个特定日期——早了不好，晚了也不好。再加上 "就是往后顺延两天"、"口味最佳也是最安全" 的说法，很容易给消费者造成这样一种错觉：这些肉放两天再食用，会使得风味达到最佳，也最安全。因此产生了这样的疑惑：生肉放两天，口味会更好、也会更安全吗？难道放一天或者更短的时间口味会不好，安全性也会低一些吗？

从食品技术的角度说，刚刚屠宰的动物经过 "后熟" 处理，确实会更 "好吃" 一些。不过，这个过程跟家乐福工作人员说的 "最佳食用日期就是往后顺延两天" 完全是两码事。

动物在宰杀之前，体内的细胞在不停地进行新陈代谢。合成各种酶，分解一些组织；同时通过血液获得营养成分，合成新的物质。被宰杀之后，合成酶的活动继续进行，而酶分解相应组织的活动也继续进行。但是，因为没有了营养供给，就不能合成新的组织了。

这种继续进行的 "分解"，对于肉的 "质量" 主要产生三方面的影响。

第一，肌肉中有一些胶原蛋白和弹性蛋白，互相连接，把肌肉细胞网罗在一起。生长时间越长的动物，这些 "强韧" 的蛋白越多，连接越紧密，肉也就 "越老"。在肉的后熟过程中，这些蛋白会慢慢被降解，从而使得肉变 "嫩"。

第二，有一些酶会把一些蛋白质分解成单个的氨基酸或者几个氨基酸组成的多肽。某些氨基酸会产生肉的 "香味"。

被掩藏的以及被追问的

第三，后熟过程中，一些脂肪会发生氧化。一般来说，脂肪氧化是食品中应该避免的事情。不过，肉的后熟过程中产生的氧化产物，会带来跟"鲜肉"不一样的风味。而这种风味，可能是会被许多人喜欢的。

但是，肉在放置过程中，细菌很容易生长。放置得时间越长，这种风险越大。而且，细菌生长又可能会产生异味，使得口味变差。所以，肉的后熟处理，其实是在"好吃"和"安全"之间寻找平衡。

肉的"后熟"处理是肉制品行业的一个重要领域，有大量研究探讨各种"后熟"条件与放置时间的作用。从工艺角度说，有"干法后熟"和"湿法后熟"两种方式。

干法后熟是在屠宰之后，迅速把大块的肉降到冷藏温度，挂起来放置一段时间。这个时间可能长达一周甚至半个月。最后，表面的肉已经变干而难以食用，只能取内部的部分。经过这样处理的肉会很嫩，风味独特，高档的牛排就需要这样的处理。显而易见，这是一个很昂贵的过程：首先进行后熟的空间要极为干净；其次表面变干的那部分肉将会被丢弃；低温保存本身也需要运行成本。

湿法后熟是把肉密封起来（通常是真空密封）放置。因为水不能蒸发，所以不会导致干法后熟那样的损失，而且更容易使肉变"嫩"。它的成本也要低很多，尤其是在目前"屠宰-分销"体系中更为方便。不过，它的不足在于：由于水含量高，细菌更容易生长；而后熟之后的风味也不如干法后熟的突出。

不管哪种方式，温度和时间都是最重要的因素。温度低，后熟速度慢；温度高，细菌容易生长。而温度低，虽然细菌生长慢，但是需要的时间长，也为细菌的生长提供了时间。总而言之，温度与时间不可兼得，需要在其中寻找平衡。"口味最佳也最安全"也不可能实现，多放一点时间可能"口味更佳"，但是"安全性下降"。所以，"最佳食用日期"也是风味和安全妥协的结果。

后熟对于"肉质"确有改善，不过，对于消费者来说，最好还是不要去自己尝试"后熟"处理。不管是干法后熟还是湿法后熟，都很容易导致细菌的滋生。在缺乏良好工业控制的条件下，自己进行后熟处理很可能把肉变成了"细菌培养基"。那实在是相当危险的事情。

此外，后熟处理只是影响肉的风味口感的因素之一。其他因素，比如动物的品种、喂养方式、宰杀年龄，对肉质有着同样重要的影响。而烹饪技术，对于最后吃到嘴里的肉，或许更为关键。

> 结论：从家乐福的申明到"生肉放两天口味最好"，是语言的误读。"最佳食用日期"指的是"最好在那天之前食用"的日期，而不是"在那天食用最佳"。肉类的后熟会改善肉的风味口感，不过消费者不应该自己去尝试。买回家的肉，还是要尽快食用。

被掩藏的以及被追问的

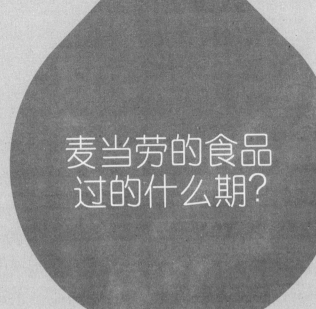

麦当劳的食品
过的什么期?

事件

2012年3月，"3·15晚会"曝光：北京三里屯麦当劳店将已经过期的食品再次重复计时保存，保存时间本为30分钟的盐焗鸡翅竟超时近3倍。员工竟还将掉在地上的食品未经任何处理继续加工。当晚北京市卫生监督所数名工作人员赶到现场进行突击检查。

每年的"3·15晚会"都会让被曝光的厂家狼狈不堪。不过今年曝光的"麦当劳食品过期食品"事件，却为麦当劳赢得了许多支持，颇有点让人哭笑不得。

在谈这些食品"过期"的影响之前，我们先来梳理一下这个"过期"过的是什么期。

加工食品需要注明"保质期"。在保质期内，厂家保证食品的各项指标都符合国家标准或者厂家承诺。但是，对于餐饮业，国家并没有这样的要求。也就是说，麦当劳的"保存时间"并不是国家标准，而是企业自己的"内部标准"。违反了这样的标准并不构成"违法生产"，而只是没有遵守企业自己的质量管理体系。

那么，违反企业的"内部标准"是不是构成欺诈呢？这要看广告营销是否利用了这个标准。比如说，如果麦当劳在广告中宣称自己的鸡翅在炸后30分钟未卖出就会丢弃，那么消费者购买这个产品，就包含了购买这个"不超过30分钟"的承诺。没有做到就是欺诈，需要受到惩处。当年某"高端牛奶"宣称蛋白质含量比国家标准高13.8%，就是这样的一种"质量承诺"。消费者愿意付出额外费用，这个"高13.8%"是原因之一。如果某批次产品达不到，哪怕依然比国家标准高了10%，也还是构成了欺诈。

如果麦当劳并没有以此作为广告，而只是作为内部"操作规范"，那么就不应该算"诚信问题"。消费者可以抱怨某次买到的鸡翅不好吃，但是不应该指责他们违反了"规范"。这就像大食堂卖馒头，规定应该加多少碱，但是某天碱"大"了。大家可以抱怨今天的馒头不好吃，甚至拒绝购买，但不应该指责食堂"违反了标准"，或者"欺诈"。

麦当劳为什么要制定那么一个"严格"的标准来作茧自缚？他们的那些"过期"食品，又会有什么问题呢？

要看到，该品牌之所以能成为连锁快餐中的翘楚，"标准化"至关重要。在一个相当大的地区内，不管你在哪一家麦当劳，买到的薯条都应该是一个味儿。在食品加工中这并不容易实现。一方面，不同的食品原料，制作过程中的每一步，都可能影响到成品的状态。另一方面，随着保存时间的延长，色、香、味、口感等各方面也都会发生变化。要让消费者感受到"任何时间、任何地点"买的都一样，就必须在每个环节都进行控制。

油炸食品在这个方面尤其突出。不管是薯条还是鸡翅，好的油炸食品具有"外脆里嫩"的特征。而快餐食品，还需要制作时间短。

为了实现这样的目标，快餐连锁店的油炸食品往往采取"二次油炸"的方式。第一次，食品被"炸熟"，然后冷冻保存。这也可以集中大规模进行，从而更容易保证不同店面之间的一致性。这些冷冻保存的"半成品"内部已经变熟，水与食物分子发生了聚合。在第二次油炸的时候，油温较高，表面的水迅速蒸发，而内部的水因为被"固定住"，从而难以迅速扩散过来。这样，表面迅速变干，就变"脆"了，而内部的水依然丰富所以保持着"嫩"的状态。因为食物本身已经提前做熟，所以也就只需要外面的热量传进去，使它们"变热"就可以出锅了。

但是这种"外脆里嫩"的状态是暂时的。在存放中，表面不再有高温导致的水分蒸发，而内部的水还是会缓慢地传递到表面。结果，表层的水分增加，也就不那么"脆"了。

麦当劳的那套"内部规范"，主要就是为了保证所卖出的食品具有良好的"一致性"，而且在色、香、味和口感等各方面都处于最佳状态。所谓的"过期"，是食物吃起来不那么可口了，而不是"就不安全"。一般食品做好后，在室温下放置一两个小时，都不至于变得"不安全"。而油炸食品情况还要更好一些。高温加热基本上杀死了食物上所有的细菌，空气中的细菌积累到它的表面还需要一些时间。另外，"脆"的表面意味着含水量很低，而细菌的生长必须要有水分充足的环境。所以，晚会上曝光的那些"过期一个多小时"的炸鸡，并不会出现安全问题。

根据报道提供的信息，被曝光的那家麦当劳店还存在着其他操作不规范的问题。新闻媒体"揭露"其中的"黑幕"也无可厚非。不过，我们应该明白的是这并非食品安全"黑幕"，只是餐饮企业如何实施"良好生产规范"的问题。被曝光之后，麦当劳迅速向消费者致歉，并且"清理门户"，这样的态度值得其他企业学习和借鉴。

该不该设立
"临界食品"专区？

事件

2012年伊始，"临界食品"成了热门。先是国家工商总局发通知，要求"即将到保质期的食品在陈列场所向消费者做出醒目提示"，然后有记者报道少有超市遵守。接着，又有工商部门的官员接受采访，指出"临近食品专区"是商场的自主行为，"不存在所谓'每一件食品都要设置专门的销售区域和专柜'的问题"。

消费者难免一头雾水：这个专区，到底该不该设？

所谓"临界食品"，是临近保质期的食品。在讨论它之前，我们需要先把"保质期"的含义理清。每一种食品都有外观、味道、口感、安全性等各方面的指标，它们会随着保存时间的延长而逐渐变化。大规模生产的工业食品，每一项指标都有一个范围。任何一项指标超出了设定的范围，就会被当作"不合格"。这种不合格，并不一定是影响食品安全的致病细菌或者油脂

被掩藏的以及被追问的

氧化，也完全可能是颜色、味道或者口感有所欠缺。严格来说，"保质期"有不同的定义，而目前最常用的含义是厂家的一个保证：在这个期限内，该食品的各项指标完全合格；过了这个期限，可能有某项指标不合格。

因为食品中各项指标的变化都是连续而缓慢发生的，并没有一个特殊的时间点，在此之前就"安全"，过了之后就"有害"。厂家设立的"保质期"，实际上就是一种承诺和提醒：在此日期前食用最好，如果出了问题厂家会负责。

如果食品在保质期内出问题，哪怕只是一小部分，厂家付出的代价也会很大。为了减少损失，厂家在设定保质期的时候会留下相当的余地。我国的消费者总是担心厂家"乱设"，而希望主管部门有统一标准。其实，主管部门应该保证的是在厂家所标称的保质期内食品合格——哪怕是"乱标"，只要在该期限内食品都合格，也就没有什么关系；但是即使标注完全准确，出现了不合格的食品还是要处理。

消费者往往不愿意购买临近过期的食品，这无可厚非。厂家要么通过打折来刺激消费者购买；要么继续正常销售，过期之后下架、承担损失。不论采取哪种方式，都是厂家和超市权衡利弊的结果。在国外，临近过期的食品经常会用半价甚至更低的价格促销。对于买回家会及时吃掉的消费者，这也是很划算的买卖。

但是，"设立临界食品专区"如果作为法律，就不是一种合理要求。它固然对买食品不看保质期的那部分消费者起到了一定的保护作用。但这种保护是通过损害其他消费者的利益来实现的。因为，商场的货架面积就代表着经营成本。"临界食品专区"的设立，将直接增加销售成本。商品的价格是由生产成本、销售成本和利润组成的。在严格一致地执行法律的市场体系中，这种全行业成本的增加，就必然体现在价格的增加上。到头来，就是每一个消费者埋单。

　　如果是为了食品安全不得不增加的成本，通过法律来强制实行当然是合理的。而设立"临界食品专区"所增加的社会成本，完全可以避免。法规已经要求厂家必须标明保质期，只要消费者购买食品的时候多看一眼，就完全可以知道所买的食品是否过期，或者"临近过期"。只要多数消费者能够这样做，商场就会在"打折促销"还是"过期下架"之间做出合理的选择。

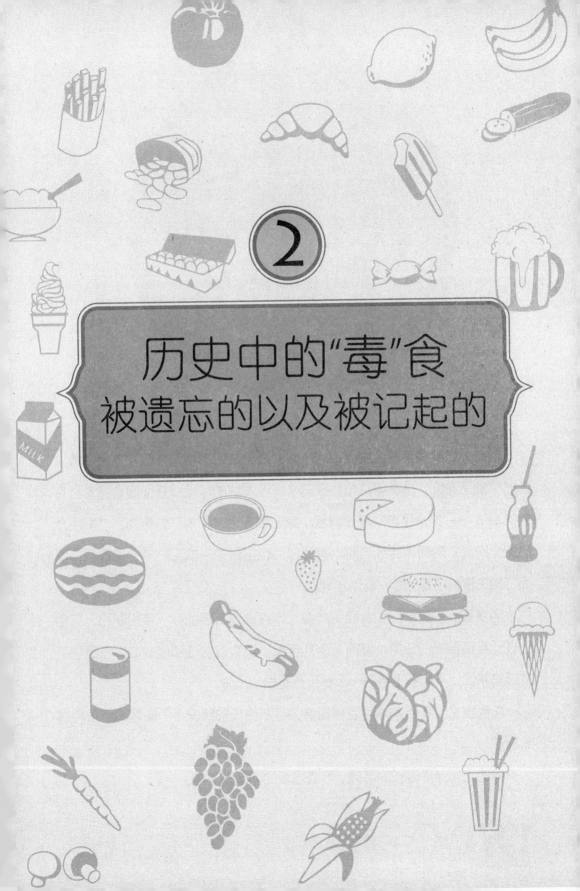

2

历史中的"毒"食
被遗忘的以及被记起的

拿什么来拯救你，我的餐桌？

现在，如果在某聚会中随口问一句"最关注的事情是什么"，大多数人会把"食品安全"排在前几位。在这个资讯发达的年代，任何跟食品安全有关的说法——不管是事实还是谣言，都能够在短时间内广为传播。"解决食品安全问题"的呼声持续不断，有关部门也出台了一项又一项"措施"。然而，相关事件还是持续不断地出现。

消费者、主管部门和食品生产者，本应该是互相依存、互相制约、互相信任、互相促进的三角。然而，近几年来，公众的信任和信心或许已经创下了历史新低，不知道是将进一步恶化还是触底反弹。

总而言之，在目前这种互相指责、互不信任的状况下，问题的解决将越加艰难。

有的问题允许漫长的等待，然而吃饭的问题，不能。

被遗忘的以及被记起的

自供运动，能走多远？

2010年11月，据人民网报道："出于对食品安全现状的忧虑，部分省级机关单位、大型国企、民营企业、上市公司、金融机构或个人自发组织在城郊租上大小不等的土地，形成自供或特供食品基地。"

这种方式，大概可以称为"自供运动"。除了国家机关涉嫌滥用财政经费之外，商业机构和个人参与这种运动也无可厚非。任何特殊需求必然要付出特殊费用。对于商业机构和个人来说，"自供蔬菜"和奢侈品一样，是富有者的消费方式。从另一个角度说，这还有助于在保持耕种的前提下提高农村土地的商业价值。此外，许多"自供蔬菜"并非由租赁者自己耕种，而是雇农民来种的，倒是能提高农民的收入。

对于参与这种运动的一小部分人来说，这种方式能够在一定程度上解决问题。但是，从全社会的高度，这种方式对食品安全问题的解决，作用实在有限。理由有三点。

首先，这种方式的高成本注定了只有一小部分人消费得起。生产规模越大，成本越低，在食品生产上尤其如此。虽然这种"专供"结构避免了中间的流通环节，但是一个小规模的菜地，要种植品种多样的蔬菜，只能采取手工操作，人力成本可想而知。

其次，许多没有种过地的人，会很天真而固执地认为只要不用化肥和农药，问题就被解决了。他们并不知道"有机种植"远远不是那么简单。一旦蔬菜长虫，不用农药的结果往往就是没有收成。多数土地不施肥很难长出蔬菜来。而使用"农家肥"的话，且不说如何获得那么多农家肥，施肥的人力成本则更高。此外，未经处理的"农家肥"并不意味着安全。相对于化肥或者经过工业处理的有机肥，农家肥携带的病菌同样会带来不可忽视的健康隐患。

再者，对于城市中的一般人，不大可能频繁地去城外打理菜地。即使是自己种的菜，也只能采摘之后进行存储。蔬菜的储藏处理，又会带来其他的安全隐患。如果只是租赁土地，雇农民种植，那么就跟定点采购类似。从报道来看，目前的"自供结构"主要还是依靠君子协议。一旦发生纠纷，比如种出的蔬菜在数量和质量上达不成一致，那么"放心菜"也就会吃得很"闹心"了。

城市化、现代化注定社会必然高度分工。对食品安全担忧，就"自供蔬菜"，那么对学校教育不满呢？对医疗服务不满呢？难不成都小规模地自己来？这其实就是过去的"企业办社会"模式。历史经验已经告诉我们，国家机关和企业自己管理养老、住房这样的问题效率很低。而食品问题甚至更加复杂繁琐，换个角度来想：即使企业愿意花足够的钱去为员工建立"专供基地"，可若是把那些钱分给员工的话会不会有更实惠的结果？

不考虑"自供运动"将会遇到的种种难题，光是成本就注定了它不可能成为解决食品安全问题的可行之路。而且，食品安全不仅仅是蔬菜的问题。实际上，那些"自己种地"生产不了，或者"自供"成本更加高昂的食品，才是食品安全问题的重灾区，比如加工食品、餐馆食品以及肉类等。

以商治商，是否找到出路？

目前在这种小打小闹的"自供运动"面临着许多潜在的问题，时间长了必然会暴露出来。它如果发展成"企业办社会"的模式，显然没有生命力。如果沿着现代化规模化，则可能发展成国外的IP模式或者FOP标签系统。IP是"Identity Preserved"的简称，有人翻译成"身份保持"。而FOP是"Front-of-Pack"的简称，指的是"以标志形式出现在包装盒上"。

IP模式的核心在于对食品生产过程进行"全程追踪"。从种子开始，经过种植、田间管理、收割、加工，直到消费者，整个过程都需要进行记录。

被遗忘的以及被记起的

如果在整个过程中满足特定的要求，比如什么样的种子，使用什么样的肥料等，就可以获得IP认证。而FOP标签，在目前的美国是在产品包装上提供一些营养评价方面的信息。面对中国消费者关注的安全问题，这个FOP模式也完全可以扩展成安全方面的评价。

从结果上看，IP模式和FOP标签与"有机认证"、"绿色认证"有相似之处。不过，它们在运作上差异很大。"有机认证"和"绿色认证"是政府主导的，而IP模式和FOP标签则不一定。它们更多的是"信用保证"，可以由行业联盟、专业协会甚至某个商业机构来进行。它们没有"官方权威"做担保，能否被消费者接受就完全取决于它们的信誉。在传统心理上，我们更希望"官方保证"。但是，相对于"官方认证"潜在的滥用和腐败，一个需要自己建立信誉的认证体系并不见得更不可靠。

因为IP模式和FOP标签可以涵盖任何产品，以及产品的任何阶段，所以它不会受到"自供运动"难以避免的产品种类的制约。而规模增大，也使得其成本相对于"自供运动"产品要低。不过，与普通产品相比，这些产品的生产和认证依然需要相当的成本来维持。换句话说，消费者依然要为"放心"而付出更高的价格。

IP模式和FOP标签的优势在于对于政府监管的依赖减弱了。它对食品安全的保障，是通过消费者"用钱投票"来实现。从根本上说，就是生产者和认证者通过生产"放心食品"来赚更多的钱，而消费者通过付出更多的钱来购买"安心"。

食品安全，谁来管理？

不管是"自供运动"，还是发展到高级层次的IP模式或者FOP标签，都需要通过消费者增加开销来获得"放心食品"。从社会成本来说，这是不必要的浪费。尤其是"自供模式",本身就不是多数人能够承担的——即使多数人能够承担,也没有那么多的土地资源来实现。

作为社会问题出现的食品安全,很难依靠个人的"明哲保身"来保障。社会问题,最终还是要靠社会来解决。每个人都切身相关,政府部门也一再"下决心"。为什么经过那么多人的努力,形势却没有好转,公众的不安甚至更加强烈呢?

食品安全事件的制造者都是食品生产者,所以他们承担公众的痛骂也是咎由自取。但痛骂毕竟解决不了任何问题。任何行业,存在的根本目标都是为了赚钱。好企业与坏企业的区别,不是谁有道德,而是谁赚钱的方式合理合法。我们可以推崇和赞赏那些"高尚"的商人,问题是把食品安全寄托于企业的"高尚",就像是把公正廉明寄托在包青天身上一样,完全不靠谱。

根本上说,生产者要赚的钱,掌握在消费者手中。赚钱的方式,就是提供消费者需要的产品。理论上说,消费者才是决定生产者如何生产的人。比如说,当消费者一味追求"便宜",那么生产者就会提供"便宜"的产品。但是保障食品安全需要相当的成本,价格便宜了就必然要在某个方面捣鬼。肉松就是一个典型的例子。据报道,当年某个地区的肉松几乎全部采用了劣质原料。即使偶尔有试图不随大流的生产者,也会很快被市场淘汰。"劣币驱逐良币",在中国的食品市场是如此突出。三聚氰胺席卷全行业,则是另一个典型的例子。

不过,单靠消费者自己,也解决不了"劣币驱逐良币"的问题。在多数情况下,消费者无力分辨产品是否合格,更不清楚低价的产品是企业技术革新和"让利"的结果,还是造假的结果。即使消费者愿意为"放心食品"付出额外费用,还是需要有人来告诉他们哪个产品是物有所值的。

所以,问题又回到原点:食品安全问题的解决,最终还是要靠主管部门来推动。

主管部门，为什么只打雷没下雨

中国挨骂最多的政府部门，可能就是食品管理的"有关部门"了。每次有关食品安全的事件一出现，"有关部门"一定会被口水淹没。

可能"有关部门"也很委屈——下的决心很多，干的工作也不少，为什么就没有起到相应效果？

公众和媒体最喜欢说的话是"法制不健全"，经常是每出一个事件，就呼吁"立法管管"。实际上，中国跟食品安全有关的法规并没有大的问题，在很多具体规定上，甚至比美国、加拿大等还要保守和严格。过去的绝大多数食品安全事件，都可以在当时的法规框架内解决。只是，法规只能提供纸面上的保护——当"有法不依，违法不究"的时候，"有法可依"的结果就是"吓死胆小的，撑死胆大的"。

就具体的监管体系来说，中国目前这种多个部门"分段管理"的体制问题重重。是否禁用一种食品添加剂，要由6个部委参与决策，"科学决策"就很容易被"部门利益"的扯皮边缘化。在实际运作中，也就必然产生灰色地带——看起来有多个部门"可以"管理，同时也就意味着每个部门都可以等着别的部门去管理。经常有这样的报道：为了某个事件，记者向A部门询问，被打发到B部门；向B部门询问，被打发到C部门……绕了一圈，可能又被打发回A部门。

即使"有关部门"想管，中国的市场现实同样使得监管困难重重。美国的大型养鸡场提供了99%的鸡蛋，所以只要控制了他们，市场上就不会出现大规模的安全事故。对于那些小型的养鸡场，政府反倒管得不那么严。而中国的食品生产和流通是由大量小规模的从业者主导的。要对他们——实施严格监督，执法成本可想而知。

更麻烦的还在于，这些部门都是某级政府的下属——也就意味着，他们要"配合"当地政府的"大局"——城市形象、财政收入、就业等。任何负面新闻出现，都可能被"大局"所"和谐"。所以，小生产者可能受到监管处罚，但是倒下了一个，可能会站起来一群。而一个生产者如果做成了"大企业"，主管部门也就未必能够对它进行监管。即使它们有违法行为，只要没有出现"人神共愤"的结果，当地政府就不希望"影响企业运作"，甚至会进行"特别关照"。"谁找某某企业的麻烦，我就找谁的麻烦"——一些地方政府官员把这样的口号当作对辖区内大企业的支持。"有关部门"在想要查处这样的企业之前，不得不三思是不是会被上司当作"找麻烦"。像三聚氰胺的使用，据说早已是公开的秘密，至少在出口宠物食品致死动物之后，主管部门不应该不知道它的非法使用。但是，在当地政府"挥泪斩马谡"之前，当地的"有关部门"是工作疏忽没有发现问题，还是迫于"大局"不敢管？

三方互动，才是终极答案

消费者、生产者和主管部门，构成了食品安全问题中的三角。问题的解决不是依靠哪个方面或者哪个部门单独努力就能够解决的。只有三方形成良好的活动互信，才能够建立规范的市场。消费者付出合理的价格获得放心的食品，生产者通过生产合格的产品赢得利润，而管理者，则通过严格一致的执法来实现"劣币淘汰"、"良币流通"。

当消费者愿意花更多的钱去开展"自供运动"的时候，其实已经做好了"用钱投票"的准备。而生产者，看到合法生产的商机了吗？管理者，又做好了"只为食品安全负责，不为地方经济保驾护航"的准备了吗？

被遗忘的以及被记起的

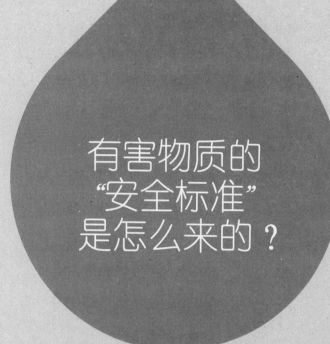

有害物质的
"安全标准"
是怎么来的？

生活中，我们经常听到"某某食物中的某有害物质超标了多少多少"的说法。细心的人可能会发现：同一种有害物质，在同一种食物中，不同国家的"安全标准"不尽相同。这就产生了一种"荒诞"的结果：有害物质在某个含量的一种食物，在一个国家是"安全"的，在另一个国家却是"有害"的。

"安全标准"的意义，是低于它就"安全"，超过它就"有害"么？要回答这个问题，先得知道"安全线"是如何划定的。

问题一：人体能够承受多少？

任何有毒有害物质，都需要在一定的量下才会对人体产生危害。要建立食物中的"安全标准"，首先要知道人体能够承受多少的量。理想情况下，是要找到这样一个量：当人体摄入的这种物质低于这个量时，就不会受到损害；而高于这个量，就有一定的风险。该量被定义为"无可测不利影响水平"（NOAEL）。

在实际操作中，"无可测不利影响水平"的确定并不容易。首先，"损害"如何界定？人体有各种生理指标，每一项指标都有正常的波动范围，如何来判断发生了"损害"呢？其次，出于人类的伦理，我们不能明知一种物质对人体有害，还拿人来做实验，让实验者吃到受害的地步。

多数情况下，是用动物来做实验。首先，喂给动物一定量的目标物质，跟踪它在体内的代谢和排出情况。如果该物质很快被排出，那么问题就要简单一些。在一定的时间内（比如几个月）喂动物不同的量，检测各项生理指标，以没有出现任何生理指标异常的那个量为动物的"最大安全摄入量"。如果这种物质在体内有积累，就比较麻烦，需要考虑在体内积累到什么量会产生危害，然后再计算每天每千克体重能够承受的最大量。考虑到动物和人的不同，需要把这个量转化成每千克体重的量，再除以一个安全系数（通常是几十到一百，有时甚至更高），来作为人的"安全摄入量"。比如说，用某种物质喂老鼠，几个月之后，每天喂的量少于10毫克的那组老鼠都没有问题，而喂20毫克的那组老鼠中有一两只出现了不良反应，那么10毫克就是这次试验得到的"安全上限"。假如这些老鼠的平均体重是100克，那么每千克体重能够承受的量就是100毫克。然后用这个数据来估算针对人的"安全上限"：如果采用100的安全系数，那么"安全标准"就定为每千克体重1毫克；如果采用50作为安全系数，"安全标准"就定为每千克体重2毫克。

有的物质对人体的危害有比较多的研究数据。比如镉，在通过饮食进入人体的情况下最先出现的伤害在肾脏。镉会在肾脏累积，肾皮质中的镉含量跟肾脏受损状况直接相关。当肾皮质中的镉含量在每千克200毫克时，大约有10%的人会出现"可观测到的不利影响"。世界卫生组织把这个含量的四分之一，即每千克50毫克，作为"安全上限"。然后考虑到饮食中镉的平均吸收率，以及能够排出的一部分镉，计算出每周每千克体重吸收的镉在7微克以下时，对人体没有可检测到的损害。这个量叫作"暂定每周耐受量"。平均来说，这个量与每天每千克体重不超过1微克是一样的。对于一个60千克的人，相当于平均每天不超过60微克。世卫组织采用这个"每周"的时间基准，是为了更好地表达"平均"的意思——比如说，如果今天吃了90微克，而明天控制到30微克，那么就跟两天各吃了60微克是一样的。

还有一些有毒物质对人体的危害缺乏直接实验数据，对于动物的危害结果也是在大剂量下得到的。而通过饮食都是"小剂量长期摄入"，这种情况下会有什么样的危害，就没有实验数据。科学家们会采用"大剂量"下得到的实验数据，来"估算"在小剂量长期摄入的情况下对人体的影响，从而制定"安全标准"。这种"安全标准"就更加粗略，最终得到的数字跟采用的模型和算法密切相关。比如烧烤会产生一种叫做苯并芘的物质，在动物和体外细胞实验中体现了致癌作用。这种物质在天然水中也广泛存在，而在饮用水中的浓度范围内它会产生什么样的致癌风险，还缺乏数据。根据已知的数据进行模型估算，如果一辈子饮用苯并芘浓度为每千克0.2微克的水，增加的癌症风险在万分之一的量级。所以，美国主管机构设定饮用水中的苯并芘"目标含量"是零，而"实际控制量"则是每千克0.2微克。

问题二：特定食物中允许存在多少？

知道了人体对于某种物质的"安全耐受量"，就可以指定它在某种食物中的"安全标准"了。

有的有害物质几乎只来源于某种特定的食物，那么就用"每日最大耐受量"除以正常人会在一天之中吃的最大量作为"安全标准"。比如有一种叫做"莱克多巴胺"的瘦肉精，进行过人体试验，在每天每千克体重67微克的剂量下没有出现不良反应。美国采用50的安全系数，把每天每千克体重1.25微克作为普通人群的NOAEL值。假设一个50千克的人每天要吃100克猪肉，得到猪肉中的允许残留量为每千克625微克。

有的有害物质则存在于多种食物中。比如镉，大米是一大来源，按照每千克体重每天1微克的"安全限"，一个60千克的人每天可以摄入60微克。假设大米中的镉含量是每千克200微克（即中国国家标准的0.2毫克），那么每天不超过300克大米，就还在"安全限"之下。此外，水和其他食物也是可能的来源。世卫组织认为来自于饮水的镉不应该超过"安全标准"的10%，假设一个60千克的人每天摄入两升水，因此把引用水中镉的安全标准定为每升3微克。

问题三：如何理解"安全标准"？

显而易见，所谓的"安全标准"是人为制定的。制定的依据是目前所获得的实验数据。当有新的实验数据发现在更低的剂量下也会产生危害，那么这些"安全标准"就会相应修改。比如镉，一些初步实验显示在目前设定的安全量下，也有可能导致肾小管功能失调。如果在进一步的实验中，结果被确认，那么镉的"安全限"就会相应调低。

此外，安全标准的设置中都会使用一个"安全系数"。具体采用多大的系数，也是人为选择的。不确定性越大，所选择的安全系数也就越大。仍然以镉为例，制定标准是基于生理指标，4的安全系数就可以了。而莱克多巴胺，制定基准是6名志愿者的宏观表现，推广到全体人群的不确定性就比较大。在制定莱克多巴胺安全标准的时候，美国采用的安全系数是50，而得到每千克猪肉50微克的标准。世卫组织和加拿大的安全系数就要高一些，最后得到的标准是每千克40微克。而联合国粮农组织就更为保守，采用的标准是

被遗忘的以及被记起的

每千克10微克。中国则采用是"零容忍"，完全不允许存在。

安全标准的制定还与人群中对该种食物的普遍食用量有关。比如说无机砷，世卫组织制定的安全上限是每天每千克体重2微克，相当于60千克的人每天120微克。在欧美，人们吃的米饭不多，很难超过这个量，也就没有对大米中的无机砷作出规定。而在中国，大米是主粮，就规定了每千克150微克的"安全上限"。或许基于类似的原因，日本大米中镉的"安全限"就比中国的要高，是每千克400微克。

不难看出，这些"安全限"只是一个"控制标准"，并不是"安全"与"有害"的分界线。比如说，如果一个体重60千克的人，每天吃500克每千克含0.15毫克镉的大米，是"超标"的；而如果只吃200克每千克含0.25毫克镉的大米，则处在"安全范围"。这就好比考试，总需要一个"及格线"——考了60分的人通过，考了59分的人重修，但这并不意味着得60分的人和得59分的人就有根本的差别。

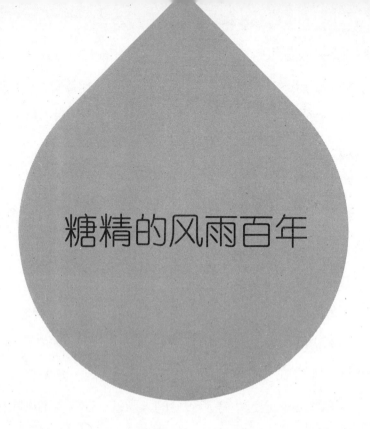

糖精的风雨百年

它曾经是甜味剂中无可争议的王者，也曾经带来过许多恐慌。在过去的一百多年中，经历了无数风雨，糖精可算是一种家喻户晓的东西。提起它，大概每个人都能脱口而出一系列"说法"甚至故事。下面我要讲的这个故事是美国的，来自20世纪、甚至19世纪，但从中仍然可以看见一些熟悉的影子——在食品安全和管理上，我们正在重复着别人的故事。

糖精的发现：违规冒险靠"人品"

糖精被发现的细节有各种各样的传说。不管是哪一种，都是一系列违规犯错的结果。如果用今天的实验室安全管理条例来衡量，当事人足可以被开除几次。

一般认为，糖精的直接发现者是俄国人康斯坦丁·法赫伯格。1877年，巴尔的摩一家经营糖的公司雇了他来分析糖的纯度。但是该公司没有实验室，所以去约翰·霍普金斯大学的一个实验室作了分析。这个实验室的老板是化学家伊拉·莱姆森。法赫伯格完成了糖纯度的分析之后，与莱姆森及其实验室的人也混熟了，就在那里做一些他想做的实验。1878年年初，莱姆森同意他参与实验室的研究。

当时的主要课题方向是煤焦油的衍生物。1878年6月的一天，法赫伯格回家吃饭，发现那天的食物非常甜。在确认他老婆没有多放糖之后，他相信是手上沾了什么甜的东西——机遇垂青于这个直接上手吃饭的人，如果他用刀叉或者筷子的话就与伟大的发现擦肩而过了。实际上，这种"很甜"的东西在之前也被合成过，只是没有人尝过，也就不知道它是甜的。

做完实验之后没有好好洗手就离开实验室，已经是违反安全规范了。饭前还不洗手，更是错上加错。如果说以上都还是无心犯错的话，法赫伯格下面的举动才足够疯狂——他回到实验室，把各种容器里的东西都尝了一遍，在一个加热过度的烧杯里发现了"很甜"的物质。1879年，法赫伯格和莱姆森共同发表了一篇论文，介绍这种化学名称叫做"邻苯甲酰磺酰亚胺"的物质以及其合成方法。在论文中，他们提到了这东西比蔗糖还甜，但是没有谈到可以用于食物中。

法赫伯格通过尝实验室中各种东西找到了这种后来称为"糖精"的东西，不过大家最好还是不要去模仿——那么多东西中没有遇到一种有毒物质，他的运气实在太好了。用今天的流行语言来说，如此严重"玩火"的行为没有发生危险，大概只能用"人品好"来形容了。

不过，法赫伯格的人品其实不怎么样。这一发现是他在追随莱姆森的研究时偶然发现的，发表论文的时候也和莱姆森作为共同作者署了名。1884年，已经离开了莱姆森实验室的法赫伯格，在德国悄悄地申请了专利，并且由于当时的一些规定，其在美国也有效。这样的曲线策略，使法赫伯格在未引起莱姆森注意的情况下独自获得了糖精在美国的专利。他给这种名字很长的物质起了一个商品名称"saccharin"。在中文里，这个词被翻译成了糖精。莱姆森是一个相当清高的科学家，一贯看不起工业化学，对此也没有在意。1886年，法赫伯格又申请了专利，把自己当作糖精的唯一发现者。随着"法赫伯格发现的糖精"一说法的广泛传播，莱姆森终于愤怒了，发表声明向整个化学界痛斥法赫伯格是一个"无赖"。

如果按照美国当今的专利制度，法赫伯格和莱姆森已经发表了关于糖精的论文，就不能再对糖精这种东西本身申请专利了。如果法赫伯格后来发现了新的方法来合成糖精，那么专利保护的只能是这种方法本身，而不是糖精。换句话说，他的专利可以阻止其他人用他的新方法来生产糖精，但是别人可以用当初论文中描述的方法来生产。而糖精本身，并没有被专利所保护。反过来，如果法赫伯格申请的专利是针对糖精这种新物质的保护，那么莱姆森应该也是发明者——只要莱姆森有证据显示他参与了这项发明，而法赫伯格的专利申请中没有他的名字，这项专利就失效了。

或许是莱姆森只是想要发现糖精的贡献得到承认，或许是当时的专利制度还不完善，总之莱姆森发完飙也就打住了。而法赫伯格不为所动，依然闷声发大财。

法赫伯格雇了一个人，在纽约生产糖精。当时的产量是每天5千克，作为饮料添加剂。当时，糖就像中国张大师倚仗的绿豆一样，被用来治疗各种疾病。而同样产生甜味的糖精，也很快流行开来。人们不但把它用在咖啡、茶中，还用它来保存食品，甚至治疗头痛恶心之类的小病。

禁还是不禁：政府、商业与科学的角力

糖精是最早使用的"非天然"食物成分。随着它的应用逐渐广泛，人们

被遗忘的以及被记起的

对其是否安全的担心也逐渐增加。

在卖糖精之前，法赫伯格进行了一些"安全测试"。

传说中的测试之一：法赫伯格自己一次性吃下10克糖精。糖精甜度是蔗糖的300～500倍，10克糖精产生的甜度相当于几千克蔗糖。面对"不知道是否有害"的糖精，法赫伯格充分显示了一个商人的冒险特质。在吃下这么多糖精24小时之后，他没有感到异常，于是认定糖精是安全的。

传说中的测试之二：他让志愿者吃下糖精，几个小时内收集他们的尿液，发现糖精基本上被排出了。于是认为：糖精不会有害。

按照今天的标准，这样的实验并没有什么说服力。首先样本数有限，其次只能检验非常急性剧烈的毒性。对于长期、缓慢、轻微的毒害，是无能为力的。

不过，在当时的科学发展程度下，人们对食品安全的认识也就止于这种程度。当时的美国社会，食品生产乱象丛生，各种掺假伪劣以及乱七八糟的添加物层出不穷。美国农业部化学局的负责人哈维•威利曾经组织了一个试毒小组来检验当时用在食品中的"化学试剂"的安全性。他的方法并不比法赫伯格的更加"科学"：让12个志愿者吃下被测试的物质，逐渐增加剂量，直到有人出现严重反应为止。

哈维•威利的"试毒实验"争议很大，不过它足以引起公众的瞩目和政府的重视。1906年，国会通过了《药品与食品法案》，美国政府开始对食品安全进行管理，当时负责实施这一法案的农业部化学局后来发展成了独立的食品与药品管理局（FDA），威利则被后人称为"FDA之父"。

威利自己是一个糖化学专家。对于糖精，他一直深恶痛绝。他认为这种来自于煤焦油的物质不具有任何营养价值，而且会危害健康。虽然这一观点并没有科学证据支持，不过比较符合大众心理，在100多年后的中国依然流行。所以，他实施管理法案最早的目标中就有禁用糖精。

　　不过，当时他领导的部门并没有什么权力，只能寄望于取得总统罗斯福的支持。但是罗斯福自己是一个糖精消费者。对于他来说，天天吃糖精并没有感到有什么不好的地方。

　　此外，当时的一位众议员詹姆斯·谢尔曼，代表糖精生产者极力反对威利的计划。这位议员很有政治影响力，几年之后成了美国的副总统。在跟罗斯福的讨论中，他声称所代表的公司在前一年通过使用糖精节省了4000美元——这在当时算是一笔不小的资金了。不等罗斯福点名，威利就反驳说："任何吃那种甜玉米的人都被欺骗了，他认为自己在吃糖，而实际上吃的是煤焦油的产物——完全没有营养价值却对健康非常有害。"在和威利的激烈争吵中，罗斯福下断言宣称："任何说糖精有害健康的人都是白痴。"于是，讨论不欢而散。

　　不过，不管是罗斯福、谢尔曼还是威利，都清楚自己的主张并没有充分的科学证据支持。尤其是罗斯福，第二天指定了一个专家委员会来重新考虑此前对食品添加剂的政策。领导这个委员会的，是约翰·霍普金斯大学的校长伊拉·莱姆森——正是那位被法赫伯格"黑"了糖精发明权的化学家。而最先评估的，就是糖精和苯甲酸盐。

　　法赫伯格已经靠糖精发了财，而莱姆森却连糖精专利的署名权都没有得到，对于法赫伯格是深恶痛绝的。不过，他并没有"公报私仇"，作为一位科学家坚持了专业精神，给出了"少量食用不会有害健康"的结论。这个代表科学界的声音对于威利是一个很大的打击。从某种程度上说，这甚至是威利的官场生涯走下坡路的开始。

　　1906年的《纯净食品和药品法》可以说是罗斯福与威利合作的结晶，但是罗斯福并不喜欢威利的性格和专业能力。罗斯福的总统任期结束之后，下

被遗忘的以及被记起的

一任总统威廉·塔夫脱更不喜欢他。威利的政治生涯更加艰难，随着几次有争议的决策以及他领导的部门出现了财政上的丑闻，威利黯然地离开了他奋斗多年的政府部门。虽然不久之后塔夫脱总统还了他清白，不过覆水依然难收。哈维·威利，作为政府官员的职业永远终结了。

言归正传，在莱姆森的专家组做出"少量食用糖精不会有害"的结论之后，威利"以退为进"，还是扳回了一局——他提出：由于糖精在各种食品中广泛使用，消费者的实际摄入量很可能会超过莱姆森所说的"少量"。根据这一理由，他提出了一项新的方案：在食品中加入糖精是"掺假"行为，将不被允许。工业界的律师们开始反击，而管理部门一度动摇。不过，这一规定最后还是通过并实施了。糖精，从此只能直接卖给消费者，而不能充当食品中的"糖替代品"。

不过，管理部门也同时承认，"糖精有害"的证据很微弱，他们反对的理由主要是糖具有营养价值而糖精没有。始料未及的是，这一说明反倒大大促进了糖精的流行——那时候，人们已经开始追求"低热饮食"，而没有"营养价值"的糖精正好满足人们的需求。

添加剂修正案的迷惘：如何确定"安全"

"不许加到食品中，但是允许单卖"的规定实际上是工业界和政府折中妥协的产物。从另一方面说，也表明双方都没有可靠的证据来支持自己的主张。法赫伯格的"安全证据"只是"没有吃死人"，而威利的"有害理由"则是"非天然产物"。这两种理由在今天的中国都还依然很流行，威利的理由更是时评家们的"无敌神掌"。

不过对于公众来说，这项规定并没有太大影响，反正人们可以把糖精买回家自己加到食品中。是否使用糖精更多地与其他因素有关。比如第一次世界大战期间，蔗糖短缺，糖价飞涨，于是糖精的销量大增。"一战"结束，糖价回落，人们又转向蔗糖。到了"二战"期间，另一次轮回再度上演。

"二战"之后，美国人的生活方式发生了改变。加工食品越来越多，人们自己做饭越来越少。糖精"到底"是否安全？能否允许用于加工食品中？这些问题也就获得了更多关注。

1958年是食品与药品管理局历史上重要的一年。当时他们执行的是1938年通过的《联邦食品、药品与化妆品法案》，在来自纽约的国会议员詹姆斯·德莱尼的推动下，又增加了一个"德莱尼条款"，规定不能在食物中加入任何致癌物。

这当然是无比正确的条款。但问题核心在于，如何判定一种东西能否致癌？前面说了，法赫伯格和威利们评估食品安全的方式很初级——今天的时评家们依然可以用它们来打口水仗，而作为执法标准就很困难。"二战"之后，科学家逐渐开始用动物来进行长期的随机对照实验，以观察慢性或者轻微的毒性。食品安全的评估，逐渐成为专业性很强、投入很大的研究。更重要的是，很难再用"有害"还是"无害"这样非黑即白的标准来评价食物。"剂量"与"风险"关系，以及"利益"与"风险"的平衡，使得立法与执法变得非常复杂。

1958年，该管理局还通过了一个《食品添加剂修正案》，规定任何食品添加剂在上市之前必须经过他们的安全审查，不过文末又列出了几百种"一般认为安全"的物质，可以直接通行。"一般认为安全"（GRAS）也就成为此后美国新食品成分的追求目标。当时认定GRAS的标准，最主要的就是"在长期的使用中没有发现危害"。糖精已经使用了好几十年，也没有发现危害，于是也获得了GRAS的资格。

对于美国人来说，几十年的使用历史就挺长的了。在此期间没有发现明显危害就当作安全，当然这在科学上并不严谨。不过这样的思路很符合大众思维，尤其是在中国——对于老祖先们吃了几百上千年的食物药物，即使发现了有害的证据，也经常被视而不见；而对于新的食物药物，哪怕经过了广泛的科学检测，也会因为"万一有害呢"而被拒绝。

很快，"一般认为安全"的这种认定方法就遭遇了挑战。

实际上糖精并不是一种很好的甜味剂。它的"甜味"并不纯正，吃过之后"余味"很差，浓度高了还有苦味。1937年，伊利诺伊大学的一位研究生发现了甜蜜素。这种物质的甜度是蔗糖的30～50倍，它本身的甜味也不纯正，不过它的价格比糖精要低。更重要的是，当它和糖精混合使用的时候，能够掩盖彼此的缺陷，从而获得更接近蔗糖的甜味。1958年，它也获得了"一般认为安全"的资格。

1968年，一项研究发现在240只喂了大剂量甜蜜素和糖精混合物（二者比例10∶1）的老鼠中，有8只出现了膀胱癌。虽然这个"大剂量"实在太大——相当于一个人每天喝350听无糖可乐，不过根据"德莱尼条款"，它毕竟也是致癌物。1969年，甜蜜素成了"德莱尼条款"的第一个关照对象。

禁用甜蜜素并没有引起大的反响。一方面，德莱尼条款是"政治正确"的；另一方面，甜蜜素被禁了还有糖精，对人们的生活影响不大。这个问题的直接影响是让人们思考：那些"一般认为安全"的东西，真的是安全的吗？与甜蜜素唇齿相依的糖精，也就再一次被推到了风口浪尖。

主管机构输给了公众：可以照此办理吗？

时间翻过了1970年，几项研究先后发表，显示大量喂食糖精的老鼠膀胱癌的发生率增加了。1972年，管理局取消了糖精的"一般认为安全"资格，并打算禁用。不过，反对者指出可能不是糖精，而是其中的杂质导致了这一结果。于是，他们又采取了"限制"而非"禁用"的过渡方案，等待进一步的科学结论。1974年，美国科学院审查了所有当时的研究数据之后，认为不能确定老鼠的膀胱癌是糖精惹的祸，过渡方案继续保持。

1977年，加拿大进行的老鼠研究显示，确实是糖精而不是其中的杂质导致了雄鼠膀胱癌的增加。于是，禁用糖精的理由也就比较充分了。

加拿大迅即禁止了糖精的使用，美国也准备跟进。糖精行业当然不希望这个提案通过，积极发动"群众运动"来反对。马文·艾森斯塔德是"卡路里控制委员会"的主席，而他的公司生产著名的糖精Sweet'N Low（这个商标意思就是"甜而且低热量"）。他在电视和广播上频频露面，讨论禁用糖精的事情。他不认可动物研究的结论，认为糖精是否安全已经被人们的"实践"检验过了，而食用糖精是人们的"权利"。此外，还以那个委员会的名义在《纽约时报》上发布广告，除了否认"糖精有害"的说法，更以公众权利为诉求，反对由政府来决定消费者吃什么——美国公众对于政府权力过大非常关注，这一诉求也就很容易得到认同。

此外，糖精是当时唯一的甜味剂，被禁的话将导致糖尿病病人无法吃甜食了，而那些希望通过"低糖饮食"来减肥的人也将大受影响。糖精工业界鼓动消费者向国会抗议，获得了积极响应。国会在一周的时间内收到了100多万封反对禁用糖精的信。另一方面，人们囤积糖精，"用钱投票"——糖精的销售量疯狂增长。

这里再次看到"政治正确"和"复杂现实"之间的矛盾。"德莱尼条款"当然是正确的，但什么是"致癌"？用什么标准来判定一种物质是否致癌？动物实验的结果是否跟人体中一致？在当时，这些问题还没有严格的界定。当科学不能给出明确的答案时，艾森斯塔德们就可以把"科学决策"转化为"公共关系"和"民主权利"的问题，从而让科学靠边。这种手法在今

被遗忘的以及被记起的

天的美国越来越难以奏效，但在当下的中国却依然威猛无比。

在高亢的"群众呼声"中，国会自然也就"顺应民意"，否决了药品和食品管理局的提案。不过，要求在含糖精食品上加上警告信息——"食用本产品可能有害你的健康。本产品含有糖精，在动物实验中它导致了癌症的发生。"无论如何，这个方案向消费者传达了准确的信息，把吃不吃糖精的"选择权"交给了公众。同时，国会设置了两年的"缓冲期"来收集更多科学证据。

跟1912年限制糖精的结果一样，"糖精可能在两年内被禁"的消息大大促进了糖精的销售。不仅使用者囤积糖精，还有不少新的顾客也加入进来。1979年，有4400万人常规使用糖精，占到当时美国总人口的20%。

两年之后，科学也还是没有给出"结论"，于是又延期，再延期，如此20年过去了。后来，有许多流行病学调查发表，没有发现糖精的使用有害健康。此外，又发现雄鼠之所以会发生膀胱癌，是因为其尿液的pH值、磷酸钙和蛋白质含量都很高。长期使用大量糖精，会在尿液中产生沉淀，而这些沉淀就是最终致癌的原因。人类的尿液与此完全不同，也就不会发生这种现象。1998年，美国《国家癌症研究所杂志》上还发表了一项研究：3种共20只猴子长期喂食糖精，剂量是目前人体"安全剂量"的5倍，连续24年，没有发现膀胱癌的发生以及其他不良变化。

实际上，在1991年，美国药品和食品管理局就撤回了1977年的那份禁用糖精的提案。到了2000年，当政的总统克林顿正式签署法令，取消了含糖精食品的那条警告。

自此，在科学和管理层面上，糖精的安全性争议基本上偃旗息鼓。在消费者反对管理局的斗争中，消费者取得了完胜。不过，这其实只能算一个极为偶然的特例。公众"相信安全"而专业机构发现有害的例子，远远比糖精这样的特例要多。公共卫生政策的制定，是一件高度专业化的事情。对于那些掌握第一手研究数据，也更有能力正确理解那些研究数据的专业人士们，尚且不是一件容易的事情。更容易受到其他因素影响的普通公众，就更难做出"最合理"的判断。

今日糖精：乘舟侧畔千帆过

在美国，糖精最终获得了"自由之身"。在加拿大，它依然在禁用名单中，不过加拿大的主管部门已经承认"糖精无害"的结论，开始了解禁的程序。而甜蜜素，也被美国认为"致癌"的指控不成立。只是现在的甜味剂已经很多，甜蜜素是否被解禁，也就没有什么人关注了。

在中国，糖精和甜蜜素都是被批准使用的。许多人担心"吃得过多会如何如何"，实际上也是自己吓唬自己。任何甜味剂的加入都是为了获得甜味，加得太多并没有意义。在正常甜度下，很难多到"过量"的程度。目前国际食品添加剂委员会制定的糖精安全标准是每天每千克体重不超过5毫克。这相当于一个60千克的人每天吃300毫克糖精。糖精的甜度是300～500，300毫克糖精的甜度相当于90～150克蔗糖。就正常人而言，每天吃这么多糖实在是甜得发腻。

而甜蜜素也在几十个国家被批准使用。JECFA的安全标准是每天每千克体重不超过11毫克。即使单独使用，这也相当于几十克蔗糖的甜度。如果跟其他甜味剂或者糖混合使用，它的甜度还会更高。也就是说，对于使用它来获得通常的甜度，也同样是很难超过安全标准的。

虽然糖精在法律上获得了清白，不过它的市场在逐渐萎缩。所谓乘舟侧畔千帆过，甜味剂市场上，早已出现了阿斯巴甜、蔗糖素这些口味更优、加工性能更好的后起之秀。而糖精，难免英雄迟暮。

被遗忘的以及被记起的

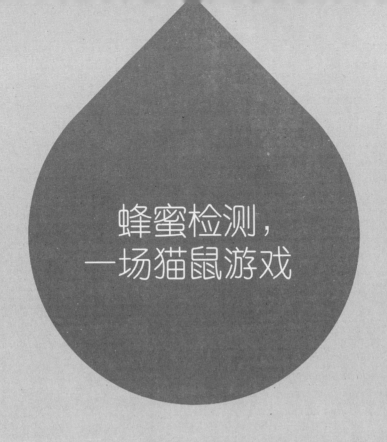

蜂蜜检测，
一场猫鼠游戏

商品社会，造假与打击造假是一场不会"game over"的猫鼠游戏。所谓道高一尺，魔高一丈，造假者与打击造假者就是在"你发展，我进步"的缠斗中共同前进。以食品行业在检测蜂蜜的技术手段上的历史发展为例，就能看到这个有趣的过程。

同位素检测

蜂蜜的主要成分是糖，能占到百分之八十以上。再除去百分之十几的水，其他成分不到百分之一。这糖里面主要是果糖和葡萄糖，还有少量的其他糖类。蜂蜜的甜度、外观基本上就是由葡萄糖和果糖决定了。

在蜂蜜中加入其他糖类来造假，不是中国人的独创，检测蜂蜜的造假，也不是"中国特色"的任务。

最初级、最简单的造假可能是直接加入蔗糖水。虽然蔗糖中含有等量的葡萄糖和果糖，不过是二者两两连接在一起的二糖，而蜂蜜中的葡萄糖和果糖是单独存在。所以这种造假比较容易检测，也就算是"过时"的技术了。

更新一些的造假是采用高果糖浆。高果糖浆是玉米淀粉水解之后，再用异构酶转化得到的葡萄糖和果糖的混合物。在两种糖的组成上，跟蜂蜜非常接近。所以，把高果糖浆加入到蜂蜜中，乱起真来差不多就形神兼具，为检测带来了很大的挑战。

碳四植物糖的同位素检测应运而生。

先来解释一下这个方法是怎么回事。植物通过光合作用把空气中的二氧化碳固定下来，转化成淀粉。"固碳"过程有两大类。一类叫做"碳三途径"，多数种类的植物都采用这种途径；还有一类叫做"碳四途径"，光合作用的效率更高，玉米、甘蔗等作物采用这种途径。碳三植物和碳四植物合成的淀粉以及这些淀粉转化而来的糖，在营养和生理作用上没有差别。但是这两种途径产生的糖中^{13}C同位素的比例不一样。实际检测的是^{13}C与^{12}C比例（这一比例大约等于^{13}C在所有碳元素中的含量）对基准的偏移。蜂蜜中的糖主要是碳三植物产生的，偏移一般在23‰～27‰，最高的甚至可达30‰。而碳四植物的糖中的偏移一般在8‰～13‰的范围。高果糖浆或者蔗糖都来自于碳四植物。所以，如果蜂蜜中加了高果糖浆或者蔗糖，其^{13}C同位素的偏移就会下降。理论上，通过检测蜂蜜中^{13}C的偏移，就可以判定蜂蜜中是否加入了高果糖浆、玉米糖浆或者蔗糖这样的碳四植物糖。

但麻烦的事情在于，蜂蜜跟其他食品一样，不同的产品之间有比较大的差异。比如说，如果一批蜂蜜检测出^{13}C同位素的偏移为20‰，那么可以判定它是加了碳四糖。但是如果测出来是23‰，就无法知道它本来就是这个值，还是本来更高，被加入的碳四糖拉低到这个值的。换句话说，这种方法只能检测出"碳四糖加得太多"的造假。

后来，科学家们发现蜂蜜中那点微量的蛋白质可以帮上大忙。那些蛋白质中的^{13}C含量跟糖中的非常接近，这样就可以用它来做标准值——即分别测蜂蜜中的糖和蛋白质中的^{13}C偏移，如果二者接近，表示是"纯蜂蜜"；如果相差较大，则说明"掺假"了。还是前面那个例子，一批蜂蜜的糖中，^{13}C的偏移是23‰，无法判定是不是加了碳四糖，这时通过检测其蛋白质中的^{13}C偏移，就可以确定——如果也是23‰，那么就说明糖中的23‰是天然值，蜂蜜是"纯正"的；如果明显高于23‰，比如是25‰，就说明糖中的23‰是被碳四糖拉低的，该蜂蜜"掺假"了。根据二者的差值，还可以计算出加入了多少碳四糖。这种以蛋白质为"内标"的同位素检测法，对碳四糖掺假的检测能力大大提高。根据目前的国际标准，如果检测出来的碳四糖浓度超过7%，就是"确定掺假"；在5%～7%为疑似掺假；而低于5%，则认为是实验误差。

虽然碳四糖检测也并不完美——比如新西兰就宣称他们的"纯蜂蜜"经常被该法检测出"掺假"。不过总的来说，也足够用来打击通过高果糖浆、玉米糖浆或者甘蔗糖的掺假了。

造假变变变

但如果造假者不添加碳四糖，而是添加碳三糖呢？在常规的农作物中，大米是碳三植物。通过水解大米淀粉得到的大米糖浆也是一种常规的食品原料。如果在掺入的是大米糖浆，碳四检测就无能为力。目前使用的大米糖浆在"高效液相色谱质谱联用"的检测下，会有一个SM-R的峰。这个峰在蜂蜜的糖中没有。所以通过检测这个峰，可以确定是不是存在大米糖浆。而通过计算峰的面积，还估算得出掺假的程度。

此外，甜菜也是碳三植物，碳四检测对甜菜糖也无能为力。如果用一种叫做"β-呋喃果糖苷酶"的酶把它水解转化成葡萄糖和果糖，那么碳四检测和SM-R检测也就都会"失明"。好在蜂蜜中不含有这种酶。再建立一套检测这种酶的方法，就可以把这种掺假方式也检测出来。

除了这几种检测方法，也还有一些其他的方法。不过，就像食品检测中的任何方法一样，每一种方法都只能检测某些特定的目标。当造假者"发明"出新的"造假技术"，检测者就得跟着开发新的检测方法。中国2011年10月出台的蜂蜜新国标只保留了碳四糖检测，被指"变相为造假开绿灯"也不算冤枉，因为它确实只能抓住碳四糖的造假，而对其他造假"失明"了。

当然，消费者希望把所有的检测方法都用上，用围追堵截十面埋伏的人海战术让造假无所遁形。问题是，增加一项检测，就要增加相应的成本。这些检测方法，都需要专门的设备、专业的分析人员。作为监管体系，除了考虑"能做"，还需要考虑"可操作性"。对于增加的操作成本，归根结底谁来承担？这就不是技术问题了。

人们通常会关心"我如何去分辨造假的蜂蜜"。很遗憾的是，如果普通消费者能够自己分辨真假，那只能说明造假者的水平不够高。像蜂蜜这样来源不同会导致巨大差异的产品，稍微有一点技术含量的造假不进行专业分析就无法分辨。对于消费者来说，只能通过选择可靠的购买渠道，通过对商家和监管的信任来保护自己——虽然大家难以接受，但却是很难改变的现实。

真的又如何？

蜂蜜检测的意义在于：消费者花高价，希望买到的是"真蜂蜜"，所以监管部门需要通过保证他们买到的确实是"真蜂蜜"。如果掺了假，那就是欺诈。

不过，关于蜂蜜，还有另一个值得关心的问题：蜂蜜这东西，真的就值得买吗？

被遗忘的以及被记起的

在世界上很多地方，蜂蜜的使用都有着悠久的历史和美丽的传说。收集了百花的精华，"精心酿制"成为蜂蜜的过程被无数文人墨客描述得无限美好，也就为蜂蜜增加了更多的魅力。

不过，从现代科学的角度来看，蜂蜜并没有什么令人称道的优势。它的主要成分是糖，从营养成分组成的角度来说，蜂蜜是一种热量高、营养高度单一的食品。

在历史传说中，蜂蜜具有各种各样的"保健"作用甚至"医疗"效果。许多人相信，那除了糖和水之外不到百分之一的成分中含有人类尚不清楚的"神奇成分"。对此，现代科学一方面试图确认那些传说的功能，另一方面期望分析出其中的成分。对于后者，维生素、矿物质等微量营养成分乏善可陈，其他有益的成分也若有若无。对于前者，研究倒是做得不少，"理想"的结果却不多。在很多研究里，蜂蜜的作用跟安慰剂差不多。也有一些研究，似乎显示了"可能有用"。迄今为止，可以说得上有一些科学证据支持的，只有把蜂蜜当作药膏，涂在伤口上促进恢复。总的来说，为了那些无所谓有无所谓无的所谓"保健功能"，去承受那么多的糖和热量，并不一定是一件划算的事情。

当然，作为一种烹饪用品，它能够给食物带来与其他的糖不一样的风味，自然也是无可厚非的。

虽然真正的蜂蜜是纯粹的"天然产品"，不过并不意味着"绝对安全"。绝大多数的花是无毒的，但少数种类产生的蜂蜜就含了有毒成分。如果正好碰上一小批蜂蜜大量采集了这些植物的花粉，而蜂蜜又是未经处理的"原生态产品"，那么就可能带着一定危险性。不过，一般而言，如果养蜂的规模很大，或者大量蜂蜜汇集在一起经过了处理，那么少量的"有毒"的蜂蜜也就会被稀释到"无害"的含量了。

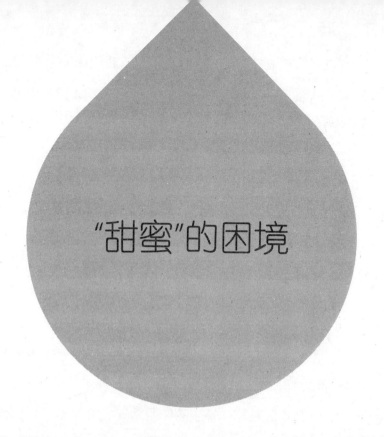

"甜蜜"的困境

人类对甜味的偏好使得"甜蜜"这个词所代表的涵义远远超越了味觉体验，而用来形容各种美好的感受。据进化人类学家解释，这种偏好大概来自于此：漫长历史中，我们的祖先都没有充足的食物，处于饥饿和营养不良之中，而糖是各种食物成分中能够最快地转化为能量的，一经摄取就能充一时之饥，于是获得了祖先们特别的青睐，并且刻到了基因记忆里。后来，当食物已经极大丰富，我们的味觉偏好却还来不及相应地改变。于是在日益丰富的食物热量和陈旧古老的口味偏好之间，出现了"甜蜜的困境"。

过多糖分导致肥胖，而肥胖又蕴藏着一系列健康隐患，糖尿病自不必说，癌症、高血压、高血脂、龋齿之类顽疾，也与糖、与肥胖有着直接间接的关系。所以，能提供甜味却又不具有热量的"糖替代品"，或者叫"甜味剂"，就成为了人类的救星。

糖精是人们发明的第一种甜味剂。但是，就像后来的任何一种合成甜味剂以及合成食品添加剂一样，"化学合成"这个出身，简直堪比《天龙八部》里乔峰的契丹出身，直接让"当事人"与生俱来就口莫能辩。针对它，安全争议几经反复，持续了一个世纪，直到现在学术界已经基本认定它"无罪"之后，"糖精有害"的种种都市传说依然流行。

实际上，糖精远非一种"完美"的甜味剂——它的甜味跟糖并不完全相像，浓度高了甚至有苦味，此外还存在稳定性方面的缺陷。所以，后来又有了阿斯巴甜、三氯蔗糖等新型甜味剂，来彼此弥补。不过，许多对"化学"两个字敏感的人，一直坚持"宁可长胖，也不接受化学物质"的信条。糖，仍是人们的首选。

传统的糖是从甘蔗中制取的——所谓先入为主，后来通过甜菜制取的糖也就只能委屈地用蔗糖的名字"借壳上市"。然而，随着人类对糖的需求量加大，蔗糖的价格不停走高，用更便宜的方式生产"天然的糖"也就引起了人们的兴趣。玉米是高产的一种农作物，其主要成分淀粉是葡萄糖聚合物，所以把玉米转化成糖也就是水到渠成的思路。用玉米熬成的"饴糖"在中国历史悠久，不过饴糖不够甜，也就只能作为风味食品，而不能代替糖。现代工业的"饴糖扩展版"——玉米糖浆，是玉米淀粉充分水解的产物。它的"化学成分"主要是葡萄糖，也就经常被叫做"葡萄糖浆"。

至少在美国，玉米糖浆成本比蔗糖低，所以赢得了很大的市场。不过它依然不够甜，为了获得足够的甜度，就不得不加大使用量。后来人们又发现可以用一种叫做"葡萄糖异构酶"的蛋白质把葡萄糖转化成果糖，从而大大增加甜度。这样的东西叫做"高果糖浆"，有时也叫做"葡果糖浆"。跟蔗糖相比，它在成本、甜味、口感和加工性能等方面都有优势，也迅速被广泛应用。

然而，随着高果糖浆的流行，肥胖、糖尿病的发生率也不断增加。流行病学的调查以及动物实验证实，伴随其而来的健康隐患不容忽视。进一步，科学家们发现，果糖在体内的代谢途径与葡萄糖相差迥异。它不能像葡萄糖一样诱导胰岛素、受体素等激素的分泌，结果导致一系列的问题——在医学上，用一个"代谢综合征"的名词来描述。

因为高果糖浆是玉米经过"工业加工"产生的，所以这种"工业产品"不出意外也受到了抨击和质疑。"回归自然"似乎又要作为救世的药方出现。然而事情并非那么简单。通常高果糖浆有含果糖42%和55%两个版本，而蔗糖分子是由一个葡萄糖分子和一个果糖分子构成的。虽然高果糖浆中的果糖和葡萄糖是单个分子，而蔗糖中二者是连接在一起的，但蔗糖进入胃肠后很快就水解成了单个分子，所以还是以单个分子的形式被吸收。因此从理论上无法说明"高果糖浆比蔗糖更糟糕"。在逻辑上"理论无法说明不代表实际上不存在"是对的，可迄今为止的实验和流行病学调查，并无可靠的证据说明"从高果糖浆回归蔗糖可以解决问题"。

除了蔗糖，人们心目中"更高级"、"更天然"的糖，比如蜂蜜，也是葡萄糖和果糖的混合物。文献中没有"蜂蜜影响健康"的数据，毕竟普通人无法把蜂蜜像蔗糖或者高果糖浆那样使用。如果把饮食中的高果糖浆都换成蜂蜜，会怎么样呢？至少在科学家们看来，果糖产生的不良后果大概还是难以避免的。

葡萄糖和玉米糖浆不够甜，而热量同样高；高果糖浆、蔗糖和蜂蜜不仅产生肥胖、糖尿病以及龋齿等直接后果，还跟癌症、"三高"等症状有关；至于甜味剂，"化学合成"使得它直接抬不起头。于是乎，会有人哀叹"现在到底还能吃什么？"不过，必须承认陷入困境的"甜蜜"不是"现代生活"的错——在我们不知道这个困境的"从前"就已经存在，现在它只是暴露得更加明显罢了。只要我们还希望"甜蜜"，就不得不在这个困境中挣扎。

被遗忘的以及被记起的

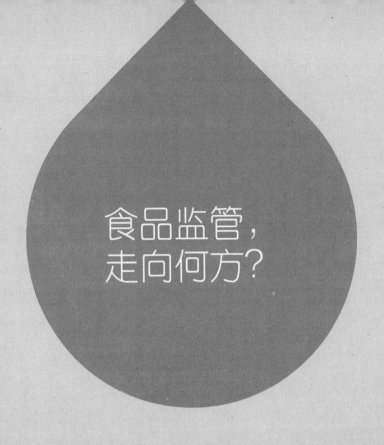

食品监管，走向何方？

　　"三聚氰胺事件"使中国奶制品行业元气大伤，也使国人对主管部门的信任消失殆尽。塑化剂事件，发生在一度被认为食品监管相当有效的中国台湾地区，波及范围又是如此之广。对监管体系已经全无信心的公众，突然发现原来中国内地之外的监管体系也靠不住，很多人也就发出了无奈的感叹：食品安全，真的没有办法解决了吗？我们还需要依靠"主管部门"吗？

抛开监管，能否实现食品安全？

　　塑化剂事件的性质跟"三聚氰胺事件"确实很相似——都是把非食用物质加到食品中。它们的影响也很相似——"上游"的食品原料出了问题，所有使用这些原料的"下游食品"无法独善其身，所以整个行业一起遭殃。

　　不过，在危害和事件过程上，这两个事件有很大的不同。三聚氰胺造成了大量婴幼儿出现结石，塑化剂事件并没有造成恶果，这也算是不幸之中的万幸。塑化剂事件之所以受到如此大的关注，首先是因为人们对于食品安全更加敏感，已经不再是"吃不死人就没事"的年代了；而数字时代传播能力前所未有，任何信息都可能在短短的时间内传遍全球。

不妨来回顾一下塑化剂事件。最先，有人发现了食品中的疑点。正好这人是食品检测人员，于是她深入探究，最后发现了非法添加物塑化剂的存在。随即，台湾地区主管部门公布情况，检测可能受灾的产品，下令召回未经检测的产品等。然后世界其他地区也跟进，对食品中的塑化剂进行检测。

再来看"三聚氰胺事件"。在三聚氰胺造成伤害的病例发现之前，已经在出口美国的宠物饲料中发现了三聚氰胺。如果主管部门足够负责——就像中国台湾地区那位发现饮料中加了塑化剂的技术人员一样，不因为"不在检测项目中"而放弃怀疑，那么三聚氰胺的存在会很早被发现。很多孩子可能也就不会进一步受害。对于质检技术人员来说，当知道了宠物饲料中添加三聚氰胺的原因之后，联想到奶制品中可能存在添加，几乎是顺理成章的事情。如果"奶制品中添加三聚氰胺"真的是"行业内公开的秘密"，那么监管部门以"不在检测项目中"来推诿，可以算作是渎职了。

对于公众和媒体，不到集中、大规模的危害出现——比如大量的结石宝宝——几乎无法发现问题食品中的危险。而"塑化剂事件"，是在危害出现之前就被发现了。虽然台湾地区公众因此爆发了对其主管部门的质疑甚至责骂。但是，平心而论，正是这个挨骂的现代食品监管体系，在公众和媒体没有可能发现问题的情况下，发现了问题的存在，从而在伤害出现之前把它扼杀。如果没有常规的食品检测程序，就不会发现疑点；如果没有现代检测技术，就无法找出问题。

在食品安全问题频频出现的情况下，公众对于监管部门的质疑和痛骂完全可以理解。但是抛开监管部门，指望其他的方式来保障食品安全，则完全不现

被遗忘的以及被记起的

实。发泄怒气解决不了什么问题，不管我们愿不愿意，有价值的努力依然还是如何去改进监管体系。

说得更简明一些，就是——问题不在于要不要信任这个体系，而是，我们只能依靠这个体系。

美国的《食品现代化法》

所谓"他山之石，可以攻玉"。在探讨中国的食品管理之前，我们先来参考一下美国的食品管理。

从哈维·威利执掌美国农业部化学局到1906年《纯净食品与药品法》通过，花了20多年的时间。这部法案的通过可以算是政府管理食品的正式开始。不过直到1938年，《食品、药品与化妆品法》的通过，美国食品与药品管理局才算是正式确立了在监管体系中的地位。随后几十年，这部法案几经修改，该局职能也越来越强，到今天，它在美国社会中具有了高度的权威与良好的信誉。即使是在美国之外，它的规定也经常被援引，作为"专业而可靠"的佐证。

至此，这一套监管体系的核心跟其他的法律还是一样的：保护守法、惩治犯法，通过"惩前"来实现"毖后"。实际上，世界各国的监管体系也大抵如此。所不同的，只是执行得好坏而已。中国的非法添加、以次充好新闻频出，不是"无法可依"，而是"执法不严"，犯罪成本太低，还经常有办法"搞定"。美国没有出现三聚氰胺、大头娃娃这样的大规模恶性事件，不是因为他们的法律更完善，而是他们的法律执行得更加严格，一致性更好。

不过，美国的食品安全也并非高枕无忧。根据美国疾控中心公布的数据，美国每年有4800万人次因为食物得病，相当于美国人口的六分之一。其中12万8千人次严重到入院治疗，3000人死亡。

也就是说，严刑峻法可以能够有效地阻止故意制造的食品安全事故。但是，食品生产是一个很容易出现"过失事故"的行业。在大规模的生产销售中更是如此，任何环节的"无意犯错"都有可能导致后续的所有食品受到污染，从而导致大规模的事故。

所以，美国人并不满足于现有的体系。2011年1月，美国总统奥巴马签署了《食品和药品管理局食品安全现代化法》。这一法案，可以算得上1938年以来美国药品与食品管理局最重大的法案改变。这个法案的核心，是"使管理局更多地致力于食品安全问题的预防，而不是主要依靠事发后作出反应"。它授予管理局新的权力和任务中，最重要的有下面几项。

要求食品设施制定书面的预防控制计划，包括评估可能存在的风险、具体的控制措施与运作机制以及问题发生时的补救措施等。

考虑到自然发生的风险以及有意或无意的情况下人为引入的风险，包括土壤改良（比如施肥）、包装、水源等因素，为水果和蔬菜的种植和收割制定基于科学的最低标准。

发布规定，基于科学制定纠正策略，采取措施巩固和保护食品供应链的脆弱环节，防止蓄意食品掺假。

此外，新法还对食品设施的检测频率、生产记录的获取、实验检测的认证做了授权和要求。

即使有了这些措施，这一法案也并不认为食品安全问题就能够完全避免。管理局的事后处理能力也得到了强化，新的授权包括：强制召回问题食品（现行制度是要求公司自愿召回，无强制性）；为防止可疑食品被转移，可以遵照"更为灵活的标准"进行行政扣留；如果根据合理推测认定某企业的食品可能造成严重不利健康后果或死亡，就可以临时吊销该企业的注册，阻止该企业分销食品；以及强化产品跟踪调查能力和额外记录高风险食品等。

显而易见，这一法案，对于食品安全事故的出现将会有积极的预防作用。

被遗忘的以及被记起的

不过，它的执行也需要很大的成本。在此法案下遵纪守法的企业，其生产成本也会显著增加。而这些，最终都还是要全社会来承担。

现实与监管困境

客观地说，中国的食品监管问题的确有国情因素。虽说任何困难都不是监管不力的借口，客观地分析一下中国监管困境还是有必要的。

首先，中国的食品由大量的中小生产者完成。"原料—加工—经销"的产业链中，中小生产者占了很大比重。监管10个万人规模的食品企业，跟监管10000个十人规模的小作坊，难度有天壤之别。比如说，美国每年出产90亿只鸡，养鸡场只有两万家左右，每个地区平均也就是几十家。而且，一个地区往往只有屈指可数的几家公司经营鸡肉。这样，当地主管部门只需盯住几家公司，几十家养鸡场，鸡的问题就控制住了。而在中国，一个小县里就有无数个养殖户，数个加工场和大批个体经营者。一一监管，成本实在太高；抽样监管，则总是有人会抱着侥幸心理，而且提供了许多腐败的空间。

其次，中国的食品企业不仅仅承担着提供食品的任务，还承担着解决就业、产生税收、地方形象、领导政绩等附加功能。在监管时，这些附加功能经常具有更大的权重。如果一个食品企业规模足够大，成了一个地区的"财政支柱"和"就业大户"，那么也就成了当地领导的政绩与"地方名片"。作为当地领导下属的监管部门，也就很难仅仅出于食品安全的考虑对这样的企业进行监管。在很多地方，这些大企业在当地政府心中的分量远比食品监管部门要高。即使不考虑食品监管部门被这些企业"搞定"的因素，光是顶头上司的压力就让监管困难重重。就像"三鹿"一样，在搞出人神共愤的事故之前，还会受到地方政府的"特别保护"。

此外，"谁来监管"的问题在中国也很复杂。在中国，食品管理有"九龙治水"之说。能管的部门多了，灰色地带也就多了。麻烦的问题都等着其他部门去管，"有好处"的管理都想参与。一个问题出现了，不仅公众不知道该去找哪个部门，那些刨根究底的记者，也经常被各部门当作皮球踢来踢去，就是找不到负责的人。而参考美国，我们会发现他们除了生鲜农产品由农业部管理，其他食品都由药品与食品管理局管。所以，每当问题出现，公众都知道向谁报告，或者从哪里得到"说法"。

这些具有中国特色的监管难题，使得卫生部、质监局、农业部等"有关部门"花了许多精力，却收效甚微。以至于主管部门的"官方说法"成了最被公众怀疑的说法。反倒是街头巷尾的传言，相信的人更多了。

中国的监管，走向何方？

前面讨论过，要解决食品问题，问题不在于要不要信任监管体系，而是我们只能依靠这个监管体系。所以，当务之急当然是建立监管机构的威信，重塑形象。"威"能够靠法律授权得到，"信"却只能依靠踏实有效的工作慢慢建立。下面来探讨一下中国监管体系应该努力的几个方向。

一、盯紧大企业

企业除了为社会提供它所生产的产品，还承担着解决就业、上缴税收等附加功能。一个企业一旦做大，在所处区域的"话语权"就急剧扩大。大企业的经营者，除了成为当地政府的"座上宾"，往往也会获得人大代表、政协委员等政治资源。

企业大到一定地步，对行业标准的制定就有比较大的影响力，这本身也可以理解。不过目前中国的大企业政治影响力太大，甚至能够左右监管部门，到了极不合理的地步。造成的结果便是，被严厉打击的对象往往是中小生产者。而大企业，即便存在问题，也会被地方政府以"维护大局"的名义"摆平"。

被遗忘的以及被记起的

但是，一个行业，一个市场，往往是由最大的那几家企业来稳定的。消费者不仅关心"哪些食品有问题"，更关心"哪些食品没有问题"。只要把最大的那几个企业紧紧抓住，不让他们捣鬼，那么消费者就能够得到"放心食品"。即使有非法生产的食品出现，也只能通过非法渠道销售。对于广大的从正规渠道购买食品的消费者，这样的问题食品影响也就很有限。

在这点上，美国的做法值得参考。比如鸡蛋，政府对于大规模的养鸡场有严格的要求，必须执行而且会受到检查。这些大型养鸡场数目不多，却提供了几乎99%以上的鸡蛋。只要这些鸡场被管好了，市场上的鸡蛋就会有保障。至于那些小农场，不管执行得怎样都不会搅起太大的风浪。对于消费者，如果不愿意购买来自于被严格监管的大型养鸡场的鸡蛋，愿意去相信小型养鸡场的信誉，遇到了问题也是自己"愿赌服输"，实在怪不到监管部门的头上。当然，这并不是说有了监管，大企业生产的东西就一定没有问题，美国同样出现了几亿只鸡蛋被召回的事件（见接下来《五亿只鸡蛋被召回——美国的食品安全问题大吗？》一文）。这正说明了两个问题：事后应急只能"善后"，不能防患于未然，所以美国要搞出《食品现代化法》；大企业会被"特别关照"，尽管事后监管造成他们损失惨重。

辉瑞被罚23亿美元的案例更是监管大企业的典型。在许多中国人看来，辉瑞犯的真不是什么"大事"：有些被批准上市的药物，还有一些疗效没有经过审批；法律规定医生可以酌情使用那些疗效，但是药厂不许宣传和推销；不过推销这种"标签外使用"是"行业潜规则"，大多数药厂都会这么干。美国司法部抓住了辉瑞非法推销四种药物的证据，痛下杀手。作为美国重要的"民族产业"之一，辉瑞在全球雇佣着八万多员工，加上上游下游的产业，对美国经济的影响显而易见。因为巨大，在整顿行业的时候也就应该首当其冲。杀猴警告鸡，远比杀鸡警告猴来得有效。23亿美元大致相当于辉瑞一年利润的

30%，这无疑会影响辉瑞的运作。但是，为了净化行业，砍掉最大那只猴子的一只手，会有效地让别的猴子和鸡们老实许多。

二、发挥市场惩罚功能

食品企业具有高度的可替代性。没有什么是非吃不可的，没有哪个品牌是非他莫属的。一个产品，常常是"兴也忽焉，衰也忽焉"。

我们经常看到不同的主管部门踢皮球，宣称对某个问题自己无权处罚。对于食品行业来说，最大的处罚不一定非要通过行政或者法律进行，只要如实公布问题产品的信息，消费者"用脚投票"就会产生足够的震慑了。"双汇瘦肉精"事件是一个典型的例子。它并没有导致有人中毒，对双汇到底应该施行什么样的行政与法律处罚，需要法律界来探讨。不过，"向消费者通报"这一举措已经足以震慑整个行业。尤其是几个巨头，会很明白生产不合格产品将使得整个企业得不偿失。

美国的食品监管被认为很严格到位。实际上，在美国几乎每周都有数起食品召回信息发布，闹到处罚或者赔偿的真不多。多数事件，都是某个环节发现了问题，向管理局报告；管理局确认问题，发布公告或者警告要求企业纠正，企业"自愿召回"。

食品监管的目标，不是要让有错的企业万劫不复，而是要促使他们遵守规范，生产销售合格产品。充分利用市场的惩罚功能，可以大大降低主管部门的工作负荷。可以说，只要卫生部门制定合理规范，质检部门接受举报并检查产品是否符合规范，不符合就向社会如实公布。这不需要多部门配合，也不用多部门扯皮，对于正规企业，却足以让他们认真对待。

三、从"决定什么能吃"到"如实传达科学信息"

消费者希望有人告诉他们"该吃这个"、"不该吃那个"，希望监管部门能够保证食品"绝对安全"。但，这种期望是不现实的。

首先，食品安全有两个方面：作为物质的安全性和作为商品的安全性。前者是指，作为一种化学意义上的物质，它在食用之后是否会带来危害。比如说，大米作为一种物质，是可以安全食用的。这里的"大米"是指一类物质，安全是指符合食品上"大米"定义的这种物质吃了之后不会危害健康。作为法规，针对的是这种物质意义上的安全性。而作为商品的安全性，是指一种具体的商品是不是符合食品上对于这种物质的要求。比如说，农贸市场上一袋具体的米，可能重金属超标，也可能发了霉，作为商品，就是不安全的。作为食品安全标准，出发点只能是作为物质的安全性，以及规定什么样的商品满足"安全"的要求。保证市场上的具体商品"安全"，需要生产厂家来完成，而由质检部门来监督。

其次，所谓"安全"，只是风险小，而不是"绝对安全"。一方面，具体的商品都含有其他成分，也就是说，不是化学意义上的那种物质。这些杂质有多少可以检测，但是多少杂质可以产生危害，或者说产生什么样的危害，并非十分清楚。科学数据往往是针对动物或者少量人群的，对于个人，只能通过一定的算法来估计。这种估计具有一定的主观性，不同的主管机构采用的模型和"安全系数"不同，估算出来的值也就不一样。不管如何，它都只能是"把风险降低到可以忽略的程度"，而不是"保证绝对安全"。

基于以上两点，"绝对的食品安全"是无法实现的。主管部门能够做到的就是"尽力降低风险"。风险的降低，又是以生产成本的增加为代价的。也就是说，食品的安全风险与生产成本，是需要权衡的两端。

不同的人在权衡两端的时候，会采用不一样的标准。比如，每天大量吃红肉（指猪肉、牛肉和羊肉）会增加罹患癌症风险，平均每天吃140克的人比每天吃30克以下的人罹患结肠癌风险高30%左右。对于有的人来说这个风险已经很大，所以愿意为了健康放弃吃这些肉。但与此同时大家都知道，抽烟能使罹患肺癌的风险增加十几倍，却还是有那么多人愿意承担。

主管部门的立法与执法目标，不应是"决定什么能吃"，而是保证把食品的"科学信息"如实传达给公众。比如面粉增白剂与合成色素，不管"禁"还是"不禁"，卫生部的决定都会受到批评。对这种学术界认为"可以用"，而公众"不该用"呼声也很高的东西，主管部门不应简单地基于哪方面的声音大而做出一个"能吃"、"不能吃"的决定，而应该尊重问题的复杂性。实际上，不管是美国还是欧盟，都有一些"有争议"的食用成分是"允许用"，但是强制生产者如实标明是否使用的信息。虽然这样对于执法的要求更高，但它是合理监管无法回避的问题。

四、法规制定准则的公开透明

每一次食品安全事故出现，"法制不健全"、"呼吁立法"都会被拿出来说几遍。食品标准应该如何制定，是高度专业化的事情。普通公众、媒体、"意见领袖"、从业者以及作为个体的研究人员，都没有能力来制定出科学合理的准则。在国际上，权威机构像世界卫生组织与联合国粮农组织的食品添加剂联合专家委员会、美国食品药品管理局、欧洲食品安全局，都不会通过"民意调查"或者"民主表决"来制定食品安全标准。

通常，这些机构要制定或者修改一条标准，都会委托一个专家组提供一份详尽的文献综述。专家组对公开发表的研究报告，对数据可靠程度、证据强弱、生物学意义等进行学术评估，并作出推荐意见。这样的一份报告会公开发布，接受学术界以及公众质疑，然后是立法部门根据推荐意见来制定标准。因此，这些标准制定出来，即使有争议，也不会引起大的反对。而反对的人，也是通过提交新的证据来要求改变。

被遗忘的以及被记起的

在这方面，中国的主管部门还有很大改进空间。蒙牛的BMP事件是一个典型案例。在质检部门公布蒙牛添加的BMP未经卫生部审批之后，蒙牛提交了关于BMP安全性的申请。在极其短暂的时间内（有媒体报道只一个周末），一份涉及若干部委的"安全审查结果"就公布了。何人进行的审查、审查了哪些资料、"安全"结论是基于什么证据作出的，公众无从知晓。这只能看作是中国特有的"特事特办"。

BMP事件：即OMP事件，2009年年初，蒙牛生产的"特仑苏"牛奶中一种据称能"帮助修复人体组织"的OMP物质被曝不合法，随后蒙牛公司被国家质监总局要求禁止这种添加行为，因目前无任何相关机构对OMP安全性做出规定，其中据说含有的IGF-1物质[（类）胰岛素样生长因子]也未被列入食品添加剂使用标准。

目前的食品添加剂恐慌，与法规制定中缺乏公开透明不无关系。对于公众来说，就是主管部门制定了一个什么法律，"允许"或是"不允许"用而已。即使是专业人士，往往也只能查阅到最终的"规定"。对于公众而言，这些规定就像是不知谁拍脑袋想出来的一样。

在食品添加剂、新食品加工技术的发展中，会有许多方方面面的研究。这些研究结果之间还有互相不一致的地方。公共决策的制定，只能是依据当前状态下对于该物质、该技术的认识，按照风险评估的原则来作出一个"判断"。这一"判断"有多合理，取决于对当前科学证据的把握有多完善。这不是由一两项研究来决定的，而必须整合与之相关的所有研究结论。因为缺乏这样的专业报告，某些人就可以"挑选"符合其立场的研究结果，夸大甚至扭曲其意义，忽视其他研究，过度引申从而很轻易地煽动公众情绪。面粉增白剂、加碘盐就是典型的例子。如果主管部门在制定法规之前，能够发布关于它们的作用与风险的详细报告，对于正反方面的演说结果进行解析，说明规范制定的原则，那么就不至于引发如此激烈的争论。实际上，最后主管部门的决定，很大程度上不是基于"科学决策"，而是向舆论妥协的结果。

五、刑事与民事分割

安全事故的发生呈现一个金字塔形状。就是说，小事故频繁发生，会出现一些中等事故，一定数量的中等事故中会蕴藏着大事故。在不同的行业，小事故、中等事故与大事故的比例不同，但是在行业内有一个固执恒定的比例。

在目前的食品监管中，不管是主管部门、媒体还是公众，往往都只关注"大事"，或者"严重的危害"。而对于"可能产生危害的行为"，则兴趣索然。每当一个事件出现，公众关注的往往只是"造成了什么危害"或者"能够造成什么危害"。如果说，目前没有证据显示它能造成明显危害，公众往往就失去了兴趣。这种社会心理造成的结果就是，在媒体想要"反对"的时候，就不负责任地夸大其词，在想要"支持"的时候，就渲染"没有明确危害"。而主管部门，也就心安理得地对那些"没有死人"的违法生产，大事化小，小事化了。

针对食品的法律原则与针对人的不同。对于人，需要采取"无罪推定"，没有证据证明有罪就当作无罪对待，法律没有禁止的事情就可以做。而对于食品，则是采取"有罪推定"，没有充分的证据证明安全性足够高，就会被当作"有害"来对待，法律没有规定可以使用的东西就不能使用。使用了法律许可的成分，没有按照要求标识，或者对于食品的效用进行虚假宣传，依然是非法的。

在目前的监管体系中，对这种"没有造成恶果的违法行为"监管严重缺失。前面提过的蒙牛BMP的例子，不管BMP后来是否通过了安全审查，在未批准前添加，都是严重的违法行为。其性质，跟添加三聚氰胺并没有不同，都是"在食品中添加未经批准的物质"。这样的行为，应该承担同样的刑事责任。三聚氰胺造成了恶果，所以需要承担相应的民事赔偿。而BMP没有造成恶果，没有民事赔偿的要求，但是"非法添加"的刑事责任，依然是应该承担的。

关于虚假宣传的例子，在"保健品"、"保健食品"中极为常见。比如马悦凌的固元膏，申请了食品生产许可证，并没有审批任何"保健功能"。但是在营销中，一直是当作保健品来销售，这是一层违法。即使是保健品，也不允许宣传有疗效，而固元膏的宣传中有大量的关于治病的用语，这是又一层违法。但是，这么明显的违法行为，主管部门一直听之任之。而媒体，也因为"没有人被马悦凌治出问题"缺乏关注热情。

可以说，"没有造成后果"就不算事故，就不进行惩处的现实，是各种事故发生的沃土。在这样的监管体系下，必然会有牛蹄筋、生茄子或者固元膏治各种疑难杂症的大师，用芒硝治死人的事件也就早晚会出现。无法想象在一个哪怕是神仙无照行医也会被追究的体系里，会出现这样的案例。同样，在"不吃死人、不致癌、不吃出肾结石，就不会被处罚"的体系里，就必然有无良厂家往食品里加塑化剂这种不会立竿见影产生危害的成分。而遇到三聚氰胺这种"以为危害不大"实际上只是"不知道有多大危害"的杀手，也就只是时间问题。同样也无法想象，在食品里加了花生，如果没有标明都必须召回产品的体系下，还有厂家会冒天下之大不韪去添加工业原料。

当我们的目标是优秀的时候，执行得不好也还可能得到良好或者及格的成绩。如果我们的目标就只是及格，如何保证一定能够实现？不出现恶性事故，就相当于"及格"的目标。在美国，几乎每周都有食品召回事件，比如细菌超标、标注不实，都是食品召回的常见原因。而在中国，食品召回还仿佛是传奇故事。

在目前，我们的监管体系里并不缺少法规。分清"违法的行为"和"造成恶果的事件"，是监管机构们应该急需加强的方面。一种生产、营销行为，只要是违反了法律，就应该进行处理：召回产品、停业整顿、行政处罚等，并且向社会公布。这种处理，是刑事上的，与是否造成了后果无关。而造成了后果的，就还需要承担民事赔偿责任，哪怕是把它赔到破产。

食品安全，不能靠运动

食品安全的问题引起了政府的"高度重视"。从国务院到相关部委，通知、会议、公告一个接着一个。最近，甚至开始了"战无不胜"的"一把手负责制"。这对于治理某一个具体的问题，比如整治瘦肉精、三聚氰胺或者塑化剂，应该能起到立竿见影的效果。

不过，食品安全管理是一个庞大的系统工程。食品安全，毕竟也只是政府首脑众多工作中的一项。"一把手"们，很难把注意力长期地放在上面。此外，作为一个需要专业知识的领域，"一把手们亲自挂帅"，其意义只是显示重视，增加执行力而已。实际上，也依然是"外行领导内行"，能否真正有效，也很难说。

"专项治理"与"严打"，只是治标不治本的"运动"。食品安全的长治久安，无法通过这样的方式来获得。治理了这个"专项"，那个"专项"还会冒出来。美国的《食品现代化法》，在保障食品安全方面开始了新的探索。基于我国的现实，可能还承担不起那样的体系需要的成本。但是，借鉴他们目前的体系，通过惩前来毖后，还是可以承担的——它不见得是"优秀"的，但是，至少，可以把我们的成绩从"不及格"拉到"及格"，甚至是"良好"。

五亿只鸡蛋被召回

——美国的食品安全问题大吗？

2011年10月，美国食品与药品管理局对爱荷华州的一家鸡蛋公司发出了整改的警告信。在此前的8月份，该公司与另一家公司宣布召回上市的鸡蛋，数量十分惊人，统共达到5亿只。

为什么有这么多鸡蛋被召回？

整个事件的来龙去脉如下：2012年7月份，美国疾控中心注意到今年收到的沙门菌感染病例比往年大幅增加，因此怀疑爆发了大规模的感染。经过11个州的公共卫生官员调查，目标锁定在了鸡蛋上。在有关的29个餐馆或者集中发病事件中，有15个事件中的鸡蛋来自于爱荷华州的同一家公司。随后，疾控中心会同管理局进行了正式的调查，爱荷华州的另一家公司也被锁定。管理局则从这两家公司的饲料以及鸡场环境中收集了近600份样品，进行沙门菌的检测分析，发现了沙门菌的存在。DNA的对比显示这些细菌与感染病人身上的是同一来源。于是，从8月13号到20号，这两家公司相继宣布召回产品。

这件事情对中国的消费者有什么启示呢？

在中国的食品安全事件中，人们关注的往往是食品成分的问题。而在美国，人们对食品安全的关注更多在致病细菌的污染，沙门菌是最常见的一种。FDA估计，每年有十多万人次因为鸡蛋而感染，其中严重到死亡的有几十人。

但是在中国，我们从来没有听说过因为吃鸡蛋感染沙门菌而生病的事情，更别说因此死亡的例子了。是中国的鸡蛋更加卫生安全？还是中国人的体质特别，从而不被沙门菌侵袭？

从生物学的角度，以上两种假设成立的概率都实在太小。所以，最大的可能不是"没有"，而是我们"不知道"。沙门菌感染一般在12～72小时出现症状，普通症状有腹泻、发热、腹部绞痛、头痛、恶心、呕吐等，少数严重的会导致死亡。不难理解，当一个人出现这些症状的时候，并不容易联系到前一天甚至前几天吃过的鸡蛋上去。在一个几亿人的国家，如果没有完善的病例报告和统计，也很难从分散于各处的几千个病例报告中"看出"一种细菌感染的"爆发"。

为了减少鸡蛋中沙门菌感染的机会，美国对大型养鸡场——他们生产的鸡蛋占了美国市场上鸡蛋总量的99%以上——实施了严格的管理措施。但是，任何严格的规范也都还是有人会违反。所以在源头之下，依然还需要监督和报告体系。而在中国，大量鸡蛋来自于没有卫生保障的小养鸡场，是否存在致病细菌，就只能依靠"眼不见为净"了。

在这种情况下，消费者的自我保护就更加重要。好在，沙门菌不算一种特别"顽强"的细菌。通过充分加热杀死它们并不困难。具体而言，针对鸡蛋，消费者应该注意以下几点。

首先，不要想当然地认为"土鸡蛋"、"有机鸡蛋"或者哪种特定来源的鸡蛋就是"安全的"。沙门菌的生命力很旺盛，母鸡吃了带菌的饲料或者在带

被遗忘的以及被记起的

菌的环境中生活，都可能受到感染。母鸡身上的细菌可以传递到鸡蛋中，如果鸡蛋不处在冷藏条件，那么鸡蛋内部的沙门菌还可以继续生长。

其次，消费者应该购买完好的、在冷藏条件下保存的鸡蛋，买回家后立即冷藏。吃的时候充分加热，不要吃生鸡蛋或者没有完全煮熟的鸡蛋。美国食品与药品管理局和疾控中心都建议，为了安全起见，鸡蛋煮到蛋黄完全凝固。因为蛋黄的凝固温度在68摄氏度左右，没有完全凝固说明鸡蛋内部的温度没有超过这一温度。在这样的条件下，就可能还有一些沙门菌顽强生存着。固然，在多数情况下，可能不会吃出问题。但如果不幸碰上一次，就会很不愉快甚至不幸了。

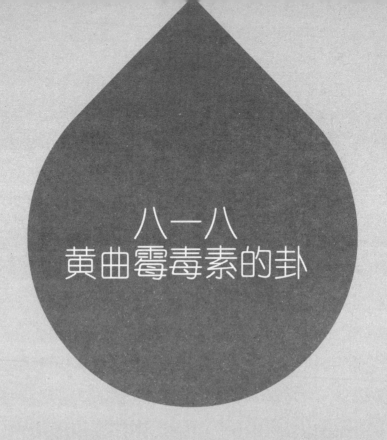

八一八
黄曲霉毒素的卦

1960年，英国发现有10万只火鸡死于一种以前没见过的病，被称为"火鸡X病"，再后来，鸭子也被波及。追根溯源，最大的嫌疑是饲料。这些可怜的鸡鸭吃的是花生饼——花生榨油之后剩下的残渣，富含蛋白质，被认为是很好的禽畜饲料。

科学家们很快从花生饼中找到了罪魁祸首，一种真菌产生的毒素。它被命名为"aflatoxin"，也就是2011年年底中国人民在蒙牛的努力下新近学会的又一个科学名词——"黄曲霉毒素"。自发现以来，黄曲霉毒素就获得了科学家们的特别关照，对它的研究可能是所有真菌毒素中最深入最广泛的。目前发现的黄曲霉素有十几种。蒙牛"介绍"给公众的"黄曲霉毒素M1"主要出现在各种奶中。M就是"奶"的意思，它还有一个兄弟M2。

其实M1和M2并不是黄曲霉菌产生的，毒性也并不是最强。毒性最强的排行"B1"，B表示蓝色，因为它在紫外光的照射下会发出蓝色荧光。除了亲

被遗忘的以及被记起的

兄弟B2之外，它还有堂兄弟G1和G2，因为在紫外光下发出黄绿色荧光而得名。

B1、B2和G1、G2，就是经常出现在农产品中的黄曲霉毒素的代表。B1和B2被奶牛吃了之后，分别有一小部分会转化为M1和M2进入奶中。这就是牛奶中黄曲霉毒素的来源。由于它在农产品中几乎无法避免，不想饿死的人类也只好无奈地吃下一些。世界各国，都只能设定一个"限量标准"。不超过那个标准，危害就小到可以忽略了。

花生和玉米是最容易被黄曲霉污染的粮食，10万只可怜的火鸡也因此被害。或许有敏感的读者已经想到：既然那些花生被污染了，那么它们榨的油呢？

这么重要的问题当然有人去研究。1966年，就有一篇科学论文探索过这个问题。研究者找了一批严重发霉的花生，其中的黄曲霉毒素B1已经超标到不可思议的地步。食物中的黄曲霉毒素用ppb为单位，1ppb相当于1吨粮食中含有1毫克。中国的现行标准是花生中不超过20ppb，而研究所用那批花生中的含量是5500ppb，无异于毒药了。作者用有机溶剂浸取的方法来得到油，发现油中的B1含量是120ppb，虽然比原料中要低得多，但仍然大大高于安全标准。花生饼中的含量则高达11000ppb，如果拿去喂动物，动物们一定得追随那批可怜的火鸡了。

不过，按照工业加工的流程，浸取出来的"粗油"要经过几步精炼。经过了第一步精炼，B1含量降到了10ppb，已经达到食用标准。再经过第二步精炼，含量就低于1ppb，可以忽略了。

压榨出来的油又如何呢？那位研究者也用这批花生进行了压榨，结果是油中的B1超过了800ppb。这么高的原因在于，压榨出的油中会带入一些残渣，而残渣中的毒素含量非常高。同样地，经过两步精炼，油中的黄曲霉毒素基本上会被除去。

通常的花生当然不可能发霉到这种地步。不过在粮食发生肉眼可见的霉变之前，其中的黄曲霉毒素也可能达到危险的含量。从安全的角度，经过精炼的油是要更优的。如果实在喜欢"自己榨"的粗油，应该尽量使用收割之后及时干燥、而且保存良好的花生或者其他油料作物。否则，油中含有的黄曲霉毒素B1，无论是毒性还是含量，都比蒙牛超标牛奶中的M1要高得多了。

许多人都知道粮食收割之后受潮长霉会产生黄曲霉毒素。其实，黄曲霉毒素在农作物正常的生长期中就可以形成。比如玉米，土壤中的黄曲霉"种子"会在玉米棒中"萌发"。如果那段时间干燥而且高温，黄曲霉毒素的含量就会明显升高。此外，种植太密、野草太多、氮肥不足、虫害等因素，也有利于黄曲霉毒素的形成。美国曾经连续几年跟踪过中部一些州的玉米。发现1988年，那些州的玉米中黄曲霉毒素普遍很高。在有些农场的抽检样品中，超过食用标准20ppb的比例甚至高达36%。

农业生产中，黄曲霉毒素超标的玉米并不少见。如果全部销毁，将会是很大的损失。科学家们也找到了一些使用它们的合理方式。比如可以与不超标的混合，把总的含量降到比较低——这样的做法不能用于人的食物，但对于禽畜饲料是可以接受的。如果超标不是很多，也可以喂给成年的猪、牛、鸡等，黄曲霉素很难残留在肉中。此外，酿酒也是一种出路。经过蒸馏，黄曲霉毒素无法进入酒中。只是，剩下的酒糟中含有很多毒素，不能用来做饲料。

注：八一八意思为八卦一下。

为什么牛奶和花生的黄曲霉毒素标准不同？

　　广大消费者熟悉了新名词"黄曲霉毒素"，知道它是一种"强致癌物"，在牛奶中的限量为0.5ppb（1ppb是每千克中含有1微克）。更细心的读者还会发现，花生等食品中的毒素限量为20ppb。而且，牛奶中的黄曲霉毒素是M1，而花生等食物中的是毒性要高10倍的B1。很多读者也就困惑了：B1比M1还要毒，为什么限量却还要高40倍呢？

让我们从"限量标准"谈起

　　有一些物质是人为加到食物中的，会起到各种各样有价值的作用。这些物质或者其残留物量大的话可能带来危害。为了利用它们带来的好处，又避免其危害，就需要找出它们"不危害健康"的用量。通常是用不同的剂量来喂养动物（称为"实验组"），在一定时间（比如3个月）之后，来评估动物身体的各项指标，并与不喂这种物质的动物（称为"对照组"）相比。在所有指标都与对照组没有差异的实验组中，最大的剂量被称为"无不良反应最大剂量"。把这个剂量除以一定的安全系数，就得到了针对人的"安全剂量"。安全系数是人为选择的，用来排除实验不确定性、物种差异以及人们之间的个体差异的影响，最典型的取值是100。各国主管部门根据人们日常可能吃到的含有这种物质的食物最大量，来设定"安全标准"。它的意义是不超过这个标准，有害健康的可能性可以忽略；超过了这个量，则"或许有危害"。

黄曲霉毒素这样的物质适用另一种情况。它们对于食物没有任何价值而且有害，却是在农作物生长过程中自然产生的，实际上无法避免。如果我们要求它们为零，就意味着花生、玉米、大米、小麦等农作物几乎无法生产，因为不可能有合格产品。

对这样的有毒物质就只能设定一个"控制线"，在这个控制线下，所含的毒素带来的健康风险足够小（但无法是零）；同时，目前的生产技术能够实现，而且付出的成本社会可以承受。

食物中的黄曲霉毒素浓度很低，最主要的危害是增加肝癌的风险。在各种黄曲霉毒素的类型中，B1的致癌性是最强的。根据流行病学调查的结果，科学家们总结出黄曲霉毒素B1的摄入量与肝癌风险的关系：每千克体重每天吃1纳克黄曲霉毒素B1，每1000万非乙肝患者中每年大致增加1例肝癌；而对于乙肝病人，则是每100万人中每年增加3例。美国规定除奶制品之外所有食物中的黄曲霉总量不超过20ppb。在奶制品之外的食物中，黄曲霉毒素主要有4种类型，其中B1最多而且最毒。我们不妨都按B1来计算，看一下在这个"限量标准"下人们承担的风险有多大。假设一个成年人，每天吃0.5千克花生、大米、玉米、大豆以及各种坚果，其中的黄曲霉毒素B1含量达到20ppb。其总量就是10微克。以成年人体重60千克计，其每千克体重的摄入量约为170纳克。对于非乙肝病人，相当于每年得肝癌的风险增加了6万分之一；对于乙肝病人，相当于每年增加了二千分之一。

实际上，美国人的食谱中不会达到0.5千克这些类型的食物，也不会都达到最高限量，而且这20ppb并非全是致癌性最强的B1。所以，实际的风险会比以上的估计值要小。

中国食物中的黄曲霉毒素限量是针对B1来设定的（通常B1会占到所有黄曲霉毒素的一半以上），而且对不同的食物种类标准不同。花生和玉米以及它们的制品中限量为20ppb，与美国的总量20ppb相比，中国的标准要低一些；而大米及其制品，中国是10ppb，也就跟美国相当；其他种类（小麦、大豆、坚果及其制品），中国标准是5ppb，也就比美国标准要高。

毒素对健康的影响取决于来自所有食物的毒素总量，而不取决于它在某种食物中的"浓度"。不同食物达到同样低的浓度需要付出的成本并不一样。我们希望摄入总量"尽可能低"，又不至于过多增加食物成本，对不同的食物设定不同的"限量"是比较合理的做法。比如，要把玉米中的黄曲霉毒素控制到跟大米一样（10ppb），需要的成本就要大大增加；而要小麦制品达到更低的5ppb，增加的成本依然可以接受。

这样的限量，其实是一个"执法标准"，而并非"安全"与"有害"的分界线。当某种食物中的黄曲霉毒素达到这个"执法标准"，就会受到重视而被处理，从而不至于达到更高含量。

牛奶中的黄曲霉毒素M1是B1的代谢产物，把它控制到0.5ppb并不困难。此外，牛奶的消费量比别的食物要更大，把它的限量设得更低对于减少总的摄入量也有明显价值。因而，世界各国基本上都采用了这一限量。

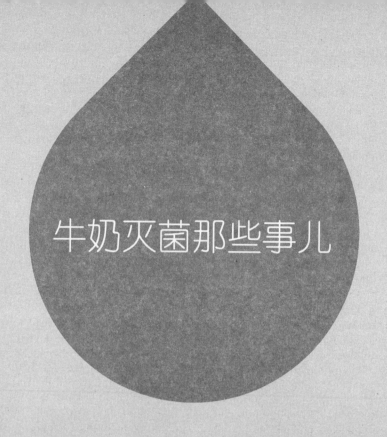

牛奶灭菌那些事儿

牛奶大概是最不让中国人民省心的食物了，不是一会儿多了个什么O，就是一会儿多了个什么菌。事实上，牛奶工业一路走来，逐步建立起的各种规范措施还是相当严格的，若非一些人为因素的扰乱，也不至于如此让人凌乱，让我们来了解一下牛奶的灭菌。

让温度与时间来杀死它们

大家都知道许多细菌能够导致人们生病。健康奶牛新产的奶中细菌非常少，但细菌在自然环境中无处不在。对于细菌来说，牛奶可以算得上生长的乐园。在7摄氏度以上，很多细菌就可以"星火燎原"了。

现代社会的牛奶不可能现挤现喝。从挤出到分销到消费者手中，总是需要一段时间。在这段时间里，细菌有无数机会进入牛奶，蓬勃发展起来。虽然有一些人追逐"未经热处理的生奶"，不过细菌污染的风险实在太大。世界各国的学术界和食品管理机构，都不赞同喝这样的生奶。

灭菌，成了当今牛奶产销中不可缺少的一个环节。

一般来说，稍微有一点生活常识就不难理解：温度和时间，是决定细菌能否被杀死的两个关键因素。细菌不是一个物种，而是无数物种的统称。通常每一种细菌有最适合它生长的条件。在该条件下，那种细菌可以很容易地大量滋生。在某些"不利条件"下，比如低温，细菌只是停止了活动，但并没有被杀死。只要等到条件适合，它们就又活跃起来。而有的"不利条件"下，比如高温，它们就可能被杀死，而无法起死回生了。不过，细菌的生长习性各不相同，对于一种细菌是致命的酷热，对于另一种细菌可能只是洗了个桑拿而已。

在任何一个"不利"的温度下，一定时间内死亡的细菌数跟它们的总数呈确定的比例。比如说，在63摄氏度，有100万个某种细菌。过了6分钟，还剩下10万个。在食品科学上，就把这个6分钟称为这种细菌在63摄氏度的D值，意思是"在63摄氏度下，杀死90%的该细菌所需的时间是6分钟"。再过6分钟，剩下的10万个细菌依然不能完全死去，还会剩下10%（即1万个）。如此下去，再过6分钟，还会剩下1000个；又过6分钟，还剩100个……

实际上，牛奶中不止一种细菌。不过有的细菌没有什么危害，有的细菌能让人生病（被称为"致病细菌"）。理论上说，需要挑选最顽强的致病细菌来作为指标。当最不容易杀灭的那种致病细菌减少到不足以兴风作浪，其他的细菌也就不足为虑了。不过在传统上，是采用总的细菌数来计算。前面举例所说的数据，就是传统的巴斯德灭菌所采用的数字。在63摄氏度下，牛奶细菌的D值为6分钟。经过30分钟，奶中的细菌数降低到初始值的10万分之一。合格的生奶（美国标准是灭菌前细菌数不超过每毫升30万）经过这样的杀菌，细菌数降到很低。在恰当的冷藏条件下，这样得到的"巴氏消毒奶"可以存放两三周，而细菌总数也不至于重新长到有害的程度（比如美国要求每毫升不超过2万个）。

63摄氏度加热30分钟的方式对于家庭作坊生产还比较方便，对于大规模的工业化生产就不是那么方便了。工业上，希望加热时间短，因而可以连续地让牛奶流过加热区，实现流水线操作。

细菌的生存对于温度非常敏感。温度上升，它们就更加容易被杀死。体现在数字上，就是前面所说的D值随温度升高急剧降低。牛奶的D值在63摄氏度是6分钟，到了72摄氏度，就变成了3秒。也就是说，同样把细菌数降低到初始值的十万分之一，只需要15秒就够了。这样的灭菌条件叫做"高温快速巴斯德灭菌"，简称HTST过程。在HTST流程中，牛奶连续通过加热器，控制流速使之在72摄氏度的管道中待够15秒，再进入冷却区迅速降温。然后进行包装、冷藏。

D值降低到1/10所需要增加的温度被定义为Z值。牛奶中的各种细菌的Z值一般为5～10摄氏度，有的甚至在5摄氏度以下。除了细菌之外，牛奶中还有两类人们关注的物质：酶和维生素。这两类物质具有"生物活性"，在加热的条件下也会失去活性。它们失去活性的行为也跟杀灭细菌类似，也有D值和Z值。一般来说，酶的Z值为30～40摄氏度，而维生素的Z值为20～25摄氏度。也就是说，温度升高，对细菌的影响远远比维生素和酶要大。举例来说，假如细菌和维生素的Z值分别是5摄氏度和20摄氏度。如果把温度提高20摄氏度，那么细菌的D值将降低到原来的万分之一（对于细菌而言，温度升高了4个Z值）；而维生素的D值只降低到了原来的十分之一（对维生素而言，温度升高了1个Z值）。这样，在高的温度下，只需要加热原来时间的万分之一就可以获得相同的灭菌效果。对于维生素，虽然D值是原来的十分之一，但是加热时间只是原来的万分之一。因此，通过高温来实现同样的灭菌效果，对维生素的破坏远远比低温灭菌要少。这就是HTST的优势。

"致病菌不得检出"，规定容易执行难

理论上说，衡量灭菌效果的好坏，需要对灭菌后的牛奶进行细菌数检测来确定。不过实际操作中，检测细菌数费时费力，并不是那么方便。

在牛奶中，有一种酶可以把生物大分子上的磷酸根去掉，叫做"碱性磷酸酶"。它的失活行为比较特别，跟细菌差不多。实际的牛奶检测中，往往是把它的活性当作"信号"来指示灭菌的好坏。如果灭菌不好，它的活性就会比较高；如果它的活性低于某个设定值，就可以认为灭菌比较彻底了。

在中国的生奶旧标准中，有一条"致病菌不得检出"。在2010版新标准中，这一条被删除了。有人认为，虽然新标准中规定的总细菌允许值增加了，但是如果能保证"致病菌不得检出"，那么生奶中的细菌就不是致病细菌，也就不会产生毒素。经过灭菌，也就不会有害健康了。

这在理论上当然可行，不过几乎没有可操作性。牛奶中的致病菌种类不少，"致病菌不得检出"作为规定写入国家标准，只需要增加7个字。但是，它的执行难度就不是纸上谈兵那么容易了。总细菌数的检测尚嫌复杂，要一一检测每种致病细菌，操作成本会大大增加。尤其是对于那些散户经营的牛奶，再增加几种致病细菌的检测，增加的检测成本将由谁来承担？

实际上，即使是美国那套远比中国严格的生奶标准，也没有"致病细菌不得检出"的要求。对于细菌，他们要求检测总细菌数和大肠菌数。大肠菌数是一大类细菌，并非某种特定的致病细菌。他们认为，把细菌总数和大肠菌总数控制到一个较低水平，就意味着牛奶生产的各个环节都有很好的卫生监控，其安全性就可以得到保障了。

不清楚生奶旧标准中的"致病菌不得检出"是如何执行的。不过，如果生奶新标准中保留了这一要求，大概也可以算是极具"中国特色"了——有着比其他国家都宽松的总细菌数标准，却也有着其他国家都没有做到的"致

病细菌检测"。

巴氏奶与常温奶，差别有多大？

媒体把生奶新标准的制定当作巴氏奶与常温奶的斗争。常温奶和巴氏奶的倡导者也的确一直互相指责甚至攻击。"常温奶派"宣称更符合中国国情，而"巴氏奶派"则强调常温奶的超高温灭菌破坏了牛奶的营养。毋庸讳言，巴氏奶和常温奶，在风味、安全性和营养上存在差异。关键是，这种差异有多大？对于消费者，这些差异又意味着什么？

巴氏灭菌的目标是把细菌数降低到十万分之一，用专业术语来说是5个"log reduction"。在某一温度下，加热时间是该温度下细菌D值的5倍。经过巴氏消毒，牛奶中的细菌并没有被全部杀灭。在灭菌之后依然需要冷藏。即使在冷藏条件下，残存的细菌也还是会缓慢生长。所谓巴氏奶的保质期，其实是这些细菌长到某个量之前的时间。国外的巴氏奶灭菌以及后续的处理保存要求严格，这一个"变质期"可以长达3周，一般把保质期定位两周。而国内目前的巴氏奶，因为种种原因，保质期一般只有几天。灭菌之后需要冷藏，保质期也只有几天，对于产销链的要求的确要高许多。在中国目前的社会条件下，基本上只能依靠当地产当地销。而异地企业，基本上也就无法涉足。

在巴氏灭菌条件下，尤其是高温快速的巴氏灭菌条件下，对于牛奶的风味和维生素的影响比较小。牛奶中还有一些酶，在加热中这些酶通常会失去活性。有人认为酶失去活性导致了牛奶的营养价值降低。实际上，到目前为止，并没有可靠的依据表明牛奶中的这些酶对人体有"生物活性"。它们是否失活，并不改变牛奶的营养价值。另一方面，这些酶中的一些种类会分解牛奶中的脂肪或者蛋白质，导致牛奶"变质"。通过加热使之失活，对于保持牛奶的品质是有利的。

常温奶是在超高温（通常高于135摄氏度）下保持一两秒钟，即超高温灭菌（UHT），其灭菌目标是12个"log reduction"。也就是说，其加热时间至少是该温度下D值的12倍。经过超高温灭菌，基本上不可能还有细菌存活。在密封条件下，经过这样处理的牛奶不用冷藏，也可以保持几个月甚至更长时间。如果生奶中具有大量的致病细菌，它们分泌的某些毒素不能被巴氏奶破坏。因为毒素往往是蛋白质，经过超高温瞬时灭菌处理，其破坏程度会大一些。从细菌和毒素的角度来说，常温奶的安全性确实要高一点。因为不需要冷藏而且保质期长，异地产销就成为可能，使得厂家更容易实现市场扩张。

显然，超高温瞬时灭菌是更"严苛"的加热条件，它对维生素的破坏也会更多。如果要比较营养"谁高谁低"，自然是巴氏奶稍胜一筹。不过，牛奶只是饮食中维生素来源之一，人们喝牛奶主要是为了获取其中的蛋白质和钙，而蛋白质和钙不会因为超高温瞬时灭菌损失，也可以说常温奶相对于巴氏奶的营养损失并不大。

总菌数高的生奶不适合做巴氏奶，原因并不是许多人认为的"无法达到巴氏奶的灭菌要求"或者"增加巴氏灭菌成本"。实际上，总菌数从每毫升50万增加到200万，只增加了0.6个"log reduction"需求。相对于巴氏灭菌要求的5个"log reduction"，如果采用标准的高温快速消毒温度，只需要把灭菌时间从15秒增加到17秒左右就够了。如果通过提高温度，则提高不到1摄氏度就可以保持15秒的标准时间。不管哪种方式，对于灭菌成本的增加都微不足道。

二者的最大差异其实在于外观和风味。巴氏灭菌奶基本上保持了灭菌前的乳白和奶味，而超高温灭菌则会使奶色变暗，相对而言不再"秀色可餐"，同时产生一定的"焦糊味"，则会掩盖奶本来的风味。当总菌数达到每毫升200万，意味着生奶从挤奶到灭菌前的过程中卫生条件控制很差，吸收的异味和细菌产生的异味，已经大大改变了牛奶的风味。而这些异味，巴氏灭菌并不能去除。这样得到的巴氏奶，消费者光是从味道上就能觉察出"不对"来。如果那200万细菌中有分泌毒素的致病细菌，巴氏消毒也只能杀死细菌而可能无法去除毒素。这种情况下，问题也就更加严重了。而经过超高温处理之后，产生的"焦糊味"足以掩盖奶本身的异味，消费者也就无从觉察出"异常"来。

微滤除菌新技术

虽然有诸多不足，在当前的食品工业中，加热依然是灭菌最经济最有效的方法。不过，一些新兴的技术逐渐得到应用，可以在不同的方面克服加热的不足。在奶制品行业，微滤技术是应用比较多的一种。

作为微滤，就是使用一层滤孔在微米量级的滤膜来对原料进行过滤。一般的微滤膜孔径在0.6~2微米。选择适当的滤膜，可以把细菌留下，而让乳糖、维生素、矿物质以及蛋白质通过。因为它只是按照个头大小进行筛选，也就不会破坏维生素、酶以及牛奶的风味。

不过，牛奶中的脂肪颗粒跟细菌大小相当，留下细菌的同时这些脂肪颗粒也无法通过。所以，微滤技术往往用来处理脱脂奶。因为脱去了脂肪，剩下的蛋白质以及其他成分可以通过。如果要生产全脂奶或者低脂奶，就需要把脱下的脂肪另外进行加热灭菌，再加到经过微滤的脱脂奶中。这当然也需要一些操作成本。

即使不考虑成本，微滤技术也还是有一定缺陷。它只是留下细菌，而对牛奶中的酶无能为力。前面提到过，许多酶会分解脂肪或者蛋白质，也导致牛奶的"变质"。所以，单独使用微滤来处理牛奶，也不容易使之实现需要的"保质期"。此外，任何一种规格的微滤膜，所说的"截留分子量"或者"孔径尺寸"，都是一个典型值，而不意味着膜中所有的孔径都是那个尺寸。也就是

被遗忘的以及被记起的

说，实际尺寸是围绕着那个典型值的各种大小不同的尺寸。牛奶中的酪蛋白，多数是聚集成"酪蛋白颗粒"形式存在，其尺寸在零点几个微米的样子。也就是说，如果选的滤膜孔径过大，则有可能放过一些细菌；过小，则有可能留下一部分酪蛋白。如何制造和选择合适的微滤膜，也是工程师们努力的方向。

相对于加热灭菌，微滤也有它独到的优势。加热可以很有效地杀灭细菌，但对于细菌或者植物的孢子就无能为力。孢子可以看作一种处于休眠状态的细菌或者植物"种子"。在巴氏灭菌这样不算严酷的考验下，它们能够忍耐过去，耐心等待春天的到来。而微滤则可以把它们一并去除。有实验显示，经过微滤处理的脱脂奶，再进行巴氏灭菌，可以把"变质期"从3周延长到40天左右。目前，奶制品行业更多是把它作为一个辅助步骤，与加热工艺配合使用。

牛奶啊，
你为何香浓不再？

说起牛奶，很多人会说"真想念小时候的牛奶啊，又香又浓……"现在的牛奶，为什么变得"淡而无味"了呢？

除了"记忆总是美好"这样的复杂人文因素，现在的牛奶确实有可能既不够香又不够浓。实际上国外的牛奶，也往往是寡淡的。这种变化，是进步？是倒退？还是无奈呢？

浓淡，与内容和形式都有关

牛奶"香浓"中的"浓"，有时候是指香味浓郁，有时候是指牛奶看起来黏。还有很多人把"放一会儿就出现一层奶皮"当作"浓"。香味浓郁的"浓"后面再说，这里先谈黏稠意义上的"浓淡"——用科学参数来说，就是黏度。

牛奶的黏度首先取决于其中的固体含量。牛奶中主要的固体有脂肪、蛋

被遗忘的以及被记起的

白质和乳糖。不同的牛奶中，总固体含量不尽相同。即使是同一头奶牛，在不同情况下挤出来的奶固体含量也不一定相同。我们看到的商业化的牛奶，尤其是同一个品牌的，组成很一致，是加工过程中调整含量的结果。牛奶中的固体含量跟奶牛的营养状况关系很大。比如说美国标准化养殖的奶牛，挤出的奶蛋白质含量一般在3%以上。而我国散户养殖的奶牛，按照修订生奶标准的专家所说，只能把2.8%当作目标。此外，脂肪含量也跟饲料密切相关，"营养不良"会使脂肪含量下降。所以，生奶中的固体含量，会体现为"浓淡"，实际上也在一定程度上反映奶牛的营养状况。

因为牛奶中的脂肪对于健康不利，人们会进行"脱脂"处理。减少了脂肪，自然也就减少了固体含量，所以脱脂或者低脂牛奶也就会"更淡"。

在牛奶中，脂肪是以一个个的"乳滴"的形式存在的。脂肪与水不混溶，全靠乳滴表面吸附的蛋白质才安安静静地待在水中。不过脂肪比水轻，这些乳滴倾向于上浮到牛奶上层。上浮到表面，就会形成一层"奶皮"。因为它富含脂肪，所以"很香"。这个上浮的速度大致跟颗粒大小的平方呈正比。就是说，如果颗粒直径变成2倍，那么上浮速度将变为4倍。

除了拿来做"双皮奶"之类的小吃，牛奶的分层不是一件好事。至少，它破坏了牛奶的均一性，而在一定程度上也给人"不新鲜"的感觉。为了避免这种情况的出现，现代化的牛奶加工会进行"均质化"处理。就是用外力把牛奶颗粒"打小"，通常会把颗粒直径降到原来的十分之一左右，其分层速度就大致只有原来的百分之一了。因为不分层，感觉上就会"淡"一些。

此外，牛奶的黏度还跟其酸度有关。如果其中细菌很多，有的细菌会分解脂肪，释放出脂肪酸。有的细菌会把乳糖转化成乳酸。二者都会增加牛奶的酸度，这样会增加牛奶中蛋白之间的互相作用，导致牛奶变黏。

总的来说，牛奶的"浓淡"改变有不同的影响因素，需要具体分析。不能简单地说感觉"变淡"了是好还是不好。

"奶香"，源于奶牛的食物

人们经常说奶牛"吃的是草，挤出来的是奶"。奶的味道，确实与奶牛吃什么密切相关。如果用仪器来分析的话，草中至少有几十种具有"味道"的物质。最重要的是一类化学上称为"萜"的成分，此外还有醛类、酯类、酮类、烃类等挥发性物质能够产生"气味"。不同的植物所含的这些物质并不相同，比如双子叶植物就比禾本科植物含有更多的萜类化合物。

草长在地里的时候，新陈代谢正常进行，不会释放出太多的气味物质。当草被割下，草里的脂肪氧化酶就被迅速激活。这些酶会氧化分解植物中的类胡萝卜素和脂类物质，释放出大量有"味道"的挥发性物质。路过正在剪草的草地，会闻到浓郁的"青草味"，就是这个原因。

奶牛吃草后，这些有味道的物质可以经过消化系统被吸收，经过血液最后进入奶中。挥发到空气中的"香味物质"也能够被鼻子吸入，通过肺而进入血液系统，更加迅速地进入到奶中。

不难想象，既然那些"好"的味道能够进入奶中，那么"不好"的味道，自然也可以进入到奶中。所以，要想获得"香"的奶味，就需要有好的饲料和清洁的环境。

现代工业化生产的牛奶，往往喂给奶牛标准化、精心调配的饲料。这些饲料通常是为了提供充分均衡的营养，使奶牛多产奶以及产的奶有更高的蛋白质与脂肪含量。奶味如何，并不是一个重要的指标。平淡的奶味，更容易实现标准化。

为了增加饲料来源，还有很多枯草、秸秆及其发酵产物被用于牛奶喂养。在合理的搭配下，这些饲料也可以产生合格的牛奶。不过，就"奶味"而言，难以产生我们儿时记忆中的"香浓"。

奶味，真的是"百味杂陈"

前面说了奶味跟奶牛的饲料密切相关，指的是刚刚挤出来的奶。现实生活中，绝大多数人都只能喝经过"收集—运输—加工—运输—分销"的牛奶。最后，到消费者手里的奶就跟刚挤出来的奶大相径庭了。这样的奶，汇集了整个产销过程中每一步的影响，真可以用"百味杂陈"来形容。奶中异味的来源，可以分为ABC三类。

A是指吸收的异味（absorbed）。挤奶环境中的"异味"不仅可以通过奶牛的呼吸引入奶中，还可以直接被吸收进入挤出来的奶中。如果把一碗牛奶敞口放在冰箱中半天，大致就可以体会一下味道的变化。再来考虑一个苍蝇乱飞、屎尿横溢的环境，就不难想象挤出来的奶里会不会吸收一些"佐料"了。

B是指细菌导致的异味（bacterial）。牛奶本身是很适合细菌生长的"培养基"。从挤奶到灭菌的每一步操作，都可能引入细菌。在冷藏的条件下，也只是延缓了它们的生长，任何时候恢复高温（即使只高到7摄氏度以上），哪怕是不长的时间，它们也会争分夺秒地扩张。不同的细菌会产生不同的异味，比如常见的有"酒糟"的味道和"腐臭"的味道。前者一般是因为没有及时、恰当地冷藏而产生，会进一步转化成牛奶的"酸度"。但是这种酸是杂菌产生的，跟受人类控制的乳酸菌发酵不同，并不是令人愉悦的味道；后者也是因冷藏不当产生的，细菌主要作用于蛋白。在这样的条件下保存，时间长了会严重到牛奶凝结和分层。当鲜奶中的细菌数在百万这个数量级的时候，就会产生比较明显的腐臭味了。一般情况下，这些细菌并不难杀灭。但是，经过灭菌处理，把奶中的细菌数量降到了"合格"，这些异味物质也还是不会消失。

C是指化学反应产生的异味（chemical）。化学反应的产生可能来源于病奶牛所吃的药物、清洗容器所用的清洁剂、水的酸度过高、容器上的铁或者钴等。在排除了这些因素的情况下，牛奶本身的质量会影响到脂肪的氧化，从而产生异味。

前面说了牛奶中的脂肪是蛋白质包裹的颗粒。如果脂肪表面的蛋白质膜破裂了，脂肪就释放出来。这些脂肪可能被氧化释放出游离的脂肪酸，进一步产生通常所说的"哈喇味"。很多原因可能导致这种异味的出现。奶牛营养不合理，比如饲料中蛋白质含量或者热量不够，会导致牛奶中的蛋白质含量不足，从而使得脂肪颗粒容易破裂。此外还有挤奶期过长、挤出的奶放置时间过久或者搅动过于剧烈等，也会增加牛奶中的"哈喇味"。

牛奶氧化还可能产生类似陈年旧报纸或者金属的味道。这种情况除了清洁剂、不干净的容器以及金属离子等影响，主要跟牛奶中维生素E的含量低有关。维生素E是一种抗氧化剂，如果饲料中缺乏类胡萝卜素的维生素E，就可能导致产出的牛奶更容易被氧化。此外，饲料中的蛋白质含量、纤维与脂肪的组成等因素也会影响维生素E的含量。在其他因素都已排除的情况下，如果这种异味依然存在，甚至可以在奶牛饲料中添加一些维生素E。

"调味奶"，调味之余待分辨

不管是蛋白质含量、细菌总数，还是风味，都不仅仅代表着这些指标本身。它们还反映了奶牛的健康状况、生活环境以及牛奶处理过程中的卫生程度。人们知道细菌总数高的鲜奶不适合用来做巴氏灭菌奶。许多人认为原因是巴氏灭菌不完全，不能使细菌降到指标合格；或者认为是因为把细菌总数降到合格所需要的成本太高而不去做到。实际上，我们并不需要增加多少灭菌成本就可以把菌数降至"合格"。

但是，总菌数高的鲜奶，伴随着很多异味，这是灭菌所无法去除的。如果不加香精进行调味，就无法掩盖劣质牛奶的"本味"。巴氏消毒奶一大优势就是保持牛奶的"原味"。对于不允许添加任何成分的"纯牛奶"，包含各种异味的"原味"就很难被接受。许多"调味奶"，通过外加糖和香精来调味，可以把异味掩盖。这样，原来的奶味是什么样的，也就无从知道了。而"常温奶"在经过超高温处理之后，牛奶本身的味道会发生比较大的改变。原来的异味，也就不那么突出了。

国外的"巴氏鲜奶"，使用标准化的饲料，尽量减少了"奶味"。从挤奶到巴氏灭菌的过程中，卫生条件控制很严格，细菌总数控制得很低，从而避免了异味的引入。这样的"纯牛奶"，虽然不再"香浓"，但是可以始终如一地保持"平淡"。

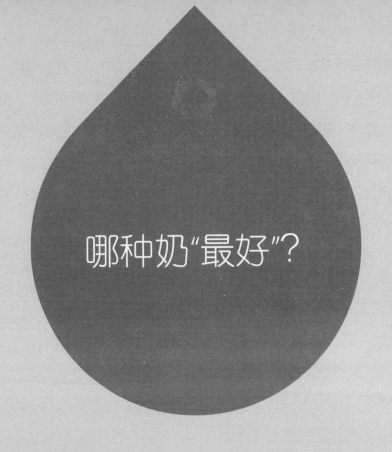

哪种奶"最好"？

　　牛奶实在是让人爱恨交加。一方面，人们希望通过喝奶来补充营养。尤其是孩子，父母们总是希望给他们"最好的奶"，以至于各种通过炒作名词来进行忽悠的"高端牛奶"能大行其道。另一方面，层出不穷的牛奶事件以及"牛奶有害说"又平添忧心忡忡：牛奶，到底喝还是不喝？

　　于是，各种其他动物的奶——比如羊奶、水牛奶、甚至骆驼奶，出现在人们面前的时候，往往会伴以"比牛奶更有营养"、"最好的奶"、"奶中之王"等鼓动。不管是差钱还是不差钱的人们，这都是巨大的诱惑。

　　于是经常有人问：哪种奶"最好"？

　　要评价奶的"好坏"，首先得有一个标准。这个标准可以是"更接近人奶"，也可以是"含有更多营养物质"。

　　各种动物的奶都是那种动物的幼崽最适合的食物。但最适合那种动物的，并不意味着适合人类。从这个意义上来说，"最好的奶"应该是最接近母乳的奶。按照这个标准，没有一种动物的奶是合格的。与牛奶、羊奶、水牛奶或者骆驼奶相比，人奶的蛋白质含量低，只有牛奶的三分之一，水牛奶的四分之一左右，而乳糖含量却要高得多，此外多种矿物质的含量也相差较大。所以，对于以奶为主要营养来源的婴儿，不管哪种动物的奶都"很差"。以模仿母乳为目标，"人工调配"出来的婴儿配方奶才能够"接近母乳"。

不过动物的奶往往是给大人或者大一些的孩子们喝的，也就用不着考虑"接近人奶"的标准。"营养价值是牛奶的几倍"也就成了最常用的广告词。

这种说法本身，也还是忽悠。"营养价值""营养成分"都是很空泛的词。如果把奶中的固体物质都当作"营养成分"，那么牛奶和羊奶差不多（羊奶通常指山羊奶，绵羊也产奶，成分跟山羊奶相差还较大，但是不常见），稍微高于10%，骆驼奶最高可接近15%。水牛奶则更高，不过一般也不超过20%。如果以此为指标，那么牛奶和羊奶接近，水牛奶可以达到牛奶的1.5倍，骆驼奶介于它们之间。

以固体含量为指标也并不合理。营养成分是人体需要的食物成分。当人体缺乏某种成分，那种成分就"有营养"；如果一个人的总体食物中那种成分过多，它就成了负担。比如说脂肪，奶中主要是饱和脂肪。按照科学界的主流看法，饱和脂肪会升高血脂以及胆固醇含量，不利于心血管健康。此外，脂肪的高热量也不利于控制体重。在这个意义上，脂肪含量越低的奶"越好"，这也是现在营养学推荐喝脱脂牛奶的原因。未经脱脂的奶中，水牛奶的脂肪含量能够达到8%，而牛奶中一般不超过4%。在相同的固体基准上相比，水牛奶的脂肪也还是要多于牛奶。按照这个标准，牛奶羊奶又会优于水牛奶。

对心血管健康来说，胆固醇含量是一个更引人关注的指标。每100克牛奶中含有14~17毫克，100克羊奶在11~25毫克之间，而100克水牛奶中在10

毫克以下。如果只考虑这个指标，则水牛奶又会胜出。

对于很多人来说，喝奶是获得蛋白质和钙方便实惠的途径。原奶中的含量与饲养条件紧密相关。商业化的牛奶，蛋白质含量有比较恒定的控制标准，一般在3%左右。骆驼奶和水牛奶商业化程度不是那么高，比如骆驼奶，可以低到2.5%，也可以高到4.5%。而水牛奶的蛋白含量，典型值是4.5%。至于钙，牛奶羊奶中的差别不大，骆驼奶和水牛奶中的含量要高一些，大致跟他们的蛋白质含量成比例。也就是说，如果从蛋白质和钙的角度来考虑，100毫升的水牛奶大致相当于150毫升的牛奶。

奶中含有一些矿物质和维生素。不同动物的奶，甚至相同动物但是不同养殖条件所生产的奶，其中的含量可能相差很大。这种奶含这种成分多，那种奶含那种成分多。不同的人所稀缺的种类不同，也就更难来比较哪种奶"更好"了。

不管是牛奶、羊奶，还是骆驼奶、水牛奶，都是不错的食物，都能为人体提供优质的蛋白质，都是摄取钙很经济方便的途径。它们的成分不尽相同，但是奶毕竟只是食谱的一部分，对人体健康真正起作用的，是人们的总体食谱。所以，这些奶之间的不同对人体健康有什么样的影响，很难进行简单的比较。商家炒作某种奶"更有营养"，甚至某种奶"最好"，跟炒作"高端牛奶"一样，仅仅是断章取义的忽悠而已。

作为消费者，除了需要关注食物中营养成分的浓度，更需要关注它们与价格的比值。人体需要的不是"浓度"，而是"总量"。比如说蛋白质，如果花同样的钱买到的牛奶和水牛奶一样多，那么水牛奶"更好"；如果买到的牛奶是水牛奶的2倍，那么牛奶就"更好"。

食品色素，
在民意与科学之间

用色素来改变食物颜色并非现代食品工业的创造——在中国，早就有用蔬菜汁来染色鸡蛋羹的做法。不过，合成色素的应用，确系现代食品工业发展的结果。跟其他现代食品工业的技术和成分一样，合成食品色素自诞生那天起就充满了争议。

许多人认为食品色素仅仅是改变颜色，只有"悦目"的作用，而事实并非如此。人们吃饭，"好吃"是很重要的一个方面。而食物的颜色，会改变人们的味觉体验。现代食品技术中，有一个领域就是专门研究食物的各种性质如何影响人们对食物的感受。成分和加工过程完全相同的食物，仅仅是所采用的颜色不同，就会导致人们对它的评价显著不同。此外，现代社会追求商品的标准化。对于食品来说，原料的不同会导致成品的颜色略有不同。如果是家庭自制或者餐馆现做的食品，这样的不同也不会有大问题。而在加工食品中，就难以让人接受——同种食物昨天买的跟今天买的肉眼就能看出不同，多数消费者难免怀疑产品的质量。

用食品色素来增加食物的吸引力、实现食品的标准化也就成了常规的操作。在大规模工业生产中，用蔬菜汁来染色那样的"传统智慧"难堪大用，即使是提纯的"天然色素"用起来也困难不少。首先，天然色素制取成本高，自然也就价格不菲。其次，天然色素往往不够稳定，在食品的加工和保存过程中容易褪色。

在成本和稳定性上，合成色素显然具有巨大的优势。但是跟任何"非天然"的食品成分一样，这些从石油产品制造而来的东西，在安全性上会受到更多的关注。在美国，合成色素的管理比其他的食品添加剂还要更加严格。目前，美国只有9种合成色素可以用在食品中，其中还有1种只能用在水果皮上。好在不同的颜色可以通过几种基本的颜色调和出来，所以这几种色素也就够用了。这些色素的安全标准的制定，是通过喂给动物不同的量，找出没有任何异常的最大剂量，把这个剂量的1%作为人体的安全上限。然后根据这个安全上限，以及人们每天可能摄入某种食物的最大量，来确定该种食物中允许使用的最大量。

一般而言，这样制定的安全标准还是相当谨慎的。不过，人跟动物毕竟不同，不确定性依然可能存在。20世纪70年代，有一位儿科医生宣称儿童的行为与食品色素的摄入有关。美国药品与食品管理局审查了当时的科学文献，认为合成色素可能对某些儿童有不良影响，但证据不充分，还需要更多的研究才能对合成色素做出进一步决定。

此后，关于"合成色素导致儿童多动症"的观点此起彼伏，美国的学术和管理部门也做过一些审查，结论依然是没有证据支持。2007年，英国南安普敦大学发表了一项随机双盲对照研究。这项研究做了两组实验，一组是三岁儿童组，一组是八九岁儿童组，在6周时间内给他们吃3种其他成分相同的饮料，其中两种含有苯甲酸钠和4种合成色素。通过观察这些孩子在喝不同饮料期间的表现，给出一个衡量"注意力与多动状况"的评分。最后统计发现，合成色素与苯甲酸钠的组合在一些情况下会导致小朋友们注意力下降及多动。论文发表在世界医学领域非常有影响力的《柳叶刀》杂志上，引起了巨大关注。

2008年3月，欧洲食品安全委员会发表了审查结论，认为这项研究只提供了非常有限的证据来说明这些添加剂对于儿童的活动与注意力有微弱影响。然而，这一微弱的影响有什么实际意义并不清楚。比如说，在注意力和活动情况上的这一微小改变是否会影响小朋友的学校活动或者其他智力发育呢？此外，两种添加剂的组合在两个年龄组的小朋友中，实验结果并不一致。该委员会还指出了这项研究的其他一些缺陷，最后的结论是这项研究只说明某些孩子对包括合成色素在内的食品添加剂比较敏感，而不能推广到普通人群，也不能归结到某一种特定色素上。因此，他们认为这项研究不能成为改变这些合成色素和苯甲酸钠安全标准的理由。

不过，2009年，该委员会调低了南安普敦研究中所涉及的6种色素中3种的安全上限。但特别指出了调低上限与该项研究的结论无关。2010年7月，他们要求含有那6种色素中任何1种的食品，都要在包装上加上一条警告信息，说可能会对儿童的活动与注意力有不良影响。

在2008年，美国的一个消费者权益组织"美国公众利益科学中心"提请食品与药品管理局禁止能够加到食品中的那8种合成色素。他们同时提请在做出最后的禁用决定之前，要求使用者加上类似欧洲的那条警告标注。管理局拒绝了这一要求，申明按照美国的现行法律，自己无权仅仅因为消费者的"民意"来做决策。他们认为，禁用或者警告信息，必须建立在科学证据的基础上。此外，美国还向世贸组织表达了对欧盟要求警告标注的"关切"，认为欧盟的要求并非基于充分的科学证据。

可以说，在如何管理合成食品色素的问题上，科学证据和消费者的要求发生了冲突。在欧洲，消费者的"民意"占了上风；而在美国，主管部门认为科学证据比"民意"更重要。

有意思的是，美国只要求注明所使用的合成色素，不要求警告标注，但是南安普敦研究中所使用的6种色素中有3种本来就没有在美国获得使用许可。而欧盟虽然要求警告标注，但也还是允许使用。

实际上，谈及合成色素的安全性，色素中可能的杂质也许比色素本身更加重要。在美国，色素的安全审批是每批进行的。也就是说，生产厂家每生产一批产品，都要把样品送去检测，合格了才能够被管理局批准销售。而他们的批准，是针对那一批产品，而不是该厂家生产的那种色素，更不是那种色素本身。

在中国，这几种色素是允许使用的。美国对于人们的合成色素摄入量进行过评估，结论是美国人平均摄入量远远低于安全上限。即使是摄入量达到全民平均值的10倍，也还是大大低于安全上限。考虑到中国人群中食用加工食品的量大大少于美国，可能摄入量距离超标也还比较远。但"色素的生产是否严格执行了生产规范""最终产品是否合格"是中国的食品色素更加值得关注的问题。

考虑到孩子们需要比成人更高的安全系数，对于儿童食品采取更加保守、更加谨慎的态度是应该的。父母们不妨从以下几方面努力：给孩子养成良好的饮食习惯，享受"本色食品"，减少对加工食品的依赖，尤其是抵御各种零食的诱惑。

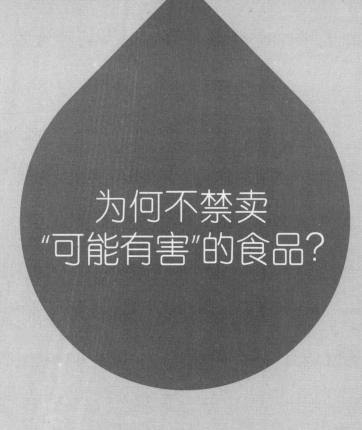

为何不禁卖
"可能有害"的食品？

　　2010年7月，欧洲食品安全委员会决定，任何含有6种合成色素之一的食品，都必须加上一条警告信息，说可能对儿童的注意力以及活动情况产生不良影响。与此相应的是，美国一个消费者权益机构也在2008年向药品与食品管理局提出：禁止合成色素在食品中的使用，在最终禁用之前加上"可能有害"的警告信息。

　　美国药品与食品管理局拒绝了该组织的提议，说无权仅仅根据消费者的"民意"来禁用某种成分，或者加警告标签。不仅如此，在欧盟的警告标签要求出台之后，美国方面还向世卫组织提出了"关切"，反对缺乏科学证据支持的管理规定。

　　实际上，这些消费者对于合成色素的担心都基于同一项研究。那项研究考察了含有几种合成色素与苯甲酸钠的饮料对儿童的影响，结果是可能有微弱的不良作用。不过，学术界认为这项研究本身有诸多缺陷，并不能证明"合成色素危害儿童"。

公众希望"绝对安全"的食品，对于任何"可能有害"的东西都"假定"有害而反对。但任何的食品成分，都不是"有害"、"安全"那样简单的黑白分明。"绝对安全"是无法证明的——任何食品都只是处在安全与有害两个极端之间的某个位置。

科学的作用，在于找出那个位置；管理部门的作用，在于如实地把那个位置传达给公众。传达的方式，有以下4种：

如果一种物质在通常的使用剂量下有明确的危害，那么它就在"有害"的一端。在法律上，它就会被"禁用"。

有的物质在一些研究中显示"可能"有害，但研究又不是那么完善。如果它没有足够的好处，也就会被当作"有害"处理了。如果这种物质会带来相当大的好处，会有一些消费者喜欢，那么就会允许使用，但是强制要求注明它"可能有害健康"。这样，对安全要求高的人可以避免，而看重它带来的好处的人也可以得到满足。这就像香烟可以销售，需要注明"吸烟有害健康"。在食品管理中，欧洲的这个合成色素警告就是一个。20世纪后期，美国对于糖精也曾经采取过这种方式。

实际上，绝大多数的食品添加剂或者食品成分，都是在一定剂量下安全，高剂量下出现危害。还有一些食物成分，对一部分人有害，比如花生、牛奶、鸡蛋等各种过敏原。对于这些情况，法律所作的就是，保证公众知道他们所买的食物中含有这些成分。至于是否愿意接受这些成分，就交给消费者自己选择。在中国，人们往往觉得"如果有疑问，就不该允许用"。这固然能够保护一部分人，但是对于那些愿意接受较高"风险阈值"的人并不公平。比如反式脂肪，没有已知的好处，吃得过多还有危害的，按理说应该是完全禁用的了。

但是，它让某些食品具有更好的稳定性和口感，依然有人愿意去接受。在美国，这样的成分跟盐、胆固醇一样，采取强制标明含量的规定。公众可以用钱投票，生产者也会有动力去开发降低甚至不用这些成分的食物。

在上述三种情况之外，对于那些人们"确信"安全的食品成分，也就不要求进行标注和说明，比如泡菜里加了点糖，面包里放了点碱之类。

除了食品成分本身的"安全"与"有害"不是黑白分明，人类对事物的认识也是有限的。法律与管理，都只能基于已知信息。科学研究与法律监管，都无法为人们提供"绝对安全"的食物。科学的价值，在于找出食物在"安全—有害"坐标上的位置；法律的作用，则是保证消费者得到正确可靠的信息。

可乐中的致癌物值得担心吗?

2012年3月,可乐再次遭遇"致癌危机"。前文提到的消费者权益保护组织"美国公众利益科学中心"发布了一份公告,宣称在可乐中发现了大剂量的致癌物4-甲基咪唑。该组织以此向美国食品药品管理局(FDA)施压,要求禁用含有该致癌物的焦糖色素。

焦糖色素是什么?

可乐需要使用焦糖色素,这是一种人工合成的色素,基本的制造原理是"焦糖化反应",就是把碳水化合物进行高温加热,得到棕褐色的物质。烤面包的时候表面变色即这种反应的结果。焦糖色素是组成复杂的混合物,现在也没有完全搞清楚它详细的产生机制与组成。

工业上生产焦糖色素经过了反应条件的优化,跟烤面包有较大不同。除了加入碳水化合物和加热,还会加入其他助剂来控制反应的方向,获得不同的产物。 按照反应原料和条件的不同，焦糖色素被分成了4类。可乐中使用的是第4类。第4类焦糖色素在生产中使用亚硫酸铵作为助剂。它对酸有很好的稳定性，因而才可以用于可乐这类酸性饮料。亚硫酸铵会导致一些副反应的发生，4-甲基咪唑就是其中的一种副产物。

安全性如何？

科学界对焦糖色素的安全性研究相当充分。对第4类焦糖色素，国际食品添加剂专家委员会制定的安全标准是每天每千克体重不超过200毫克。对于一个成年人来说，相当于每天10克以上。因为它只是色素，用量有限，所以在食品中也就用不着"限量"。中国的标准是"按需使用"，而美国给予了"一般认为安全"的分类，意为厂家正常使用即可。加拿大、欧盟也都把它作为很安全的食品色素。

作为副产物，4-甲基咪唑在焦糖色素中的含量跟具体的产品有关，欧盟规定不能超过250ppm。针对4-甲基咪唑的安全性也有过不少研究。较早的研究发现不良作用的剂量都比较大，远远高于食品中可能的含量。"致癌"的担忧来源于2007年的一项研究。

这是一项比较初步的动物实验。它观察到了高剂量的4-甲基咪唑对"某些种类"老鼠的致癌作用，但并不是每种老鼠都发生了癌变。它没有提供致癌的机制，也无法推知在人体中的情况会如何。

同一研究，不同解读

根据这种不确定性较多的大剂量动物实验结果，来估计小剂量下对人体的影响，是一件比较困难的事情，一切都只能基于各种"假定"来进行计算。同一项研究，不同的专业人员和机构，会采用不同的"假定"，就会得到不同的计算结果。美国加州环境健康危害评估办公室的推测结果是"平均每天吃16微克4-甲基咪唑，一人一生中癌症发生风险会增加十万分之一"。这个"每天16微克"的"安全标准"，低于人们从可乐中摄取的4-甲基咪唑。

"美国公众利益科学中心"是一民间消费者权益机构，并不具有专业权威性。他们检测了可乐中的4-甲基咪唑含量，引用加州政府的那个限量标准，从而得出"可乐致癌"的结论。公平地说，他们是选择了对自己有利的一种专业解读，并非造谣。

然而加州的那个规定不仅受到了食品行业的质疑与反对，也没有得到其他权威机构的认同。美国药品与食品管理局发言人道格拉斯·卡拉斯（Douglas Kara）在一份电子邮件声明称，他们"不认为这种物质能给人体健康带来任何直接危险，只有当一个人每天喝1000罐以上的可乐时，才能引发与公共利益科学中心研究中啮齿类动物程度类似的致癌风险"。欧洲食品安全局也在2011年发表了一份"科学观点"，对焦糖色素的安全性进行了"重新审查"，结论是其中的4-甲基咪唑"不是问题"（原文为not of concern）。

还要不要喝可乐？

"美国公众利益科学中心"一直反对合成色素，多年来持之以恒地引用一些不成熟的科学研究结果来要求FDA禁用各种合成色素。这次的可乐事件只是他们的"再一次努力"。

根据目前这些研究结论，此"致癌指控"不大可能得到支持。从食品安全的角度来说，这些数据也不足以得出"禁用"的结论。当然，总有一些消费者会因为"万一他们是对的"或者"没有确切证据不等于不存在"而忧心忡忡。这本身也无可厚非。还需要注意的是，含有4-甲基咪唑的第4类焦糖色素并不只用于可乐。按照中国的食品添加剂国家标准，它可以用于糖果、饼干、调味料、饮料、酒、烘烤食品等二十多类食品中。如果一一拒绝，那么很多加工食品、饮料、酒类都不能幸免了。

可乐本身并不是一种好的饮料。不管含糖还是无糖，它都仅仅只是一种"好喝的水"而已。不喝，并没有什么遗憾；要喝，也不见得有什么危害。套用一句管理局常说的话：根据目前的信息，消费者没有必要因为"科学中心"的这一指控去改变自己喝或者不喝可乐的习惯。

后记

可乐公司后来发表声明，将采取新工艺新配方降低可乐中的4-甲基咪唑含量。态度和做法当然值得称道。不过，这仅仅是一种市场行为，一是为了打消公众的顾虑，二是显示企业"重视安全"的形象。许多人把这解读为"致癌的证据"，并不合理。食品生产商的目标是把更多的产品卖给消费者。所以，不管消费者的看法是否理性是否科学，他们都会去迎合。

食品添加：
"科学安全"
与"商品安全"

事件

2011年3月，上海一些超市销售同一个公司生产的三种馒头，这些看起来白白香软的小麦馒头、淡黄可口的玉米面馒头，却是靠着色剂染色做出来的。

2011年4月下旬，中国卫生部、农业部等有关部门公布了151种食品和饲料中非法添加物以及易滥用食品添加剂名单，其中有47种可能在食品中"违法添加的非食用物质"和22种"易滥用食品添加剂"。一连串名字容易让大家犯晕，通常人们把所有这些加到食物里的东西都称作"食品添加剂"。所以，每每有什么食品安全事件发生，都会带来许多人"食品添加剂太坏了"的声讨。

食品成分的安全包括三个层次的问题。"违法添加的非食用物质"是第一个层次：科学上的安全性。"易滥用食品添加剂"是第三个层次：使用上的安全性。此外还有第二个层次：具体商品的安全性。

被遗忘的以及被记起的

每次曝出食品里加了什么"非传统成分"，媒体和公众总会问：这东西对人体有什么危害？而媒体也就经常列出它的"巨大危害"。这对于一些明显有毒有害的物质，固然没有问题——比如说，克伦特罗、吊白块、工业酒精等。但这种思维也造成了错觉：如果一种东西"没有危害"，是不是就可以加了？想当年三聚氰胺被添加，也就是这种思维的恶果——最初，人们确实是认为它"没有什么危害"的。

判断一种物质有害很容易，只要它能对动物造成某种伤害就可以"定案"了。反之，要判断"安全"则很困难。实际上，一种东西是无法被证明"绝对安全"的。通常所谓的安全，是指经过了各种检测，我们有"足够强"的信心认为它不会有害。而很多物质，就像当年的三聚氰胺，如果没有用到食品中的需求，就不会有人去做这样的"各种检测"。所以，这些物质"没有证据显示对人体有害"，其实是"没有做充分的安全检测"。而一种称为"食品添加剂"的物质，必然是经过了这里所说的"各种检测"，没有发现危害才认定"安全"的。这种检测，不是由哪一个研究机构或者哪一个国家单独来做，而是全世界的科学家们都会做，发表的研究结果都会被放在一起审查。任何一项研究显示"有害"，就会引起更多更完善的实验来确认或者否认这种"危害"。如果不能否定它，那么就会认为它有害。只有有了充分的理由说明显示"有害"的研究不可靠，才会否定它。历史上最著名的例子就是糖精（见本章《糖精的风雨百年》一文）。

因此，一种添加到食品中的物质"到底有没有害"或者"有什么样的危害"，不应该是媒体和公众关注的焦点。这样的问题，应该交给科学家们去操心。而他们操心的结果，都已经写在国家标准之中。媒体和公众只需要关心"添加的这个东西是否符合国家标准"就够了——这更具有可操作性，也更可靠。如果符合，不妨认为是"安全"的；只要不符合，就可以判它"有罪"了。

这样的安全，只是"科学上的安全"，因为国家标准里的只是一种"理论上的物质"。而一种具体的商品是否合格，是另一回事。比如说，在正常使用的前提下，盐和酒都是安全的。但是具体到一包盐或者一瓶酒是否安全，还取决于它们是如何生产出来的。盐和酒精都可以作为工业原料。工业级产品中可以存在一些有毒有害的杂质，生产成本也就要低得多。如果不法商贩使用这些工业级的产品来当作"食品添加剂"，其危害将不可估量。比如用工业酒精"勾兑"的酒，可能含有甲醇，少量甲醇就能导致失明甚至死亡。即使是专门为食品生产的"添加剂"，也还是有生产不合格的可能性存在。比如酱油，如果用了霉烂的大豆，或者生产过程中混入了大量"杂菌"，那么生产出来的产品也就是不合格的。这样，"科学上安全"的酱油，就产生了"商品上不安全"的产品。可以说，这种商品上的不安全追究不易，危害也更大。

"易滥用食品添加剂"首先得是在科学上和商品上都是安全的食品添加剂，只是在使用中违反了规范。比如"染色馒头"（见"事件"），所用的柠檬黄其实是合法的食品色素，可以用在许多食品中。如果产品合格，可以认为它是安全的。问题在于它不应用在馒头上，所以超出了其使用范围，属于一种"滥用"。其他常见的例子还有过量食用防腐剂。本来，防腐剂的使用应该是在灭菌、包装、保存等"冷兵器"之外的一种"化学武器"，是要尽量少用的。不法厂家为了降低成本，减少了在其他防腐手段上的努力，通过大肆使用防腐剂来代替。这样就造成了超过规定用量的"滥用"。

结论：在食品添加剂的安全问题上，科学只能解决科学层面上的问题。具体到公众所购买的食品是否安全，"科学安全"的问题往往吸引了过多的关注。这其实并不应该——一种物质在科学上是否安全，查看国家标准就足够了。更为关键、更值得关注的应该是：商品是否安全？使用是否规范？而这涉及到监管的一层，才是我们真正的困境。

被遗忘的以及被记起的

如果没有了
食品添加剂

　　有人在网上搞了一个"是否禁用面粉增白剂"的调查，结果是9成以上的参与者要求禁用。这给了主管部门巨大的压力。有评论家说：如果搞一个"是否禁用所有的食品添加剂"的调查，估计要求禁用的人数也会占优势。在公众对食品添加剂充满恐慌的当下，来假想一下这个问题就会相当有趣：如果没有"添加"，食品将会怎样？

　　我们不妨走进超市去看看。

　　熟肉制品显然是没有了，比如火腿肠、香肠、熟肉罐头等。因为肉制品中容易生长致病细菌，所以会加入防腐剂。为了口感良好，需要加入一些磷酸盐之类的东西保水。为了保证口味，需要加入一些香料。没有添加剂，现代版本的这些熟肉制品都无法生产。或许，也可以用"传统"的办法生产一些香肠，用火烤干或者风干。或者，把肉用油炸过之后，密封起来。这些"不用添加剂"的做法，倒也能吃，不过它们往往需要加入很多盐，腌制之后也会产生一些致癌物。发明这些办法的祖先当然没有为此"得过"癌症，不过原因之一，是他们只会得"疑难杂症"，而不知道癌症；二是，他们的寿命比较有限，往往没到得癌症的时候就已经去世了。现代科学的统计数据和实验已经证实：这些"传统""无添加"的肉制品，会明显增加得癌症的风险；而所使用的添加剂，只是"莫须有""潜在"的可能性。

肉制品吃不成了，那么买点饼干糕点之类的干粮总可以吧。很遗憾，这些东西也没法生产。且不说为了易于保存加入的防腐剂，为了好看使用的色素，为了口感良好加入的增稠剂等，即使现做现吃的馒头或者面条，也还是需要面碱才能做出来。虽然先人们可以从湖水、泉水甚至草木灰中得到"天然的面碱"，但是它们的化学结构跟"工业合成"的一模一样，也还是食品添加剂。更糟糕的是，这些"天然物质"中，还可能附带着砷、铅等重金属成分。虽然这些有毒物质的含量不一定得到"有害剂量"，可是跟工业生产、有良好质量控制的"面粉改良剂"相比，毕竟"潜在风险"还是要大多了。

现成的吃的东西没有了，喝的就更没有。超市里的饮料，防腐剂、保鲜剂、乳化剂、香精中的一种或几种都不可缺少。如果都没有，那就只能是水了。而"纯净水"，其实也并不"纯净"——它必须经过灭菌处理。任何的灭菌技术，总会有一些"助剂"残留下来。虽然"助剂"不是食品添加剂，但是它们的作用差不多，都是为了实现某种特定功能而使用的"化学物质"。添加剂没有了，助剂也不该存在。

实际上，没有了食品添加剂，几乎所有的加工食品都将无法存在。当然，加工食品带给人们的只是方便，没有了也不会饿着。就费点工夫，多花点钱，去大排档或者餐馆吃吧。

可是，不说餐馆了，连胡同口的早点摊都没法经营了。比如豆腐脑，必须要有"凝固剂"，不管是石膏、卤水还是更新的"葡萄糖酸内酯"，都是食品添加剂。像石膏和卤水这样的东西，还是"化学工业原料"。而葡萄糖酸内酯，更是"没有经过几代人的检验，谁能保证一定不会有问题？"不仅豆腐脑、豆花、豆腐以及以豆腐为原料的各种食品，也都将成为"非法食品"。

早点也就只能喝点豆浆或者粥了，加点油条或者馒头也不错。不过，馒头必须要用点碳酸氢钠或者碳酸钠，都是化工产品，显然也不能用了。而油条更糟糕，传统的油条用明矾，本来就含有铝这样的"神经毒剂"——虽然说量小，但是反对一切食品添加剂的人们最常用的理由就是"有害的食品添加剂怎么能够允许使用"，明矾毫无疑问需要禁止。而那些后来开发出来的"无铝油条"，就需要更多其他的"发泡剂"。包子馒头油条都不能吃了，面食里大概还能留下死面疙瘩。

加工食品没有了，那么买点原料回家自己做总可以吧？一般而言，自制食品确实不需要很多食品添加剂。不过，因为所有的食品添加剂都被"一棒子打死"了，还是会有许多麻烦。除了豆腐面食不能做了，不知道糖、醋、盐之类的东西是否还存在——从化学角度，它们跟其他的食品添加剂并没有本质区别，如果"法律面前人人平等"，它们也将成为非法产品。

所以，你该明白了吧，倘若"消除掉一切食品添加剂"，就真正得发愁"还有什么东西可以吃"了。

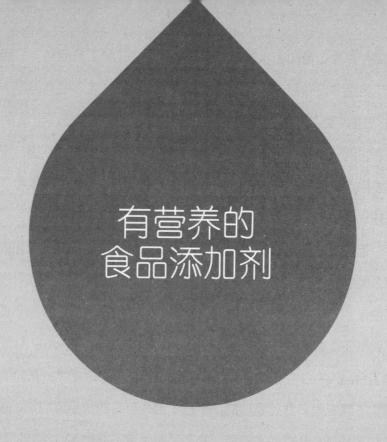

有营养的
食品添加剂

欧洲有做梨子酱的传统。但去皮捣碎的梨很快就会变成褐色，不仅难看，味道也会受到影响。有经验的主妇会在其中加入一些柠檬汁，梨子酱就能保持"新鲜"的颜色。

不仅是梨，苹果、香蕉、土豆等去皮之后，都会很快变色。现在人们知道，水果蔬菜中都含有含量不等的多酚化合物。去皮后，这些化合物就暴露在了空气中。它们很容易被氧化，生成一类叫做"醌"的化合物。而这种化合物很容易互相连接，成为"褐色素"，从而使这些食物变色。此外，许多多酚化合物被认为"营养价值高"，变成褐色素其价值也就失去了。

而柠檬汁中含有大量的"抗坏血酸"。它可以把"醌"还原为初始的多酚状态。也可以直接被氧化，从而消耗掉多酚周围的氧气，以此来保护多酚免受氧气的攻击。这样，抗坏血酸牺牲了自我，保护了脆弱的多酚保持本色。而像柑橘、柠檬这样的水果，本身就含有大量的抗坏血酸，也就不会变色了。

这里的柠檬汁，起到的作用就是食品添加剂中"抗氧化"。在食品工业中，用柠檬汁效率不高，又很麻烦。知道了它的作用机制，人们当然就可以直接添加抗坏血酸了。在超市销售的果汁和蔬菜汁中，很多就添加了抗坏血酸来保持外观和风味。

它的作用不仅于此。在熟肉制品中经常会加入亚硝酸盐。亚硝酸盐有两种作用：一是与肌红蛋白反应，使之呈现诱人的红色；二是抑制细菌生长，实现防腐功能。抗坏血酸的加入，可以促进前一个反应的进行，从而加快"发色"的进行。许多人认为亚硝酸盐是一种"致癌物"。其实，它本身并不致癌，而是它与肉中的氨基酸反应，生成的亚硝胺才是致癌物。如果肉中同时加入了抗坏血酸，它就会抑制这一转化过程的发生，从而降低亚硝酸盐"可能"的致癌风险。在不需要亚硝酸盐的肉类食品中，有时也会加入抗坏血酸。因为肉中总是会有脂肪，在保存中也会被氧化。油脂氧化会释放出许多挥发性的小分子，产生不好的味道，最突出的就是通常所说的"哈喇味"。如果加入了抗坏血酸，它也是抢先消耗周围的氧气，从而保护油脂不被氧化，有助于保持肉味的"新鲜"。

在面食加工中，有一类食品添加剂叫做"面粉改良剂"。它们的作用是让面团更加筋道。面团的筋道取决于面粉中的谷胶蛋白互相连接。谷胶蛋白中有许多"巯基"——就是带着一个氢原子的硫原子。在揉面的过程中，两个巯基碰上了，各自的那个氢原子可能逃走，剩下的两个硫原子就会互相连接起来，形成所谓的"二硫键"。当大量的二硫键形成，面团中的谷胶蛋白就形成了一个巨大的网络，把水和淀粉网在其中。在加热的时候，面团中会产生许多气泡，也被这些网络笼络住不让逃跑。这样，就形成了蓬松的馒头或者面包。（关于面粉改良剂的详细解释，参阅本书第1章《蓬灰，拉面的科技》一文。）

抗坏血酸本身很容易被空气氧化，生成的产物叫做"脱氢抗坏血酸"。这些脱氢抗坏血酸并不甘于"败家"，会去夺取别人的氢原子来重建家园。谷胶蛋白上那些巯基的氢原子，以及本来保护巯基的另一种叫做谷胱甘肽中的氢原子，都是它们掠夺的目标。前面说，揉面的过程中巯基上的氢原子会跑掉，从而形成二硫键。而脱氢抗坏血酸的出现，则是赤裸裸的抢劫。当氢原子被抢走，巯基们也就只好互相结盟形成二硫键了。所以，在面团中加入抗坏血酸，也能够改善面团的性能，蒸出更好的馒头。

大多数情况下，食品添加剂都是像前面所说的这样，改善风味、口感，增加食品稳定性等，本身并不具有营养意义。但是抗坏血酸并不属于这个"大多数"。在作为食品添加剂的时候，它通常被叫做"抗坏血酸"。而它本身也是人体需要的营养成分。在谈论其营养价值的时候，通常就用大家熟悉的名字——维生素C。

我们知道维生素C不稳定，空气、光照、加热、与金属容器接触，都会使它失去活性或者分解。但是，正是它的这种不稳定，使它具有了良好的"抗氧化性"。在体内，它保护细胞免受氧化损伤。加到食品中，它舍己为它先被氧化，从而保护食物中的其他成分。在许多不得不进行加热、压榨从而导致维生素C损失的食物中，通过添加的方式来弥补损失，也就比"无添加剂"的相应食品有更好的营养价值。

从益生菌到比辛：
"骗子"到"英雄"
的转身？

防腐剂大概算食品添加剂中最受诟病的种类。对于那些追求"纯天然"的人来说，"防腐剂"就意味着"有害"，而"化学防腐剂"更是"恶贯满盈"。然而，对很多食品而言，不进行"防腐"就无法长时间保存。于是，"天然防腐剂"就有了巨大的号召力。只要宣称"不含防腐剂"，就可以卖出很好的价钱来。最近发现的"比辛"，被称为"全天然的保鲜剂"，一经披露就引起了巨大关注。

比辛到底是什么东西？它特殊在哪里？真的能终结"化学防腐剂"吗？为了回答这些问题，我们从细菌说起。

细菌与杀菌剂：魔与道之争

细菌在自然界中几乎无所不在。虽然人类对它们的认识算得上相当深入，不过要是考虑到它们的复杂程度，也就只能算是管中窥豹。

好在多数细菌与人类相安无事。哪怕是待在人胃肠中，也基本上是低调做菌，让绝大多数人意识不到它们的存在。

不过，就像人类不会有大同世界，细菌中也总还是有一些"不能名垂青史，也要遗臭万年"的恐怖分子。它们在各种地方出没：在食品中，就让营养物质腐败变质；吃到体内，就让人生病；遇到了伤口，就导致感染。人们对细菌的印象往往也就由这些"活跃分子"来产生。这就像喜欢"地图炮"的人们，会因为某个地区出小偷或者假货，而给那个地方贴上标签一样，细菌往往也就因为那一部分活跃分子而成了人们要"剿灭"的对象。

但细菌的世界实在太大了，它们抵抗打击也各有神通。虽然人类很聪明，对任何一种具体的细菌都能对症下药，碰上"多国细菌"联合来袭的时候，"一一化解"的方式仍然难免捉襟见肘。在跟细菌的斗争中，人类需要的是"见鬼打鬼，遇佛杀佛"的浑不吝。在科学术语上，这样的浑不吝，被称为"广谱"。而能够杀灭细菌或者抑制细菌生长的物质，在食品上，通常称为"防腐剂"；而在医药上，杀菌也至关重要。

不过，再广谱的杀菌剂（或者抗菌剂），往往还是只对一类细菌有效。遇到了对其攻击力免疫的细菌，也就无能为力。许多人很困惑：为什么会有那么多的防腐剂，有时候一种食品里还会用上不止一种？原因就像打仗：当敌人是立体防御的时候，你也只能进行立体攻击。

对细菌有一个最粗略的分类，就是把细菌进行"革兰染色"。染完之后显示为紫色的，称为"革兰阳性菌"；粉色或者红色的，称为"革兰阴性菌"。二者在细胞结构上最大的区别在于：前者有很厚的细胞壁，而后者有一层坚韧的外膜。这层外膜能够挡住一些抗生素和溶菌酶的袭击，使得它们更难杀灭。

除了细菌种类的不同导致的抗菌性，细菌本身还是"适者生存"的典

被遗忘的以及被记起的

范。哪怕是受到有效抗菌剂的进攻，也会有一些细菌能够大难不死。这些劫后余生的细菌繁衍生息，最后就对这种物质"魔高一丈"了。这个过程，就被称为"抗性"的产生。人类与细菌的斗争，也就是不停地去寻找"一丈"之上的那"一尺"。

正如许多人担心的那样，杀菌剂（或者抑菌剂）既然能够对细菌有用，那么也可能对人类有危害。对于一种杀菌剂来说，杀菌需要一个"有效剂量"。不对人体产生危害，又会有一个"安全剂量"。如果有效剂量比安全剂量还高或者接近，那么用起来就比较危险；有效剂量比安全剂量小得越多，就越安全。

所以，衡量一种杀菌剂（或者抑菌剂）的好坏，最关心的指标就有了这几个：广谱性（能对付多少种细菌）；安全性（有效剂量与安全剂量之间的差距），以及导致"抗性"的速度。

以菌抑菌靠益生菌？

对于医药而言，人们对于成本和副作用的要求没有那么高，而对杀菌（或者抑菌）效果的要求则比较高。所谓两害相权取其轻，为了治病，多花点钱、适当承受点伤害，也可以接受。而在食品上，哪怕是"潜在的风险"，也会让人们不安。所以，防腐剂的特性，往往更加受公众关注。

前面说大量的细菌与人向来相安无事，一小部分不安分的为细菌世界惹来杀身之祸。实际上，也还是有一些细菌愿意做替天行道的英雄。一二百年前，人们就猜测酸奶中的某些细菌有助肠道健康。这一猜测，后来成为了名震江湖的"益生菌"。

益生菌的理念相当于"以菌抑菌"。就是通过扶植或者吃下一些"好细菌"，让它们去改变细菌的世界，尤其是打击"坏细菌"。为了实现这个目标，科学家们几十年来孜孜不倦地寻找这样的英雄细菌，然后去摸清这些考察对象的特性，比如：如何保证活性？要用多大的量才有效？效果有多明显？等等。

但是，要证实食物对人体健康的作用并非一件容易的事情。而且，在实验室里能够显示出效果的，生产成食品是否还能出现效果也很难说。关于益生菌的现实就是：一方面科学家们在热火朝天地进行研究；另一方面，商人们已经迫不及待地推出了产品。

缺乏科学的支持，无法进行有效的监管，市场上的"益生菌产品"，也就更多的是炒作。面对公众"这个东西到底有用没用"的质问，科学界始终难以给出"黑"或者"白"的答案。于是乎，商人们可以肆无忌惮地宣称"有研究表明，我的益生菌有ABCDE……的功效"。而揭露商业欺骗的人们，也就言之凿凿地断言"益生菌是忽悠、是骗子"。

不过，以益生菌为旗号的商品是忽悠，并不意味着这个科学概念就是骗子。科学家们对这种"可能有效，但是结果会受到多因素影响"的食物的研究，通常会有两种方式：通过动物或者临床实验，验证它的效果；通过分离出"有效成分"，搞清楚它的有效剂量，然后检测它在食物中的含量。

在这两种思路之下，乳酸链球菌的"英雄特质"得到了证实。虽然它不足以使益生菌的"骗子罪名"沉冤昭雪，不过为人类提供了一种优秀的防腐剂——乳酸链球菌素。

"全天然防腐剂"的先驱

1928年，在美国农业部的一个实验室工作的L. A. 罗格斯发现乳酸菌能够抑制其他细菌的生长。他深挖下去，发现这种抑制作用不是乳酸菌提高环境酸度产生的。再经过一系列实验，他得出结论：乳酸菌能够产生一种具有

被遗忘的以及被记起的

抑菌作用的物质。

后来这种物质被命名为Nisin，正式的中文翻译是"乳酸链球菌素"。对于普通人来说，这个名字可能有点难记，于是也有人把它叫做"尼生素"。1947年，英国科学家马锑克等人成功地把它分离了出来。对它的研究，也进入了一个新阶段。

这是一段34个氨基酸组成的多肽，有不同的种类。其中有一些非常规的氨基酸，比如羊毛硫氨酸或者其甲基化的产物。这种氨基酸最初是在羊毛里面发现的，因而被如此命名。而具有抗菌特性的这一类多肽也就被称为"羊毛硫抗生素"。

这一类抗生素的作用途径有两种：跟组成细菌膜的前体脂分子结合，阻止细菌膜的形成，从而抑制细菌生长；或者直接破坏细菌膜，导致细胞破裂。尼生素是第一个被发现的羊毛硫抗生素。它对于革兰阳性细菌具有广谱的杀灭能力，比如乳酸杆菌、葡萄球菌以及芽孢杆菌等。

20世纪50年代，人们开始琢磨把它作为杀菌剂使用。相对于化学杀菌剂，它具有相当的优势：能被消化、有效剂量杀菌所需的剂量远远低于可能有害的剂量。1969年，国际食品添加剂联合专家委员会批准了它作为防腐剂使用。到目前，世界上有超过50个国家使用它。

除了上面所说的安全、高效，它在避免抗生素抗性方面也表现优异。在被广泛使用了40余年之后，还没有发现细菌抗性的产生。作为"纯天然防腐剂"，其使用范围也就越来越广泛。目前，中国允许它用于奶制品、熟肉制品、罐头食品、方便米面制品、即食水产品、酱油醋以及复合调味品、饮料等食品中。

不过，尼生素也并不完美。比如革兰阴性菌有外膜的保护，它攻击起来就比较困难。后来人们发现，如果给它配备独门武器—— 一种简称为EDTA

的化学试剂，它也可以搞定一些革兰阴性菌。不过，在食品中，添加任何东西都会带来新的疑虑。尼生素，虽然可以算是杀菌世界一方豪杰，到底还是无法一统江湖。

实际上，后来还发现过许多羊毛硫抗生素。不过，由于各有局限，没有在现实应用中抢到地盘，或者还没有去逐鹿防腐剂的中原。

阴阳通吃的抗菌多肽

不久前，明尼苏达大学发布了一条新闻：该校食品科学与营养系教授丹·奥沙利文及其学生，发现一种高效安全的天然抗生素，称为"比辛"，并已经获得专利。

根据他们的专利，比辛是一种来自于双歧杆菌的羊毛硫抗生素。双歧杆菌是一种著名的益生菌——也就是可以补充到人体内，通过杀灭坏细菌或者分泌有益成分帮助人体的英雄细菌。作为益生菌，它有助于肠道健康。不过，根据目前的实验结果，它不能在人体的肠道中安营扎寨，而只能"千里不留行"。所以，要发挥它的"益生"作用，就得不停补充。

奥沙利文和他的学生分离出了比辛，并且测定出了它的氨基酸序列。他们进一步发现，与尼生素相比，比辛更具有超级英雄的潜质。首先，它不管是革兰阴性菌还是阳性菌，一律通杀。在食品中，引发安全事故最多的是沙门菌和大肠杆菌。它们都是革兰阴性。比辛对它们的打击能力，让它一下子超越了前辈。

此外，作为食品防腐剂，还需要有相当的稳定性。而比辛在开水中煮10分钟也不失活，在常温下被胰蛋白酶攻击24小时也依然强劲。

阴阳通杀的功力，加上良好的稳定性，使得比辛一出世就备受瞩目。而它来自于双歧杆菌的"纯天然"出生，又让它具有了格外的号召力。

"终结"还是"泯然"？

实际上，奥沙利文并没有发表关于比辛的论文。目前关于比辛的信息，都是来自于他们的专利和明尼苏达大学的新闻稿。而媒体对新闻的解读，似乎给人们描绘了一个旧时代的终结和新时代的来临：一种完美的"纯天然的防腐剂"，将会使得食品防腐不成问题，而且不会再有安全性的担心。虽然明尼苏达大学的新闻稿只是说正在寻求商业开发，而媒体报道就已经预测出"一年"（也有媒体预测"三年"）就会进入市场。

对于一些"钱景广阔"的发现，研究者先申请专利而不是发表学术论文，也算是常规。不过，需要注意的是，专利的要求跟学术论文并不相同。专利的核心是"新"，并不要求实验的完备、深入，以及数据精准。媒体认为由于它与尼生素同属羊毛硫抗生素，所以不需要安全验证就能上市，也很可能只是一厢情愿。比辛与尼生素的氨基酸序列与杀菌特性都有实质差别，很难想象美国药品与食品管理局会同意把尼生素的安全数据直接适用于比辛。

不过无论如何，这都是一个令人欣喜的发现。它最终会像媒体期待的那样成为"终结旧时代"的超级英雄，还是跟这个家族中的许多前辈一样最后"泯然众人矣"呢？

只能说：让我们耐心等待。

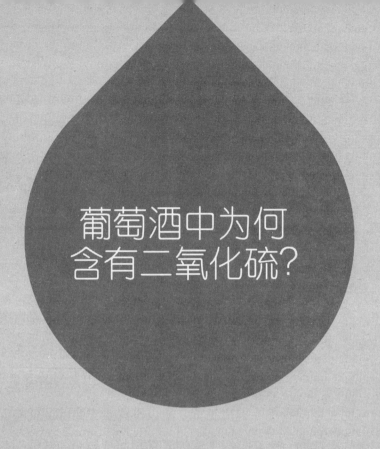

葡萄酒中为何含有二氧化硫？

随着食品营养与安全越来越受关注，越来越多的人开始阅读食品标签。喜欢喝葡萄酒的人发现，欧美的葡萄酒几乎都标注了"含二氧化硫"。为什么这个常常跟酸雨、空气污染物相关联的"有毒有害的化学物质"竟然堂而皇之地出现在了"典雅"的葡萄酒中？

葡萄酒里不得不用

要知道葡萄酒为什么含有二氧化硫，需要先知道葡萄酒是如何酿造的。

现在葡萄酒是由葡萄汁发酵而成。葡萄汁中有大量的糖，在发酵过程中酵母菌会把它们转化成酒精。所以，发酵越充分，转化就越完全，最后的成品中酒精就越多，糖就越少。

糖的残留量决定了葡萄酒的"干"度。比如，"干红"是指糖含量很低的红葡萄酒，而含糖量高的叫做"甜葡萄酒"。不同的"干度"和其他微量成分，比如单宁、多酚化合物等，构成了葡萄酒的千差万别。

葡萄汁的发酵是由酵母菌来完成，但还有一些杂菌也可以在其中生长。所以，要让葡萄汁按照人们的希望转化，必须得有一只"魔手"来控制它们。比如说，在葡萄刚刚榨出汁，还未发酵之前，需要"保鲜"，否则，人们扶植掌控的"好酵母"还没开工，葡萄汁中天然存在的细菌已经不甘寂寞，把葡萄汁破坏掉了。而另一方面，葡萄汁一旦开始发酵，就会有"不把糖吃光耗尽绝不收兵"的趋势。所以要想在成为"干葡萄酒"之前，留下一些糖，成为"甜葡萄酒"或者"半甜葡萄酒"，就需要提前终止酵母菌的活动。

即使酿造好了葡萄酒，事情也还没有完。一方面，葡萄酒中依然有糖（哪怕是干葡萄酒，也多少还是有点糖的），同样可以成为细菌的乐园。另一方面，终止酵母菌往往不能把它们赶尽杀绝，可能还会有一些劫后余生的幸存者。它们继续生长，会改变葡萄酒的口味。此外，也还可能会有其他把酒精转化成醋酸，把葡萄酒变成"葡萄醋"。在这种情况下，进一步灭菌是必不可少的。加热当然不行——加热固然可以灭菌，但也会破坏葡萄汁的风味，在葡萄酒酿造中并不适宜。所以，加入某种"保鲜剂"或者"防腐剂"，也就是不得已而为之的事情。

除此以外，葡萄酒的风味和传说中的"保健功能"，很大程度上取决于其中的抗氧化剂。而抗氧化剂的特点就是：自己容易被氧化。所以要保护这些成分的抗氧化活性，就需要加入更强大的抗氧化剂来做"护花使者"。

以上提到的"保鲜剂""防腐剂""抗氧化剂"，从技术角度来说可以通过不同的方式来实现。但是，在葡萄酒工艺的发展进程中，人们发现：原来二氧化硫可以单枪匹马搞定所有任务！

将二氧化硫用于葡萄酒中至少有几百年的历史，生产工艺发展到今天，也没有找到更好的替代方案。所以，不管人们对于二氧化硫有多大的疑虑，葡萄酒行业还依然广泛使用着它。

多少二氧化硫会有害？

除了少数反对一切添加剂的人，人们更关心的还是——加了这些东西，食物还安全吗？其实一切的安全与危害，都是建立在"吃了多少"的基础上。

实际上，在酵母发酵的过程中，会"天然"地产生一定量的二氧化硫。不过这个量比较小，不足以完成所有任务，还需要额外添加。这里添加的并不一定是二氧化硫气体（使用不方便），而可以是它的衍生产物——各种亚硫酸盐、焦亚硫酸盐、亚硫酸氢盐等。这些物质能够实现跟二氧化硫类似的功能，在计算它们的含量和使用量时，也是以二氧化硫的含量来作为基准。

在欧美，当葡萄酒中的二氧化硫含量超过10ppm，就必须标明"含二氧化硫"。由于天然发酵产生的量往往比这要高，所以几乎所有的葡萄酒都会有这一标注（不过他们并不要求标明具体含量数值）。至于葡萄酒中二氧化硫的上限，美国是350ppm，中国是250ppm，对于"甜型"葡萄酒或者果酒，中国放宽到400ppm。不过实际上，要实现所需功能，并不需要这么大量的二氧化硫，美国对葡萄酒检测统计的结果是平均100ppm上下。

国际食品添加剂联合专家委员会制定的二氧化硫安全摄入限是每天每千克体重0.7毫克。对于一个60千克的成年人，这相当于每天42毫克。假如按照100ppm的平均值来算，那么400毫升葡萄酒中就含有40毫克，接近"最高摄入量"了。

"安全摄入限"的意思是，不超过这个含量的二氧化硫，即使长期食用，也不会带来可见的危害。不过有一些人对二氧化硫比较"敏感"，类似于其他的食物过敏。这个"一些人"，美国的统计是普通人中1%左右，而哮喘病人大概会有5%。不同的人引发"敏感症状"所需要的量不尽相同，其症状一般为恶心、呕吐、腹痛、头晕、呼吸困难等，严重的也会危及生命。

它还用在哪里？

保鲜、防腐、抗氧化，并不仅仅是葡萄酒有这种需求，很多其他的食物加工中也会有这样的需求。二氧化硫（以及其他的衍生物），也就成了一种很有用的食品添加剂。

许多食物中含有酚类化合物，被氧化之后被变成黄褐色。而二氧化硫具有一定的还原性，可以让它们不变色，或者把色素漂成白色。像腐竹、竹笋这样的食物对此都有相当的需求。

从防腐的角度来说，二氧化硫的使用范围更为广泛。各种干制蔬菜水果、坚果、蔬菜汁、果汁、果酒中，都可以找到它的身影。

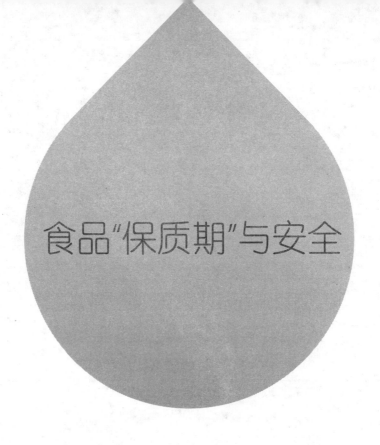

食品"保质期"与安全

有报道说英国一家叫做"威利斯"的博物馆里保存着一个113年前制作的蛋糕，除了颜色有点发黄之外，看起来完好无损。该报道还宣称"'古董'食物并非都不能食用。英国《镜报》报道，1974年，科学家研究从一艘1865年沉船上打捞的罐头食品后得出结论，这些食品依然能吃。1938年，有人把一罐保存了100年的小牛肉喂给猫吃，并未产生不良反应"。

另一方面，有商家销售临近过期食品的新闻引发了广泛关注。也有媒体揭露"保质期竟然由厂家自己定"，许多人难以接受。

保质期到底是什么意思？它与食品安全的关系，又是怎样的呢？

食品如何"变质"

每一种食物都有多种属性，比如外观、颜色、口感、味道、安全性等。

当我们说一种食品"合格"的时候，指的是它在各方面都符合我们的要求。或者说，厂家对产品有各方面的描述，不如说含有多少蛋白质、没有怪味、吃了不会生病等。这种描述，实质上是食品生产者对消费者的承诺。

现代社会，食品很难坚持"现做现吃"。尤其是加工食品，从生产到消费，要经过运输、分销等环节。所以，保存食品是不可避免的。任何食品在保存中，前面所说的很多方面都会按照一定的速度发生变化。在不同的食品中，变化最快的那种属性并不相同。比如奶、蛋、肉等生鲜食品，往往是细菌生长最先发生，然后才会有气味等方面的变化。饼干，一般是受潮变软，口感最先发生变化。而方便面，则可能是油先氧化，产生异味。细菌生长和油的氧化产生有害物质，而食物受潮变软则只是不好吃了。在食品工业上，这些都算是"食品变质"了。

消费者关注的食品属性首先是安全。食物的变坏最常见的原因是致病微生物的生长。它们的生长需要"种子"和合适的环境。自然环境中各种微生物无处不在，所以自然放置的食品中并不缺乏"种子"。它们生长的环境，必须要有适当的水分。只要食物足够干燥，就无法生长。晒干的粮食不会变坏，就是这个道理。一度盛传的美国一位女士把汉堡放了一年而没有变坏，最大的可能也是那个地区很干燥，在细菌和霉菌长起来之前汉堡已经晾干了，也就不会再变坏。蛋糕中的含水量本来不算高，博物馆中的那个蛋糕可能是比较快地失去了表层的水，因而环境中的细菌和霉菌无法在上面生长。而蛋糕经过了高温烘烤，内部的细菌几乎都已经被杀光，即使满足细菌生长的水分可以保持更长的时间，也可能没有"种子"而安然无事。

油脂氧化是影响安全的另一个比较重要的方面。油分为不饱和脂肪和饱和脂肪两类。一般而言，动物油脂中饱和脂肪的含量高，而植物油中不饱和脂肪的含量高。不饱和脂肪在空气中会被氧化，从而产生异味，其中有些成分还有害健康。博物馆中的那个蛋糕大概是用动物油脂做的，因而氧化变质不明显。不过，任何动物油脂中也还是含有一些不饱和脂肪，最终也还是会发生氧化。可以推测，博物馆中的那个蛋糕虽然看起来"完好无损"，但如果真正尝一下的话，味道大概不会太好。

生鲜食物，尤其是植物，在离开"母体"之后依然保持着"生命活动"。这些"生命活动"是通过一类称为"酶"的蛋白质来催化发生的。这些生化反应会导致硬的水果变软，甜的水果会发出酒味等。

除了这几种情况，食物"变质"还有失水、受潮、失去风味等。这些因素只是让食物变得"不好吃"，一般不会导致安全问题。

"保质期"保的是什么

一般情况下说的"保质期"，指在那个期限内，食品的任何一方面都没有发生明显的变化。换言之，"保质期"是厂家的一个承诺——在此期限内，食品的风味、口感、安全性各方面都会保证。如果出了问题，厂家需要负责。而过了保质期，并不意味着就坏了，只是厂家不再担保。有时候，食品过期可能只是外观不那么诱人，或者口感没有那么好……这样的食品，也还是能吃的。不过问题在于，它也完全可能是致病细菌数量很多了，吃了生病的可能性增高了。而且，你无法判断它发生了什么变化。

许多非加工食品（比如生鲜农产品）或者冷冻食品，没有"保质期"的要求，而采用"最好在某日期之前食用"的说法，英文是"best before"或者"best by"。它的意思不是说过了那个日期就不能吃了，而一般指某一方面不再是最好，生产者并不反对过期之后食用。与此相对应的，还有一个"used before"或者"used by"的日期。它的意义更偏重于：过了这个期限，出问题的可能性会大大增加了，生产者反对过期之后食用。此外，有些

被遗忘的以及被记起的

国家也把通常所说的"保质期"用"最好在……之前食用"的方式标注。

"保质期"是如何确定的

每一种食品都有一系列"控制指标",比如含水量、硬度、外观、细菌数等。此外,还有口味要求。从技术上说,保质期的确定是把一批食物按照需要的条件保存。每隔一段时间,拿出一部分样品,检测其所有的"产品指标"。只要有任何一项指标超出了设定范围,这种食品就算"变质"了。对于各项检测都符合要求的食品,一般还会进行口味评估。如果能够"尝出"明显的差别,也算是"过期"。通过这样的方式,来确定按照某种方法生产出来的食品,会在多长的时间内不会"变质"。这个期限,就是保质期。

不过在实际操作中,经常采取另一种方式。就是根据这种食品的产销周期,计算需要的保质期。然后把食品保存到那一个时间(实际上研发中会比那个时间更长,以增加"保险系数"),再进行分析检测。如果产品依然合格,就是用这个时间做"保质期"。至于它真正的保质期是什么,厂家就不关心了,因为它不需要更长的保证。如果不合格,那么就改进生产工艺来增加延长,直到合格。

同一种食品,技术好的厂家可以实现更长的保质期,这很常见也很正常。我国对于许多食品有国家统一的保质期,其实并不合理——在国家许可的保质期内,生产控制不好的食品同样可能变坏。这样,一个符合国家"保质期标准"的食品,完全可能是变质的。而对于那些下工夫改进生产工艺已延长保质期的厂家,国家标准反倒起了打击积极性的作用。至于厂家是否会乱标保质期,需要的是对其保质期内的食品是否合格进行监测。不合格的要重罚,导致消费者受害的,需要赔偿。在严格的监管之下,也就没有厂家敢乱标了。

过了"保质期"的食品还能不能吃

显而易见，食品的变质是一个连续渐变的过程。保质期内的"不发生明显变化"并不是说"没有变化"，只是变化的幅度能够被接受而已。食品成分或者其中的细菌，不会看着保质期按照我们的指示变化——它不会像许多人想的那样：在保质期之前，老老实实待着；过了保质期，一下子就变成了毒药了。而这个变化过程，又受生产工艺和保存条件的影响。比如说，采用巴氏消毒的牛奶，冷藏两周一般细菌还不会超标；而超高温灭菌的，常温下放几个月乃至几年都不会长细菌。即使是同一种食品，比如巴氏消毒奶，不同厂家的工艺控制条件也会使得变化的过程快慢不同。

需要注意的是，"保质期内不变质"需要遵循厂家的保存要求才能实现。否则，在保质期内食品也可能变质，而厂家也没有责任了。比如说，鲜奶保质期两周，是指没有开封而且冷藏的前提下。如果已经开盖，或者放在室温下，那么就可能很快变质，而厂家对此也没有责任。再比如饼干，在保质期内不开袋的话可以保持酥脆。但是如果开了袋，环境又比较潮湿，就会很快受潮变软，很难吃了。这种情况下，也不能追究厂家的责任。

保质期也好，过期日期也好，都只是一个控制标准。对于保质期比较长（比如几个星期甚至几个月）的食品来说，过期日期前一天与后一天不会有多大差别。这就像我国男性22岁可以结婚，但是22岁生日的前一天和后一天，一个人至少在生理上不会有什么差别。

所以，"过期食品能不能吃"的问题，答案就是：吃了不一定会出问题，但是出问题的可能性升高了。比如说，在保质期内，10000个之中难得有1个存在安全问题，真让你碰上了可以向厂家索赔。而过了保质期，100个之中可能也有99个是没有问题的，只是如果你碰上了另外的那1个，就只好愿赌服输。即使在保质期内，还是尽快吃完的好。

被遗忘的以及被记起的

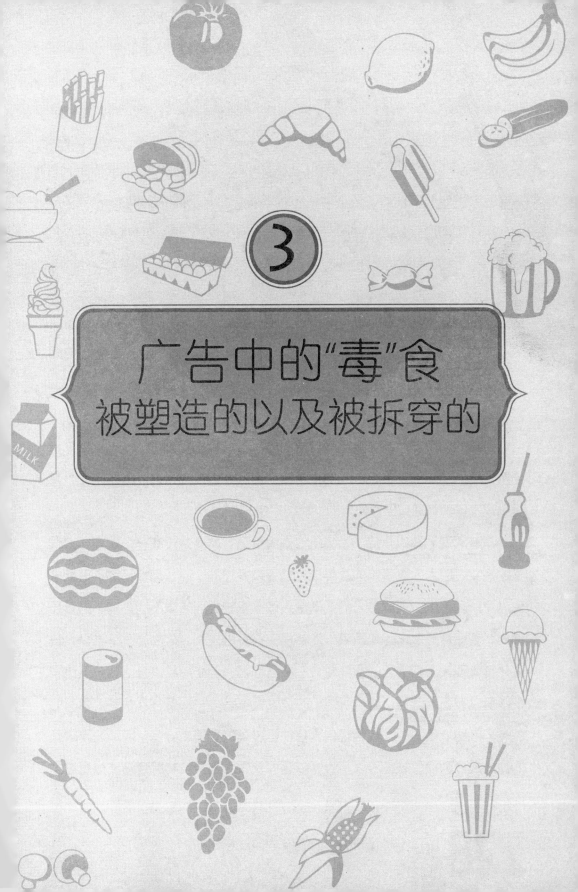

③

广告中的"毒"食
被塑造的以及被拆穿的

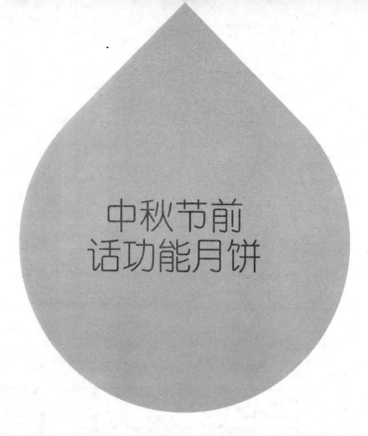

中秋节前
话功能月饼

每年的中秋节，都会掀起"月饼大战"，从拼历史到拼口味，从拼形状到拼包装。"买的人不吃，吃的人不买"也越来越成为常态。最近两年，甚至出现了多种宣称有保健作用的"功能月饼"。

常有人说"健康食品"，但是"健康食品"本身并没有一个法定或者科学的定义。因为人体所需的营养成分是复杂多样的，而任何食品都不可能单独满足所有需求。通常，人们把满足人体需求较大而带来不利影响小的食品称为"健康食品"。比如蔬菜，能够提供很多维生素、矿物质、纤维素、抗氧化剂等现代人易缺乏的营养成分，所含的糖、脂肪等易过量的成分又比较少，所以被归入此类。而众所周知的"垃圾食品"——各种洋快餐，含有的糖类、脂肪、蛋白质、盐等现代人往往已过剩的营养成分多，而那些易缺乏的微量成分则很欠缺。所以，长期以这些快餐为主要食物就会造成热量过多而营养失衡。

被塑造的以及被拆穿的

如果按照同样标准来看待，月饼实在是一种"不健康食品"。与洋快餐相比，它的含糖量有过之而无不及。面食本身的口感并不优越，要做出"酥软"的月饼来，就需要加入大量的油。通常的月饼馅，也往往含有很多糖和油。可以说，月饼的营养成分比洋快餐更加"高热量"，营养成分更加"单一"。

不过，考虑到月饼只是一种"文化用品"，实际上它对健康是好是坏都没有太大关系。不管是"健康食品"还是"垃圾食品"，对健康的影响都要在长期、大量吃的情况下才能体现出来。而月饼，对于大多数人来说，只是中秋节的一个仪式而已。它的存在，主要是文化传统上的程序需求，而并非满足人体需要的"食品"。

有了以上认识作为思想基础，我们再去看那些"功能月饼"，会得出什么结论？

首先，不管功能月饼加入了什么"保健成分"都无法改变月饼热量高、营养成分单一的特征。食品中的营养成分绝大多数情况下是简单叠加的，那种"有害成分"通过加入某些"保健成分"就变得健康了的说法，只是江湖郎中的忽悠。

其次，加入的那些"保健成分"也毫无意义。异军突起的"功能月饼"中有一类是加螺旋藻。虽然它含有比较多的蛋白质以及某些维生素和矿物质等人体所需的成分，但本身并不具有神奇的"功效"。螺旋藻被发现的时候，只是当地穷人用以充饥的野菜。那些所谓的"有益成分"，在普通食物中都含有。而且，人体对它们的需要是长期大量的。商人们津津乐道于螺旋藻干粉中的蛋白质含量有多高，但是人体每天需要几十克蛋白质，一个月饼里加的那点点只不过具有象征意义而已。美国食品与药品管理局和美国癌症研究会都认为，考虑到螺旋藻的实际食用量，它并不是一种好的蛋白质来源。其他"有益成分"也大致如此——如果把螺旋藻像萝卜青菜一样每天大嚼，倒相当于一种很好的野菜。但指望吃一点作为"保健品"，则其营养价值完全可以忽略，更不用说月饼里加的那少许。虽说联合国粮农组织鼓励发展螺旋藻种植，对它的定位却是"解决贫困地区的营养问题"、"作为饲料降低养殖业的成本"以及"遭受洪水飓风袭击之后作为应急的生产措施"之类。作为保健品？忘了它吧，这一直就是商人们在耍花腔。

说到其他的功能成分，比如西洋参、鲍鱼、鱼翅之类，也没有拿出像样的科学证据来支持那些传说中的功能。

那么，月饼还能不能吃？当然能。前面已经说过，更重要的是它的文化意义。虽非健康食品，但每年在这个特定的日子里吃上一次，也无所谓健不健康了。

什么样的月饼才算好月饼？既然"保健功能"只是商人们骗钱的噱头，健康不健康也无关紧要，剩下的评价标准就只剩下了"好吃"和"好看"。"好吃"是为了自己，"好看"是为了别人。当食品的商业化高度发展之后，"好吃""好看"，都可以仅仅通过金钱来换取。

月饼中还蕴藏着浓厚"亲情"——在我看来，这甚至是作为文化用品的月饼最大的价值。在合家团聚的时候，共同品尝不同风味的月饼固然也充满了天伦之乐，但如果亲手烤出一炉月饼，那么对父母而言应该是无与伦比的美食。对孩子来说，"我家吃妈妈自己烤的月饼"也一定比"你家吃商店里买的月饼"更值得骄傲。

被塑造的以及被拆穿的

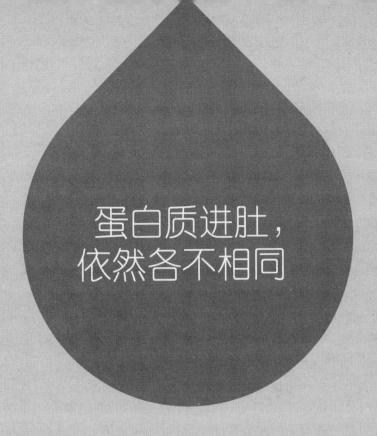

蛋白质进肚，依然各不相同

学过生物化学的人讨论食物成分的时候，经常会有这样的说法：一种东西只要是蛋白质，口服就不能被人体直接吸收，而是会被消化成氨基酸，和吃其他蛋白质没有什么区别。

对于常见的蛋白质和一般的营养功能来说，这种说法当然也没有什么大错。但是，生物世界的东西经常充满了"例外"。当我们面对一种陌生的蛋白，可以用这样的理由来说明它"和吃其他蛋白质没有区别吗"？

是否多此一举？

至少，美国药品与食品管理局不敢用这样的"理论"来判断一种蛋白质是否可以食用。我曾在《"牛奶激素"的是非》（见《吃的真相2》，重庆出版社2011年1月出版）中介绍过批准重组牛生长激素（以下简称rbGH）的过程，其中就有一部分是判断rbGH本身是否有害。

牛奶中rbGH显然要被吃进肚子里，如果按照这种"口服就不能被人体直接吸收"的说法，不用做什么就可以直接得出"不会危害健康"的结论了。但管理局的审核要求进行大剂量的短期动物实验。在连续28天对老鼠喂以奶牛注射剂量100倍的rbGH，没有观察到生理指标异常之后，他们才认为这种物质不会被人体吸收，因而不必进行长期的安全性实验。

虽然这个结论与"理论预测"相一致，但并不能认为是多此一举。有意思的是，加拿大的主管部门认为美国人的结论还是不可靠，因为在另一项实验中，当喂以老鼠比较大剂量的rbGH之后，在老鼠体内检测到了rbGH抗体的存在。这一结果让美国人颇为尴尬。虽然说抗体的产生"不一定"意味着蛋白质被吸收，但至少说明直接吸收是"可能"的。而他们最终做出维持原结论的理由，是"即使能够产生抗体，也对人体无害；而且牛奶中的rbGH含量远远不到产生抗体的剂量"。

换句话说，美国食品与药品管理局不是因为rbGH是蛋白质就认为它在口服的时候不会被吸收，而是根据动物实验做出的结论来说话。在面对一种新蛋白的时候，美国和加拿大的主管部门都默认"口服蛋白有可能被人体直接吸收"，而要求实验证据来否定。

蛋白质可否被小肠直接吸收？

出于科学的严谨，上述权威机构默认一种陌生蛋白是有可能经过口服从肠道直接吸收的。那么，到底有没有这样的例子呢？

日本科学家藤田等人在1995年发表过一项研究。他们把纳豆激酶注入老鼠的十二指肠，发现纳豆激酶可以被吸收进入血液，然后发挥纳豆激酶的生理活性。当然这项研究只是说明纳豆激酶可以通过老鼠的小肠壁，并不能说明纳豆激酶如果口服经过胃液消化之后是否还能全部到达小肠，也不能说明纳豆激酶在人体中是否有同样的行为。因为纳豆 激酶的研究不是一个热门领域，这项研究也没有引起广泛的关注。不过，考虑到生物研究中经常用动物实验的结果来推测人体中的可能机制，这项研究至少说明：具有生理功能的蛋白质或者蛋白质大片段经过肠道吸收的"可能性"是存在的。

实际上，在现代药学研究中，口服蛋白药物是一个非常热门的领域。这一类药物的设计理念，一般是通过各种保护手段，让药物蛋白能够抵抗消化液的袭击而安全抵达小肠，再释放出来，并用其他物质降低小肠的吸收障碍，使得药物蛋白可以进入血液系统。制药公司各显神通，在过去几年中取得了相当大进展。目前，已经有一些公司的口服胰岛素进入了临床实验阶段。

有口服直接吸收的蛋白质吗？

显然，不管是纳豆激酶的老鼠实验，还是口服蛋白药物，都还算不上普通蛋白经过口服被人体吸收。但现实中这样的例子的确是存在的。

有一种叫做蛋白水解酵素抑制素（以下简称BBI）的蛋白质，是来自于大豆的一种蛋白酶抑制剂，由71个氨基酸组成。像其他的蛋白酶抑制剂一样，它可以抑制体内蛋白酶的作用而影响蛋白质的消化。传统上，这样的物质被当作"反营养物质"。不过，后来人们发现它有非常好的抗癌效果，而且对多种癌症都有效。更值得称道之处还在于，它可以通过口服发挥作用。在动物身上进行的同位素示踪实验显示，口服BBI的2~3个小时之后，有一半以上的量进入了血液并运输到动物全身各处。并且，最后经过尿液排出的BBI仍然具有活性。

在各种动物实验中，它显示了良好的疗效和安全性。1992年，美国食品与药品管理局批准它进入临床试验。在二期临床试验中，口服BBI显示了抗癌的能力。而用BBI抗体对病人血液进行的检测发现，它可以通过口服进入人体血液，而从尿液中也能检测到其存在——这跟动物实验的结果类似。至于那些没有进入血液的，则未经消化排出了体外。

另一个类似的例子是大豆生物活性肽。它只有43个氨基酸，严格说来，应该称为"多肽"而不是"蛋白质"。最初人们在大豆中发现了它，后来在小麦等种子中也找到了它的存在。跟BBI类似，它也是因为口服抗癌的作用受到了关注。在2009年发表的一项研究中，伊利诺伊大学的研究者直接从血浆中分离出了大豆生物活性肽。志愿者连续50天每天食用50克大豆蛋白，在第5天吃完之后的30分钟和1个小时分别取血样做检测。结果发现，吃过大豆蛋白之后的血浆中出现了这种多肽，而实验之前则检测不到。经过估算，50克大豆蛋白中所含有的大豆生物活性肽平均有4.5%进入了血液。

那些没被消化彻底的"残余"呢？

不仅这些能够经受住消化酶的考验而直接进入血液的蛋白质具有生物活性。即使那些扛不住消化酶而土崩瓦解的蛋白质，也可能产生不同的"生物活性"。让我们来看看是怎么回事——

通常，蛋白质到了胃里就开始被消化，出了胃进入十二指肠就变成了氨基酸以及各种长短不一的蛋白质片段混合物。这些蛋白质片段，小的由两三个氨基酸组成，多的可以达到几十个。在学术领域，它们被称为"多肽"，商品营销中又被称为"胜肽"。比如，两个氨基酸的叫二肽，三个氨基酸的叫三肽……

进入十二指肠之后这些混合物开始被吸收进入血液，同时小肠中的消化液进一步把多肽分解得更小。与人们的直觉不符合的是，小肠对单个氨基酸的吸收不是最迅速的，而是二肽、三肽吸收更快。多肽们是被吸收还是被进一步消化分解成氨基酸，取决于吸收和消化的竞争。比如牛奶中最主要的两

被塑造的以及被拆穿的

种蛋白质，乳清蛋白就很容易消化，而酪蛋白就比较慢。这样，乳清蛋白的吸收就主要以氨基酸或者二肽、三肽的形式，而酪蛋白就更容易以多肽的形式被吸收。1998年，法国巴黎大学的研究者在《生物化学》上发表了一项研究。他们给健康常人食用酸奶或者牛奶，然后分别收集胃液、肠液和血液，来分析其中的多肽组成。结果在血液中，检测到了两个来自酪蛋白的长链多肽。

传统上，牛奶、大豆、鱼等食物仅仅被当作优质的蛋白质来源。近年来，越来越多研究把目光对准了它们产生的多肽。大量具有各种各样"生物活性"的多肽被分离了出来，并在体外实验和动物实验中显示了生理功能。虽然体外实验和动物实验未必能在人体内得到重现，这些多肽对于人体健康能够产生多大作用的确还需要更多临床实验的验证，但有两点是学术界广为接受的：不同的蛋白质能够生成具有不同生物活性的多肽；这些多肽可以被直接吸收进入血液系统。

2010年，日本学者在美国的《农业与食品化学杂志》上发表了一篇论文。他们让志愿者吃下不同来源的蛋白质或者这些蛋白质的水解物，然后在不同时间点抽取他们的血液，分析其中的胰岛素以及各种氨基酸和二肽的含量，发现在吃了不同的蛋白质、或者预先水解程度不同的同种蛋白质之后，各种氨基酸、二肽达到血液中的速度并不一样。而这种不同，会导致胰岛素分泌的差异，从而影响人体的生理状况。

以上，意味着什么？

不同的蛋白质是不一样的。吃到肚子里，它们也不仅仅是满足人体的氨基酸需求那么简单。虽然像BBI或者大豆生物活性肽这样特立独行的蛋白质很少见，但是当我们面对一种新的、人类知之甚少的蛋白，不能简单地认为它就一定会被消化成氨基酸被吸收，从而不会产生"特别的"作用——当然，这种"特别作用"可能是好的，也可能是坏的。

　　即使是常见的牛奶、大豆、肉类的蛋白，多数会被消化成单个氨基酸而吸收，也还有一些顽强的片段以多肽形式存在。这些多肽虽然可能只占吃下去的蛋白质总量的一小部分，但具有"生物活性"的"有效成分"往往并不需要占据量上的主导地位。

　　不过，需要注意的是，理论上的可行并不意味着打着"神奇蛋白""活性多肽"旗号的商品就是"有效"的。另一方面，对那些说得天花乱坠的蛋白质或者多肽产品，以"各种蛋白质口服之后都没有区别"来否定也是不合理的。我们需要做的是对生产者说：不要拿理论上的"可能"说话，请拿出具体的实验证据来。

被塑造的以及被拆穿的

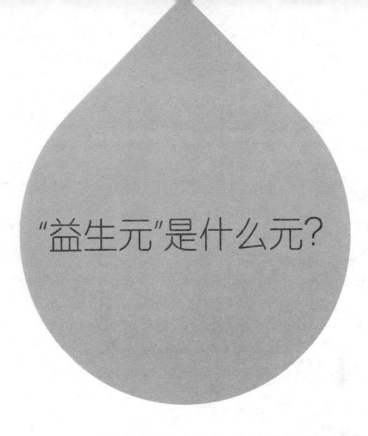

"益生元"是什么元？

　　当人们有了更多的钱和时间来关注健康，各种具有"保健功能"的食物就层出不穷。通过吃进"益生菌"来改善健康的理论在一百多年前就被提出，近些年更赢得了巨大关注。而另一个容易让人们与之混淆的概念——"益生元"，又频频出现。这到底是什么东西，它与"益生菌"又有什么关系呢？

　　现在，生物学家们已经知道，我们的体内存在着一个巨大的细菌生态群。据估计，总重量大概在1.5千克左右。它们最集中居住的地方是大肠。一般而言，多数细菌与人体相安无事。有一些能够捣捣乱，代谢产生一些有毒或者有害的物质。还有一些能够为保护它们的"生态环境"做出贡献，比如通过代谢产生一些对人体有益的成分。这些"好细菌"在科学上被称为probiotic，中文通常翻译成"益生菌"。

　　补充"益生菌"的思路是直接吃进活的细菌，类似于空投一些"好细菌"来抑制"坏细菌"。而补充"益生元"的思路则是，通过提供好细菌喜欢的食物来扶持它们，从而压制坏细菌。能够实现这样功能的食品成分也被叫做prebiotic，一般翻译成"益生元"。这一思路直到1995年才被提出，随即获得了巨大关注。十几年来，相关研究越来越多，也有相当多"益生元"食品投入市场。

显然，"益生元"不是一种特定的食物成分，而是所有能够实现类似功能的食物成分的总称。它的精确涵义在学术界还有不完全相同的理解，不过基本特征都有这种食物成分必须完好达到大肠，也就是说不能被人体消化吸收；它不仅需要能被"好细菌"代谢利用，还得不能被"坏细菌"利用；好细菌代谢利用之后，必须为人体带来明确的好处。

这样的要求确实不低，不过在理论上可以实现。在现代食品工业里，理论上的"可能存在"只能用来引导人们去开发产品，而不能用来作为产品功能来推销。同样的东西，如果要宣称它具有"益生元"特性，就必须拿出明确可靠的证据证明它符合上述要求。

在过去的十几年中，学术界和工业界投入了巨大的人力财力来寻找这样的东西。迄今为止，比较公认满足"益生元"要求的有三种：菊糖、低聚果糖和低聚半乳糖。它们存在于一些常规食品之中，不过含量高低不等。还有许多其他的可溶性膳食纤维和低聚糖也在某些方面满足"益生元"的要求，不过总体来说证据还不够充分和完善。这样的东西，也是"健康食品"，不过就还不能称为"益生元"。

在中国，人们往往把"益生元"这一类的食品当作儿童甚至婴幼儿的保健品。实际上，就它们的功能来说，对各个年龄段的人群都有意义。需要明白的是，它们只是食品，对于身体健康能够有一定帮助，但是不能指望它们来治病防病。比如，针对许多婴幼儿食品中加入了益生元成分的市场现实，《儿童与青少年医学档案》期刊在2009年发表了一篇文献综述，总结了科学

被塑造的以及被拆穿的

论文数据库中找到的11项针对足月新生儿的研究，结论：足月的新生婴儿对于配方奶中加入的益生元没有出现不良反应，并且获得了一些短期的益处，比如增加了大便中双歧菌和乳酸菌的数量，降低了治病细菌的数量，增加了大便的频率并且降低了硬度，从而使之更接近母乳喂养的结果等。不过，作者认为这些研究都是短期的，规模也不大。补充益生元对于孩子的长远健康有什么样的影响，还缺乏大规模和长期的跟踪研究。因此，他们认为"目前，在配方奶中常规补充益生元低聚糖还不能被推荐"。不过，工业界和学术界有很多人不赞同这种看法，比如2010年《循证护理》杂志就发表了对这篇综述的评论，认为母乳是配方奶的"模仿标准"。而母乳中含有各种低聚糖，在配方奶中补充低聚糖益生元使得配方奶更接近母乳。

或许，益生元产品能够进入市场，甚至是非常敏感的婴儿配方奶或儿童食品市场，更重要的原因是这些食品成分本身就有着长期的食用历史，因而安全性很容易得到肯定。成为"益生元"，只是它们的"健康功能"得到了额外的验证而已。

不过，对于消费者来说，麻烦的地方也就在于："益生元"是一个概念，而不是一种具体的产品。当你面对一种号称"益生元"的具体商品时，自己很难知道它是否真的符合"益生元"的几条标准。你不得不去相信看得到的信息来源：主管部门的"审批"，以及商家自己的信誉。

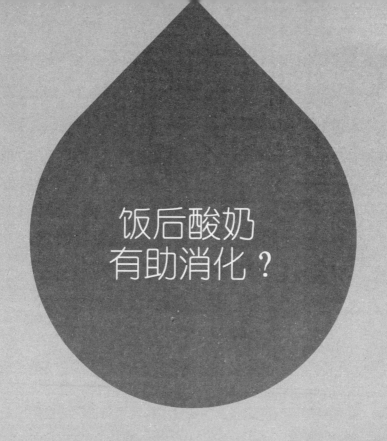

饭后酸奶
有助消化？

"饭后吃酸奶有助消化"是在时尚女性中间广为流传的说法。地铁里不乏这类广告："XX活性乳酸菌，饭后来一瓶"。据说"XX活性乳酸菌含有两种活性益生菌：活力C菌和黄金双歧因子，双益搭配，健康加倍"。真有这么神奇么？

自从出生那一天起，人的身体就是一个细菌的乐园。即使是"讲卫生"到了洁癖的地步，一个成年人体内的细菌总重量也大约有1.5千克重。一般认为，这些细菌的总个数至少是人体总细胞数的10倍。在小肠里地广菌稀，每毫升还只有一千个的样子；到了大肠，就发生了"菌数爆炸"，一毫升里的细菌达到了上千亿。

这些细菌中的绝大多数与世无争，与人体和平相处。有一小部分不安分的，要搞点破坏"生态环境"的恶作剧，被称为"致病细菌"。还有一些社会责任感比较强，坚持"肠道兴亡，细菌有责"的信念，代谢生成小分子有机酸、多肽以及维生素等对人体有益的物质，还能抑制致病细菌的泛滥，从而被人类授予了"益生菌"的光荣称号。

理论上，人是自己体内肠道菌群的上帝。本着惩恶扬善的目标，人们自然想到"补充"益生菌到体内来改善健康。在过去的几十年中，有几千项相关的研究发表。在针对腹泻、免疫、过敏、癌症、女性健康方面，都有许多正性的实验结果。对于细菌种类、剂量、作用机制、安全性能方面，探索也相当不少。令人欣慰的是，至今几乎没有副作用的报道；遗憾的是，问题远比我们想象的要复杂。目前的研究取得了巨大的进展，但是距离真正可靠地造福人类，却还任重道远。

根据目前的研究，益生菌的作用就像治安联防队，而不是特种部队精英性质的。美国微生物学会2005年组织了一个益生菌研讨会，会议总结明确指出："迄今为止，绝大多数益生菌在人体中的使用对于疾病处理而言都是预防和支持性的，而不是治疗性的"。比如关于益生菌对于小儿腹泻的影响，一项研究结果是这样的：不吃益生菌的小孩平均72小时后好转，正负误差36小时；吃益生菌的小孩平均58小时后好转，正负误差28小时。

要想通过补充益生菌来有益健康，必须要"特定的细菌"、"保持活性"、"有足够的细菌数量"而且"连续服用"。不同的益生菌能够产生效果的数量相差非常大，有的每天吃1亿就可以起作用，有的却要1万亿才行。（关于益生菌更详细的介绍，可以参见《益生菌，如何益生》一文，《吃的真相》第一章，重庆出版社2009年11月版。）

目前研究得比较多的益生菌叫做"双歧杆菌"。广告中所说的"乳酸菌"是否能够成为"益生菌"科学家们还没有吵出结果，不过一般认为它们能够帮助双歧杆菌安居乐业。即使不能亲自上阵，能够支持上阵的战士，也就还是好细菌。所以，吃点乳酸菌也还是不错的。广告中说的"活力C菌"

其实不是一种菌，而是一个商业名称。按照厂家的介绍，就是乳酸菌和维生素C等其他东西的混合物。乍看起来，似乎跟"益生菌"的理论符合，还加上维生素C等"营养物质"，实在有点诱人。不过如果我们拨开试图牵着我们鼻子的广告，来进行一下思考，会发现这个东东还颇有一些疑问：正如前面说了益生菌的作用需要"足够数量"、"保持活性"，细菌的存活是需要适宜条件的，但这样的活性菌饮料配方是不是它们的"温馨小屋"？其中的活细菌到底有多少？对于消费者来说，麻烦的事情在于：现在对于益生菌产品还没有质量标准和法定检测，厂家的宣称只能依靠他们的信誉来保证。法律规范和权威监测，在这里都还是真空地带。

补充益生菌的思路是直接吃进活的细菌，类似于空投一些"好细菌"充实革命力量。此外，人们还想到通过提供好细菌喜欢的食物来扶持它们，从而压制坏细菌。能够实现这样功能的食品成分就被叫做"益生元"（关于益生元更详细的介绍，可以参见《"益生元"是什么元？》一文）。

广告中所说的"黄金双歧因子"其实不是细菌，而是益生元。"双歧因子"指能够帮助双歧杆菌生长，而对其他坏细菌没有帮助的食物成分，"黄金"二字只是推销噱头。如果你要卖的话，也可以把它叫做"白金双歧因子"、"钻石双歧因子"之类更酷的名字。把益生元和益生菌混在一起的东西，英文叫做synbiotics，通常翻译成"合生元"。按照厂家介绍，"黄金双歧因子"是一种低聚果糖。的确有许多研究显示，它满足"益生元"的要求。一般来说，需要每天吃好几克才能显示出益生元效果。也有一些人对它不耐受，吃进一克就能导致肠胃不适。至于这些饮料中的低聚果糖有多少，就只能依靠厂家的信誉了。

商品化的低聚果糖通常有两种来源。一种是通过降解菊糖得到，菊糖是一种果糖的高聚物，用酶或者酸把它切成小段就得到了。另一种方式是蔗糖在一种特定的酶作用下发生"异构"，也可以得到。其实它还存在于许多水果蔬菜中，比如香蕉、洋葱、大蒜、小麦、西红柿等，都是不错的来源。

不管是"饭后一瓶酸奶有助消化"，还是"XX活性乳酸菌，饭后来一瓶"，都不算是谣言。从科学概念上说，还算是"很有可能的"。虽然在科学证据上，益生菌和益生元的保健作用还没有形成明确的"定论"，但是这些东西也没有显示出有害。如果喜欢它的风味，喝一喝也无不可。至于它们是否有传说的"保健功能"，消费者需要注意分辨：科学概念上的可行，跟商品广告中的宣称是两回事；这一类产品，质量标准和法定检测都还处于真空地带；各路商家尽可以把产品吹得天花乱坠，但与现实之间的距离，只能依靠你愿意相信的程度去填补。

没有"营养"的营养成分

通常我们说"营养"，指一种东西被吃到肚子里、消化吸收之后能满足人体对某种成分的需求。在传统上，就有了"六大营养成分"的说法，分别是：蛋白质、碳水化合物、脂肪、维生素、矿物质和水。不过，随着生活水平的提高，这些营养成分的获取越来越不成问题，而另一种不符合传统"营养"定义的食物成分，却越来越引起人们的关注。这就是膳食纤维。

严格说来，膳食纤维也是碳水化合物。不过，通常所说食物中的碳水化合物，是指淀粉和糖这些更容易被消化吸收、然后为人体提供能量的食物。而膳食纤维虽然在化学结构上和淀粉是同类，但由于不能被消化，所以也就被"另眼相待"。它们对于人体健康的价值，却正是来源于"不能被消化和吸收"。哈佛大学公共卫生学院的研究指出：高的膳食纤维摄入量可以降低冠心病和2型糖尿病的发生率，幅度分别可达40%和21%。

就像蛋白质或者脂肪不是单指某一种特定东西一样，膳食纤维也是一大类东西。通常，人们把它们分成可溶的和不可溶的两类。

不可溶纤维除了增加胃肠里的食物体积，只具有吸收水的作用。它们能够抵抗胃肠消化液的侵袭，完好无损地到达大肠，最后排出体外——对人体来说，因为什么也没有提供，也就没有"营养"。不过，它们大大地帮助了通便，对于便秘的人来说简直就是救苦救难。此外，现代人食物极大丰富，一不小心摄取热量过多导致肥胖了。而这些不提供营养的纤维，能够"填饱肚子"，却又不提供热量，自然也就有助于控制体重。

可溶的纤维对健康更加有用。它们也不能被消化吸收，相反，在经过胃肠的时候，还能够带走一些胆汁，从而减少体内的胆固醇。到了大肠，它们就成为聚居在那里的肠道细菌的食物。这些可溶性纤维被细菌"吃掉"的过程被称为"发酵"，而发酵产物会有一些短链脂肪酸和某些维生素。这些东西对于人体健康不无好处，一定程度上甚至可以增强人体的免疫力。可溶性纤维中，还有一些天赋异禀的，能够选择性地被"好细菌"发酵，而拒绝"坏细菌"的青睐。这样的纤维被称为"益生元"，是现在食品和保健品界的新宠。

所有的膳食纤维都是自然界天然存在的。在农业社会——即使是今天中国的广大农村地区也还是如此，人们的食谱中并不缺乏。只有在现代社会，人们习惯了精细的食物，膳食纤维才成为"稀缺成分"。目前，科学机构推荐的膳食纤维摄入量一般是每摄入1000卡（1卡=4.19焦耳）热量的同时，从食物中摄入14克膳食纤维。对一般人来说，大致相当于每天二三十克。对于以精加工食品和肉类为主的现代都市人，这个量并不容易达到。

许多食物中含有比较多的纤维，比如各种豆、粗粮、蔬菜以及一些水果。但是纤维本身并不好吃。纤维含量高的那些食物，不经过精加工口感往往比较差。而精加工一般则会去除大量的纤维。美味和健康，很多时候是会发生矛盾的。

抗性淀粉是近二三十年来食品界的一大发现。它在化学组成上是淀粉，但是分子结构很特殊，因而像纤维一样不会被胃肠内的消化液分解。它们具有一些不可溶纤维的特性，也具有一些可溶纤维的特性，有时候被称为"第三类膳食纤维"。

抗性淀粉在某些食物中天然存在，但含量比较少，对健康的价值就受到限制。现代食品技术可以把常规的淀粉"改性"，从而获得抗性淀粉的特性。在过去的二十年中，这一领域的研究和开发得到了巨大发展。现在，已经有很多抗性淀粉进入了商品化生产。

与天然膳食纤维相比，抗性淀粉的口感更好，也更易于应用到食物中。但是，它毕竟经过了工业加工，不像"天然"的膳食纤维那样容易得到消费者认同。天然膳食纤维往往在粮食精加工中被去掉了。现代食品工业中，又把这些"副产物"重新加工成"新"的食品原料。经过这样的加工，膳食纤维往往作为增稠剂、稳定剂等"功能成分"加到配方食品中，也有一些直接作为"膳食补充剂"出售。

从根本上说，直接从完整的食物中获得膳食纤维是最好的。如果不得不吃大量的精加工食品，那么加了膳食纤维的食品也是不错的选择。如果这些都做不到的话，直接吃"膳食纤维补充剂"也聊胜于无。

增加食谱中的膳食纤维，需要注意循序渐进——纤维在大肠内的发酵会产生气体，猛然增加可能导致肠胃不适，比如放屁增加等。而不可溶纤维的吸水性好，因此多吃纤维的时候也要注意多喝水。

被塑造的以及被拆穿的

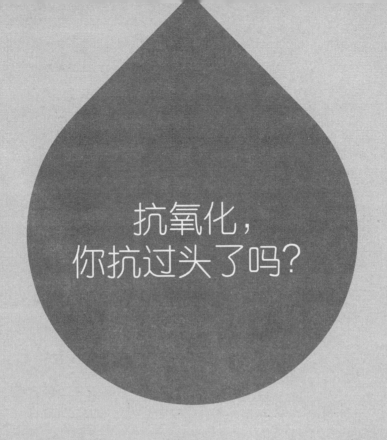

抗氧化，
你抗过头了吗？

2010年8月份，有位记者很兴奋地跟我说：据说今年的美国化学年会上会报道一项研究结果，证明黑米具有超强的抗氧化性。我说：正好要去开这个会，到时候去给你看看吧。

几天之后，她又问起了这件事，却得到了很扫兴的回答：就是一个普通的小组报告，类似的关于抗氧化剂的研究报告有一箩筐。一位康奈尔大学的教授，报告的内容是"抗氧化剂，多了也会危害健康"。

这位记者有点难以相信地说：啊？是真的吗？

流行病学调查发现，吃水果蔬菜比较多的人，健康状况会更好一些。一些疾病，比如癌症、心脏病的发生率也似乎要低一些。究其原因，有猜测是蔬菜水果中的抗氧化剂做了很大贡献。

人体进行正常的生命代谢时，细胞内会产生一些氧自由基。在某些外界因素影响下，比如紫外线照射、抽烟等，体内的自由基数量还会增加。自由基能够攻击DNA、蛋白质、脂肪等。所以，人们认为，体内的自由基是衰老、生病的原因。那些能够清除自由基或者防止氧化反应发生的物质，就被称为抗氧化剂。它不是一种物质，而是各种各样有抗氧化能力的物质的总称。比如维生素C和E、胡萝卜素、多酚化合物等，都是抗氧化剂。因此，一个由此而来很自然的想法就是：如果通过摄入抗氧化剂，来减少或者清除体内的自由基，是不是就会延缓衰老、预防疾病呢？

想法很美好，也确实有一些研究结果支持这样的理论。比如，在培养体系中加入某些抗氧化剂，线虫的寿命就延长了。

于是，很快，抗氧化剂成了"保健品"、"美容用品"界的宠儿。各种合成的、天然的抗氧化剂，或者抗氧化剂含量高的"天然精华"，层出不穷。

不过，科学家似乎喜欢跟市场开玩笑。一边是商业宣传如火如荼，另一方面时不时有科学家跑出来说：等一等，这个东西其实不大靠谱。

比如化学年会上那位康奈尔大学教授，他的研究是通过基因技术，让动物体内的抗氧化剂硒和谷胱甘肽过氧化物酶过量表达，结果发现，过多的抗氧化剂对于糖尿病产生了负面影响。于是他根据自己的研究和一些文献，质疑了一下盲目补充抗氧化剂的做法，认为这可能产生未知的健康风险。

实际上，对抗氧化剂泼这种冷水的，康奈尔教授不是唯一一个，也不是第一个。有很多研究结果表明抗氧化剂没有传说中的效果，比如2009年2月出版的《临床营养》期刊就发表了一篇综述，总结了22项公开发表的随机双盲对照研究，总参与人数多达十几万，结论是没有证据支持"抗氧化剂防止冠状动脉硬化"这种流行的传说。而《美国医学会杂志》2007年2月发表的一篇综述更加打击抗氧化剂保健品。如果对总共涉及23万多人的68项研究进行总结，分析的几种抗氧化剂（维生素A、E和β-胡萝卜素）对于死亡率没有影响。如果剔除那些质量不高的研究，只对涉及18万多人的47项高质量研究进行分析，这几种抗氧化剂甚至小幅度增加了死亡率。

为什么体外和低等动物中显示出了"保健作用"的抗氧化剂在人体中没用，甚至可能有副作用呢？一些研究发现，抗氧化剂虽然能够防止或者终止其他的氧化反应，但它们自身也有可能被氧化产生有害产物。比如著名的抗氧化剂绿茶、红茶和咖啡中的多酚，在生理pH和温度下能够产生过氧化氢。而过氧化氢本身具有很强氧化性，对细胞具有相当的毒性。

另一种常见原因则是，某种抗氧化剂在简单体系中显示出了"保健作用"，但在体内的复杂环境中，还会产生其他副作用。正负相抵，结果也就很难说。比如，2008年的《癌变》杂志上就发表过一项研究，探讨了白藜芦醇的抗癌作用。这种多酚化合物在葡萄皮和葡萄酒中含量很高，经常用来佐证"葡萄酒的保健作用"，诸如抗癌、预防冠心病以及防衰老等。研究者发现，在细胞培养实验中，这种物质确实对人体的前列腺细胞显示了抑制作用。但当用于老鼠身上时，就发现它只在前几周延缓了癌细胞的生长，到了第7周，实验组和对照组就没了差别。

不过，就像进行这些研究的科学家们指出的那样，需要注意的是：抗氧化剂也往往是人体需要的营养成分，摄入多少算是"过多"，科学家也不知道。他们的态度只是：通过补充抗氧化剂来获得保健作用并不靠谱，甚至可能有害。但通常富含抗氧化剂的食物，比如蔬菜水果，还含有多种有益的成分，经过流行病学调查得到的结果也认为，多吃依然有益健康。

"强化食品"，
争议为何那么大？

从理论上说，常规饮食足以提供正常人所需的全部营养成分。而现实中，做到这一点却很困难。比如说钙，对于不吃奶制品的人来说，从其他食物中获取足够的量并不容易。还有铁，除了红肉、肝脏等少数几种，它在食物中的含量并不高——并且以上这几种食物存在其他的健康风险，并不适合长期大量地食用。此外，碘、硒、氟这样的成分，在某些地区的人群中会普遍缺乏。

如此，"强化食品"就出现了，指的是那些加入了某些特定营养成分的常规食品，其目的就在于通过补充人们普遍缺乏的某种成分来改善社会的健康状况。存在历史记载的最早的"强化食品"可以追溯到公元前400年，有位波斯医生提倡往葡萄酒里加铁来提升士兵的战斗力。到了近代，1831年有位法国医生提出了食盐加碘防治甲状腺疾病。但直到"一战"与"二战"之间，"强化食品"这一概念才真正建立。"二战"之后，美国普遍开始在食

被塑造的以及被拆穿的

盐中加碘。科学界和主管机构认为，碘盐的实施对于消除碘缺乏症起到了显著作用。在中国为"碘盐致病"炒得不可开交时，有美国学者甚至认为由于本国人食盐摄入量的下降导致了碘摄入量的下降，从而造成了碘缺乏病的上升，所以应该增加碘摄入量。现在，美国的"强化食品"随处可见，人们也习以为常。碘、钙、维生素、铁甚至某些氨基酸是常见的强化营养成分，而面包、早餐谷物、果汁、豆奶、零食、盐则是常见的被强化食品。

"强化食品"是社会经济发展到一定程度才会出现的产品。在吃饱饭都成问题的时候，就无力去考虑那些"健康风险"的问题。一万个人中有10个人还是30个人得某种病，个人可能感觉不到什么差异。但对于一个社会来说，这就意味着公共医疗资源在这种病上的需求相差3倍，非常可观了。比如，美国认为出生婴儿神经管缺陷的发生率下降了25%～50%是普遍补充叶酸所致。而从1938年开始在面包中强化烟酸则有效降低了糙皮病的发生。以上，对于个人倒未必有切身的体会。

在中国，情形比较有趣。碘盐、AD钙奶早已为人们耳熟能详，"营养强化大米"、"铁强化酱油"、"营养盐"也不时见诸报端。一方面，人们对于"造骨蛋白"之类没有科学根据的商业炒作趋之若鹜；另一方面，又对政府主导的"强化食品"疑虑重重，甚至口诛笔伐。问题到底出在哪里呢？

一个社会，以公共决策之名来推行强化食品，应该遵循这样几条原则：安全、有效、不改变食物的口感风味和外观、不明显增加食物的成本。此外，还有争议非常大的一个关键点：强制还是自愿？

对于消费者来说，关注焦点首先是安全。因为"强化"改变了食物的"天然组成"，所以公众首先会怀疑它不安全。另外，每一种强化成分的人体必需量都是有一个范围的，过多有害健康。到底多少是"满足需求"，多少是"过多"，需要权威机构广泛审查文献来决定——这种权威机构，或者是政府委任的，或者就是相关的国际组织。某些媒体或者"专家"找出几篇文献随便说，甚至不恰当解读数据，是许多公众恐慌的一大来源。公众往往不理解"过多"到底是多少，经常觉得"强化"了就是"过多"。实际上，通常那些强化成分，在"满足需求"和"过量"之间，都有比较大的缓冲地带。比如铁，推荐的成年人每日铁需求量分别是男性8毫克和女性18毫克，而"过量"则需要45毫克；再比如碘，推荐量是150微克，而欧盟和美国的"过量标准"则分别定为600微克和1000微克。在正常进食情况下，人们从一种强化食品中摄取的量通常只是"需求量"的几分之一。可见，即使吃多种强化食品，要超过"安全上限"也并不容易。

除了因为误解而产生的恐慌，公众对于"强化食品"的质疑更多来自于对"强制推广"的不满。在这个自我意识逐渐觉醒的时代，"强制推广"的效果往往是适得其反。再加上并不合理的高价格，以及主管部门与商家之间可能存在的利益纠葛，更加剧了消费者对于"强化"的反感。

从技术上说，设计合理的"强化食品"有利公众健康。但是，如何让"理论上的好事"成为"实际上的好事"，并让消费者接受，需要主管部门和食品企业认真寻求解决之道。

被塑造的以及被拆穿的

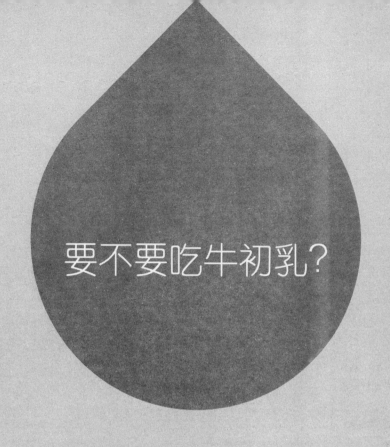

要不要吃牛初乳？

作为两个孩子的爸爸和食品健康方面的科普作者，被好几个编辑约过牛初乳的稿子，但我一直觉得这个东西不好评论。对于婴儿保健品，我经常介绍的结论是"没有可靠的证据表明补充它对孩子有好处"——往往是那些传说中有很多"神效"的东西，有许多科学家做过相关研究，但并未证实那些功能的存在。所以，他们说"没有证据有用"，也就的确"没有必要补充"。

而牛初乳情况有点特殊。当我说出"个人观点认为完全没有必要吃它"的时候，原因跟其他情况不太一样。

毫无疑问，人初乳非常珍贵。婴儿初生，还没有建立起消化系统、免疫系统，来自于母体的初乳是"万灵丹"。母亲的初乳，满足了孩子所有的营养和防病需求。

对于初生牛犊，牛初乳也是它的"万灵丹"。其中的免疫球蛋白、生长因子、活性多肽、蛋白质等，对于牛犊的存活确实至关重要。

但，牛的初乳毕竟是为牛而生，对于人类来说，它也算"完美食品"吗？

因为其所含丰富的"营养成分"和"活性成分"，使得人们"相信"它对人类也有超级的作用。关于这些功能的研究有过一些，但相当不充分。当我说"没有可靠的证据证实那些功能"的时候，意思其实是——做过的可靠检测并不多，虽然有一些实验似乎显示了"有效"，但尚不足以做出"有效"的结论。

这话有点绕。简单说来就是：别的婴儿保健品是经过了许多研究，没有"找到"有用的充分证据；牛初乳则根本就没有做过多少研究，是没有"找过"是否有用的证据。

商人们自然喜欢说"没有证据表示没有，那就可能有了"。对于"宁可信其有"的父母们来说，愿意去给孩子吃似乎也无可厚非。

不过，我个人态度一贯是拒绝这样的"万一有用"，因为：

当孩子还是婴儿的时候，母乳或者配方奶足以给他们充分的营养成分。如果孩子依然生病或者发育不好，那应该缘自其他原因而跟吃的东西没有什么关系。补充牛初乳或者任何"婴儿保健品"无助于他的健康，反倒可能带来其他不确定的风险。

如果孩子已经大了，可以吃常规食物，那么牛初乳中的那些免疫球蛋白、生长因子、活性多肽等，能否经过消化系统保持活性都很难说。一般而言，这样的物质都难以抗拒消化，吃下去以后跟普通蛋白质并没有大的差别。在这些成分中，理论上确实也可能有一些结构特殊的能够经过消化仍然保持活性，但在有直接的证据证实这种"可能性"之前，把它当作"事实"是很不靠谱的事情。

最后一点，甚至或许是极其重要的一点，牛初乳非常稀少，价格昂贵。

作为一种"保健食品"，即使是在美国那样管理规范的社会，对它的管理依然是非常宽松。更直白一点说，并没有法律或者制度上的保障使得商人们卖的"牛初乳"就是真正的牛初乳。任何高额的利润都足以让人们铤而走险，何况这种只要钱财不要人命的忽悠。把孩子的健康，寄托在对商人的信任之上，实在是一种很美好的愿望。

或许，我拒绝牛初乳这一类的东西最根本的原因还是在于：孩子的成长，根本不需要什么稀奇古怪的"保健品"。人类发展演化到今天，繁衍生息与成长发育，依靠的都是最常规、最普通的食物。吃了什么稀有的东西就能更聪明、更健壮，那是武侠小说的思路。

那些食物真的能防辐射吗？

每到什么公共安全事件发生，万能的"保健品"、"膳食补充剂"或者"健康食品"们总会跳出来"大显身手"。在平时，以防"电脑辐射"、"手机辐射"、"太阳辐射"为诉求的各种"健康常识"广为流传。记得万众关注日本核电站泄漏的时候，那些"防辐射食品"迅速华丽变身，纷纷具有了"防治"核辐射的功能。

实际上，这不是中国人的爱好，国外网站上也很容易找到"防辐射食谱"。一般来说，国外的"防辐射食物"比较广泛，只是列出若干类食物，比如矿物质、抗氧化剂、绿色蔬菜、发酵食品、膳食纤维、海生植物、必需脂肪酸等。这些食物基本上原就属于通常所说的"健康食品"，不管它能否防辐射，作为均衡饮食的一部分都应该吃。

而中文版的"防辐射食物"一般就比较具体，往往是那些老牌的、万金

被塑造的以及被拆穿的

油似的"保健品",比如螺旋藻、蜂王浆、花粉之类。这大概也符合中国人的消费观念——"防辐射"这么重要的功能,怎么也得是那些"高档"的东西效果才好;而既然这些东西这么"高档"了,那总归"没准能够"防一下辐射。

在健康领域,食品成分降低"辐射"对于身体损伤的研究还真是不少,不过一般是针对紫外线、X线这样的辐射,对于核原料放射性还真是不多。有许多食物成分,比如维生素C、维生素E、胡萝卜素、植物中的多酚化合物甚至多糖等,有一些初步动物实验,显示"可能有作用"。只是这些作用一直也没有得到充分的证实,而且它们本来就是人体需要的常规营养成分——不管能否抗辐射,人体都是需要的,但吃太多也没有显示出额外的好处来。所以,它们的"抗辐射"功能,也就一直处于"你想它们有,它们就可以有"的状态。

跟核电站泄漏有相似之处的辐射是癌症病人的放疗。在靠谱的放疗指南中,确实有放疗中和放疗后的饮食注意事项。不过这些饮食指南并不是治疗手段——甚至连"辅助治疗"手段都不是。放疗中和放疗后,人体会受到一些损伤,病人的食欲、吞咽、消化等身体功能会变得与平时不同。这些饮食指南的目标,是帮助病人正常进食,保证充分的营养摄取。

对于放射性治疗的病人,额外补充维生素以及其他抗氧化剂是"影响放疗效果"还是"减轻放疗副作用",都没有尘埃落定,医学界尚有争议。2007年,一本探讨癌症的"替代与传统疗法"的杂志《癌症综合治疗》上发表了一篇文献综述,认为目前公开发表的实验证据多数支持"不影响放疗效果而减轻副作用"的结论。那么也就是说,如果多吃一些富含维生素以及其他抗氧化剂的食物,或许会有一定效果。不过这其实跟什么都没说差别也不大——那些富含维生素或者其他抗氧化剂的食物,本来就对健康有利,有没有辐射来袭都应该多吃的。

面对灾难的恐惧，使我们极为希望自己能够做点什么来对抗灾难——至少在心理上，这可以减轻"听天由命"的无力感觉。这样的心态本来无可厚非，不过如果有人利用公众的这种心态推销东西就比较可恨了。到底有没有什么食物吃了就可以有效"防辐射"？现实比较残酷，在靠谱的学术资料或者核灾难应急程序中，都没有用食物来防治辐射的内容。积极有效的方案只能是——"避免食用被辐射污染的食物"。

即使是写进了标准手册的碘片抗辐射，也并非完全有用。首先，它只对放射性碘有效，而对其他放射性物质无能为力。其次，服用过多的碘本身又会带来其他的健康风险。美国政府曾经囤积了大量碘制剂，预备在核电站遭到恐怖袭击或者熔毁之后发放给附近居民。2008年1月，他们却决定改变方案，不为核反应堆10英里（大约16公里）之外的居民发放。当时总统小布什的科学顾问说：碘片给核反应堆10英里之外的居民提供的保护可以忽略。核管理委员会一直反对广泛发放碘片，他们认为"撤离居民"和"避免被污染的食物"是更加有效的途径，而广泛发放碘片会给公众带来困扰。

参考美国政府的这一决定，其实公众大可不必恐慌。日本的核反应堆距离他国本土都相当遥远，核辐射的扩散情况完全处在严密监测之下。即使有足够强度的辐射能够扩散到其他地方，人们也有足够时间来撤离。在目前的经济和技术力量之下，保证被扩散地区的居民及时撤离，和避免被放射性污染的饮食，都不难做到。

所以即便再次发生类似事件，大家要做的就是：该干嘛就干嘛，该吃啥还吃啥，关注事态发展就可以了。

被塑造的以及被拆穿的

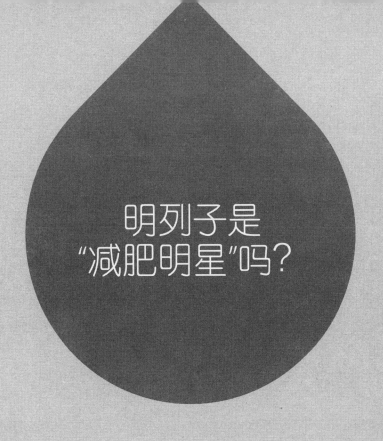

明列子是
"减肥明星"吗?

减肥界从来都是"江山代有才人出,各领风骚三五天"。近来兴起的一个"明星产品"是明列子,据称"全天然,减肥有奇效"。最吸引人的宣传是"可以吸水28倍,增加饱腹感,从而实现减肥"。不过也有人警告:明列子中含有一种叫做草蒿脑的物质,能够致癌。这又让时尚女性们纠结不已:"减肥奇效"很吸引人,"能够致癌"又实在恐怖,怎么办?

跟左旋肉碱之类"燃烧脂肪"的忽悠相比,明列子推销中关于减肥机制的解释是合理的。人体体重增加是因为吃进去的热量超出了消耗的,就转化为脂肪储存起来。要减肥,就要使吃进的能量少于消耗的,从而消耗掉一些脂肪。但是吃少了又会饿,所以"减肥食品"就隆重登场了——它们的作用在于可以提供"饱腹感",让人不那么想吃,同时贡献的热量又比较少,有助于实现热量的供不应求。

目前，能够显著地实现如此目标的东西就是膳食纤维。膳食纤维在各种植物性食物中广泛存在，这也是通常蔬菜水果有利于保持体重的原因。首先，它们增加了食物的体积，降低了消化速度，使得其他食物成分有更充分的时间去刺激人体分泌"饱足信号"。其次，膳食纤维，尤其是不溶于水的那些纤维，胃肠排空的速度要慢一些，也会让人们不那么容易饿。

明列子表面就有一些这样的纤维，吸水之后它们会膨胀变成很黏的胶状。一点很少的明列子，就可以把很多水变成"固体"，很容易给人"这个东西好神奇"的感觉。经过产品营销的渲染，成为了"减肥明星"也就不令人意外。

其实，膳食纤维有很多种，许多人所反感的"食用胶"、"增稠剂"一般就是这样的纤维。不同的纤维在吸水能力、增稠能力、成胶能力上并不相同。这些纤维对于"饱腹感"的产生各有什么样的效率，不同研究结果也不尽相同。一些学者总结：一般而言，吸水能力强，吸水后黏度大的纤维，能提供更强的饱腹感。从明列子吸收接近30倍的能力来看，也算是不错的一种。

不过，这也算不上出类拔萃。那些"大众化"的纤维，成绩比它更好的并不罕见。有不少学者研究过食物纤维的吸水能力，发现从土豆、去油后的大豆残渣和榨汁后的苹果残渣中，都能获得吸水能力达到30倍左右的纤维。一项研究中，从海藻提取的卡拉胶，在模拟消化道的溶液中浸泡48小时之后，可以吸收差不多50倍的水。而该项研究中使用的果胶更加惊人，浸泡48小时之后吸收的水超过了自身重量的80倍。

也就是说，明列子中确实含有不错的膳食纤维，能够像通常的纤维一样增加饱腹感。至于它是否比别的常见膳食纤维优越，还缺乏具体的数据，也就无法比较。仅仅从吸水能力这个吸引时尚女性的方面而言，它的表现并不算突出。实际上，在关于明列子的为数不多的研究中，几乎没有关于它的纤维和减肥的报道。这可能也说明，它在这些方面并没有什么出奇的地方。

许多广告宣称明列子"就是一种植物种子"，所以"绝对安全"。它确实只是一种植物种子，甚至有相当悠久的食用历史，不过这并不能得出"绝对安全"的结论。明列子中含有一种叫做estragole的物质，通常翻译成"蒿脑"或者"草蒿脑"。用这种物质来喂老鼠，发现某些老鼠的肝脏出现了癌变。科学家们怀疑这是蒿脑的代谢产物所导致。人在食用了蒿脑之后，尿液中也能检测到这种代谢产物的存在。不过，这些研究都还比较初步，对人是否有同样的致癌作用，多大剂量才会产生致癌作用，也还无从判断。1981年，世界卫生组织和联合国粮农组织的食品添加剂联合专家委员会认为，目前的证据不足以对蒿脑做出评估，也无法制定安全标准。2000年，欧洲委员会的专家小组也发布了类似结论，认为应该尽量减少它的摄入。

明列子在传统上是作为调料使用的，用量不会很大。因为其悠久的使用历史，美国和欧洲都允许它在食品中的使用。不过，当用它来"减肥"的时候，其中的蒿脑含量是不是大到了"有害"的地步，其带来的"减肥效果"是不是值得去承担这个风险，就需要爱美女士们自己权衡了。

紫薯值不值得追逐?

市场上具有"神奇作用"的蔬菜水果总是层出不穷。突然流行的紫薯,据某网络百科称:"它除了具有普通红薯的营养成分外,还富含硒元素和花青素。花青素对100多种疾病有预防和治疗作用,被誉为继水、蛋白质、脂肪、糖类、维生素、矿物质之后的第七大必需营养素。花青素是目前科学界发现的防治疾病、维护人类健康最直接、最有效、最安全的自由基清除剂。"

紫薯确实含有很多花青素。实际上,大多数高等植物中都含有。它是植物新陈代谢的产物,在不同的酸度和金属离子环境中,会吸收日光中不同波长的部分,从而使植物呈现红色、蓝色或者紫色。紫薯之外,茄子、蓝莓、红(紫)葡萄、甘蓝、紫玉米等蓝紫色的蔬菜水果中,花青素含量都很高。

花青素对于人体健康有什么样的好处,这一课题吸引了大量的研究。在实验室进行的化学实验或者细胞实验中,花青素展示了强大的抗氧化功能。

被塑造的以及被拆穿的

细胞的抗氧化损伤与许多慢性疾病的发生有关，比如癌症、衰老、心血管疾病等。因为蔬菜水果对于降低癌症的发生风险有一定作用，所以人们自然想到花青素是不是抗癌的有效成分。许多人对此进行过研究，也有许多科学论文发表。一般而言，花青素对于体外培养的癌细胞显示了很强的抑制作用。针对老鼠等实验动物，花青素对人工诱导产生肿瘤也显示了一定抗性。但它是否对人体有效，则缺乏相应的证据。在意大利进行过一些"病例-对照"研究，比较过上千例癌症病人与情况相似但是没有得病的"对照"的饮食状况，没有发现花青素等蓝紫色蔬菜中的"有效成分"跟癌症发生有关。有学者认为花青素虽然有很强的抗氧化性，但是一旦吃到人体内，就很难保持它的作用。

目前宣称的种种花青素"功效"是从"抗氧化"一说衍生出来的，并没有直接的临床实验数据。细胞实验和动物实验可以给科学家们一些研究的方向，但是并不能作为"功效"的证据。在美国，曾经有公司鼓吹某种蓝紫色水果的"功效"，被药品和食品管理局严厉警告和制止。

当然，这并不是说紫薯有什么不好。任何蔬菜水果，都含有对人体有益的成分。不管是蓝紫色、绿色还是黄色，都对健康有好处。生活中，完全没有必要去追究哪种蔬菜有什么"特定功能"——实际上，那些传说中的功能也往往缺乏可靠的科学证据。对现代都市人来说，蔬菜水果的食用量往往不足。所以，重要的是增加各种蔬菜水果在食谱中的量，而不是去寻找一些"特别好的品种"，希望它们会有"神奇的作用"。

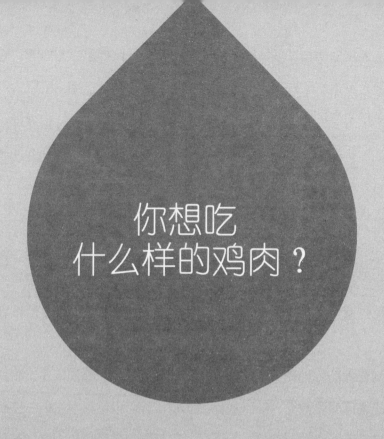

你想吃什么样的鸡肉？

现在在中国一些大城市的饭店里，常有服务员上来告诉点菜的顾客："尝尝我们家的'土鸡'吧，农户散养的，味道和你平常吃的不一样哦。"当然，那价钱也会贵上不止一倍。

20世纪80年代之前出生的多数人，不难回忆起儿时对鸡肉的向往。对于很多家庭来说，一年能吃上两三次鸡肉，也算是相当不错的了。美国也有类似的情况。在1960年，美国人平均每年消耗28磅鸡肉（1磅大约454克）、60磅猪肉和65磅牛肉。到了2006年，鸡肉的人均年消耗量增加到了87磅，牛肉持平，而猪肉则下降了一些。

鸡肉之所以得到如此青睐，最重要的原因是价格优势。相比于40多年前，美国的食物总体价格增加了近6倍，而鸡肉则只增加了2倍多。现在，美国很多超市里的整鸡每磅不到一美元，比多数蔬菜要便宜。此外，与猪肉、牛肉、羊肉这样的"红肉"相比，鸡肉被认为在营养方面更为优越。物美价廉，自然也就更受欢迎了。

为什么美国的鸡肉如此便宜呢？

首先，从"长肉"的角度来说鸡的效率更高。如果我们把禽畜当作一个"生物反应器"——作用是把谷物和草等饲料转化成肉，那么就可以用"转化效率"来比较不同的禽畜。蛋白质是肉中最受关注的成分，所以人们经常用多少千克谷物生产1千克肉，或者用多少植物蛋白转化成了动物蛋白来进行比较。不同学者采用的模型和数据略有不同，得到的效率具体值也略有不同。一组典型的结果是：得到1千克牛肉、猪肉和鸡肉，所需要的谷物分别为7千克、4千克和2千克；而牛、猪和鸡，把植物蛋白质转化为动物蛋白质的效率分别为6%、9%和18%。也就是说，在常见的肉中，鸡的生产效率是最高，牛的表现最差。

实际上，这只是一个大致的平均估算。同一种动物，不同的品种、不同的饲料、不同的养殖方式，所得到的效率相差也非常大。"有机""传统"的养殖方式，自然资源的利用率要低得多。除了不到2%的"有机鸡""走地鸡"，美国基本上都是大规模的"肉鸡"。在生产效率和成本方面，肉鸡的优势是其他肉望尘莫及的。美国对于"有机鸡""走地鸡"要求不是很明确，我们不妨来参考欧盟的规定："有机饲养"，每只鸡的活动空间大于2平方米，生长期大于81天；"走地鸡"分别是1平方米和56天；而"肉鸡"，每平方米可以养15～20只，生长期一般在6周之内。

除了"肉鸡"的养殖方式，规模大也是美国鸡肉成本低廉的原因。全美国只有2万个左右的养鸡场，每年生产近90亿只鸡。一个中等规模的鸡场，每年出产40多万只，只需要一个家庭来经营。这些养鸡场绝大多数只是鸡肉产销链上的一环，由经销公司提供鸡崽和饲料，而鸡农付出场地、劳动、电、水等。因为规模大，每只鸡的养殖费用低到了20～30美分，鸡农依然能够接受。

对于许多中国人来说，这样生产出来的鸡肉，已经不是心目中的"鸡肉"了。在"鸡肉的味道"上，它确实不如传统的鸡。鸡肉的香味很大程度上由其中的"呈味核苷酸"决定，而"劲道""有嚼头"则是由肉中的胶原蛋白和弹性蛋白决定。这些决定风味和口感的成分跟鸡的生长期有关。生长时间越短，"鸡味"越淡，也越嫩。不过这些影响风味口感的成分跟营养没有什么关系。从食品科学的角度来看，肉鸡的肉依然是优质的食物。

在世界上，八面玲珑左右逢源的东西是很少的。肉鸡的生产方式，自然也有饱受争议的地方。它大大提高了空间利用率，但是鸡舍很拥挤，必然导致空气质量很差，排放气体中高浓度的氨对于鸡的眼睛和呼吸道都容易造成损伤。而大量的鸡挤在一起，也容易导致和传染疾病，因此又不得不使用抗生素。现在抗生素的技术有了很大进步，但是它对环境、生态的影响，争论一直不息。

这些技术上的问题还能通过技术改进来解决，动物福利方面的批判则使问题更加复杂。比如，为了避免鸡之间互相争斗，会剪去它们的尖嘴。因为光吃不动，它们的身体快速生长而鸡腿纤弱，以至于无法承担自身的重量。此外，缺乏运动还影响关节和心脏方面的健康。说得极端一点：肉鸡不是健康的动物，而只是超负荷运转的"鸡肉生产线"。对于"敬畏自然""尊重动物生命"的动物福利者，这是很难接受的事情。

但，这就是人类面临的现实。地球上的人口越来越多，人们也想吃更多的肉。目前，中国人平均每年消费的鸡肉不到10千克。相对于二三十年前，是很大的改善了。但如果要达到美国的消费水平，鸡肉的产量差不多还需要增加4倍。按照"传统"的养鸡方式，我们的自然资源如何能够承担呢？

拿"有机""传统"鸡跟肉鸡"单挑"，是没有意义的。作为个人，我们当然可以多赚钱，去买生产成本高的"好吃"的鸡肉。如果从全社会的高度来看，不提高鸡肉的生产效率，就只能有一部分人能够吃上。

为了说明这个问题，不妨把问题简化一下：

一个有100人的村子，除了修路、盖房子、种粮食、建游乐场所之外，只能有一小块土地用来养鸡了，比如10平方米。按照欧盟的标准，如果养"有机鸡"，一年可以养出20只；养"走地鸡"，一年可以养出60只；养"肉鸡"，一年可以养出1000只以上。如果你是村里的首富，或许有能力把那20只有机鸡全部买下，让其他人看着你吃。但如果只是一个普通的村民，你是去追求每年只能吃到几块"好吃"的鸡肉呢？还是选择吃10只"味道没那么好"，但是营养没什么差别的肉鸡？

现在的肉鸡生产方式远非完美，甚至可以说从技术到产业都存在许多问题。不过，这些缺陷可以通过技术进步和产业优化来逐渐改进。对于消费者，除非满足于儿时每年吃几次鸡肉所得到的那种"幸福"，否则，沉湎于"以前的鸡肉"，跟怀念30年前一辆自行车带来的欣喜，并无二致。

从张大师的绿豆
到马教母的土豆

我们处在了一个"养生大师"辈出的时代，从刘太医、林光常到张悟本，"养生界"可以用"城头变换大王旗"来形容。在张悟本被打回原形、惨遭中医界"清理门户"之后，谁又将成为"养生界"的旗帜呢？从活跃程度看来，成名更早、却一度被张悟本掩盖了光芒的"健康教母"马悦凌，很可能是下一位"养生偶像"。

细看这些养生大师，除了"不吃药不用手术"就能够"治好"现代医学尚无有效疗法的"疑难杂症"之外，很重要的一点共性是捧出一些"能够防病治病"的平常食物。刘太医的牛蹄筋、林光常的红薯、张悟本的绿豆茄子白萝卜……到了马教母，有生泥鳅、土豆、姜、牛肉之类。这里，只就土豆来说说平常的饮食是如何被大师们"脱胎换骨"的。

如果作为主粮，土豆还不错

马教母列出的土豆的功效里，至少有"和中养胃、健脾利湿、宽肠通便、降糖降脂、美容养颜"等。对于大多数人来说，又便宜又实惠，即使没有那些"神效"也没有什么坏处，"万一有效"可就赚大发了——这种思路正是绿豆红薯们轻易获得认同的原因。马教母的土豆以及其他"药方"，忠实地秉承了这一思路。

实际上，马教母所列出的土豆的那些营养成分基本上还算靠谱。如果把土豆作为主粮，就像世界许多地区那样，取代饮食中的大米和面粉，在不考虑口味、只从营养成分的角度来说还真是一种不错的选择。实际上，土豆的淀粉在消化吸收率上不如大米白面。不过现代人的问题在于热量过多，因而好消化的淀粉已经变成了不利因素。土豆的蛋白质也的确比大米白面更接近人体需求。土豆中也确实含有相当多的维生素C、钾和几种B族维生素。综合来看，作为主粮的土豆确实比大米小麦要好一些。

但是中国人其实基本上不把土豆作为主粮，而是作为蔬菜。如果与其他蔬菜相比，土豆就很一般了。人体需要的营养成分有很多，每一种食品都只能提供其中的一些。如果用田忌赛马的策略，每一种食物都能找出"很有营养"的地方来。为了综合比较不同的食物，食品科学上有许多不同的指数来分别描述一种食物的各个方面。这里列举重要的几个："营养数据评级（ND）"，指在摄取相同热量的前提下，提供了多少营养成分的评级；"饱足因子（FF）"，指在相同的热量下提供的饱足感的评级；"营养均衡指标（NB）"，指食物所提供的各种营养成分的完整程度。

这几个指标只跟满足营养需求有关，还有一个"炎症因子（IF）"，跟疾病有一定关系。因为人体的健康状况常常与炎症反应有关，食物成分对炎症的影响就成了现代食品营养研究中的重要领域。任何一种食物都是由很多种成分构成的，有的成分会引发炎症，有的成分会帮助抗炎。当有助发炎的成分占了上风，就可能不太利于健康；当帮助抗炎的成分占了上风，就有利健康。炎症因子评价体系就是据此设计的。它对食物中每一种成分引发炎症与抗炎能力进行加权计算，得出一个数值来描述这种食物对于人体炎症反应的影响。当IF是负值，表示这种食物有助发炎，负得越大越不利于健康；反之，正值结果就是有利健康的。我们日常吃的食物，IF值有正有负，合理的食谱应该使每天所吃的各种食物产生的总IF值大于50。

如果要比较不同食物的优劣，需要把多方面的指标纳入比较范围。食物在这些方面的得分还跟具体做法有关，就上面列举的这几个重要方面，土豆的成绩如下：ND在4左右（满分是5），FF是2.5（满分是5），100克土豆的IF值 - 60左右，NB是在40~50。这个成绩跟大米面粉相比还算不错，不过跟其他蔬菜相比就可以归为"差生"了。比如白菜，ND得5、FF得4.5、100克白菜的IF值是 +75、NB在80以上。再比如青椒，ND得5、FF也是4.5、100克IF值超过 +300，而NB也在80以上。即使是林光常推崇的红薯，NB得分也比土豆高，而100克红薯的IF值更在 +150以上。

作为蔬菜，土豆很一般

作为主食，土豆很好；作为蔬菜，土豆不算"好学生"，不过也有一些"特长"，作为多样化食谱的一部分也不错。但是，马教母跟其他的养生大师们一样，一定要把这些"特长"进行拔高夸张，再加上一些没有科学证据支持的民间传说，从而塑造出一个个"杰出学生"。下面是这种"包装"的几个例子：

1. 土豆中有一定膳食纤维，而膳食纤维"能够"帮助通便，于

被塑造的以及被拆穿的

是马教母拔高成"帮助机体及时排泄代谢毒素，防止便秘，预防肠道疾病的发生"，却不提多数蔬菜都含有膳食纤维，土豆甚至并非很好的来源，而且每天吃上500克土豆也达不到推荐的膳食纤维摄入量。

2. 马教母说"土豆的蛋白质质量高，并富含赖氨酸，可以让人获得身体所需的各种氨基酸"，这种话对于一般公众很有杀伤力，其实再"优质"的蛋白质，也需要足够的量才行。100克土豆含有的蛋白质不过二三克，成人每天需要几十克优质蛋白，如果依靠土豆的话，需要几斤才够。因为土豆不是蛋白质的良好来源，它是否"优质"意义也就不大。

3. 马教母说"土豆能供给人体大量有特殊保护作用的黏液蛋白。能促持消化道、呼吸道以及关节腔、浆膜腔的润滑，预防心血管和系统的脂肪沉积，保持血管的弹性，有利于预防动脉粥样硬化的发生。"这些言之凿凿、充满科学术语的话也足以唬住多数公众。但是，既然要用"科学"来说话，那么就应该尊重科学的基本规范。在科学文献中，找不到这种说法的出处。不知道马教母的结论从何而来的。

4. 马教母还说"土豆同时又是一种碱性蔬菜，有利于体内酸碱平衡，中和体内代谢后产生的酸性物质，从而有一定的美容、抗衰老作用"。通过饮食来改变酸碱平衡本来就是一种"伪概念"，已经被医学界专业人士广泛批驳过了。简单来说，人体是一个很复杂的系统，有它的一套体系来调节体内的酸碱平衡。人体的体液pH值为7.35～7.45，高于或低于这个范围都是生病了。多种疾病的病人体液偏酸（其实不是真的酸性，而是处于正常范围的低端，就pH值而言还是碱性的），并不意味着这些疾病是"酸性体质"造成的。更大的可能，是生病导致了所谓的"酸性体质"。如果体内真的到了化学意义上的"酸性"，即pH值小于7，那么吃什么样的食物都没有用——要么躺在重病室，要么躺在太平间了。人的胃里本来就处于相当强的酸性状态下。胃里的消化酶，本来就需要在相当强的酸性下才能工作。在某些极其特殊的情况下，体内酸碱可能失衡而产生严重症状。这种情况下，需要的是医生进行专业处理，甚至抢救。通过饮食来调节体液的酸碱性，只是一厢情愿的想法。

"土豆汁疗法"只是西方的民间疗法

马教母还介绍了土豆汁治疗胃溃疡等胃病以及土豆片外敷等一些"秘籍"。其实，这些疗法都不是马教母的独创。在欧洲，也算得上是"传统医学"。只不过，马教母在喝土豆汁之外，加上了"一定要喝上生姜水冲鸡蛋茸"之类的"保护措施"，据称"否则容易引起胃肠的出血"。如果这位大师的故弄玄虚是真的，那么不懂得"喝生姜水冲鸡蛋茸"的欧洲人不知道要喝出多少胃出血来。由于这些"疗法"在欧洲很流行，还真是有一些人用现代医学的手段进行过研究，不过迄今为止，没有什么像样的证据来支持这些疗法的有效性。因为生的土豆汁中含有一些蛋白酶抑制剂，它是否有药用价值，有效性和安全性如何，尚需要进一步研究。总的来说，在疗效和安全性不明的情况下，拿自己去做实验，只能用"勇敢"来形容。

一面摆弄科学名词，一面挑战现代科学

每个人都关注健康，都希望有简单易行的办法让我们百病不生。而现代科学却没有能够满足人们的期望。基于现代科学的医学手段，往往复杂、昂贵，还有"副作用"——而且，还有许多无能为力的地方。

于是，养生大师们就号称现代医学走错了方向，而宣称自己的"养生之道"能满足大家的期望。在《现今社会成就了用食物防病、治病》文里，马教母宣称"西药、中药在我这儿都被淘汰"，就很容易得到对现代科学的发展不满的公众的认同。在这篇充满江湖游医口号的文章里，马教母告诉我们：

被塑造的以及被拆穿的

"我的身体长年感冒、咳嗽不断，常常腹泻，双膝关节积水、浑身疼痛、头痛长年相伴，为什么？那是因为我长年吃着各种寒凉的食物。南京人爱吃盐水鸭，我是不分季节常年都会吃；爱吃螺丝、田螺、螃蟹，蔬菜最爱吃的是苋菜、空心菜、竹笋、香菇、海带、紫菜、冬瓜、苦瓜等，都是一些寒凉的蔬菜，天热时天天都吃凉拌苦瓜，天天都吃西瓜、香瓜，秋天整箱的吃梨、苹果，还吃柿子、柚子、香蕉、甘蔗、猕猴桃等，各种寒凉食物源源不断地进入身体，身体怎能不生病？"

马教母认为"寒凉"的食物是有害身体的，而这些食物的"寒凉""温热"的判定，要么是古人的记载，要么是她放到嘴里自己尝出来。这些判定都缺乏一个可操作的判定标准。最容易产生的结果就是：如果你吃了它，"有效"了，那么就是教母的"养生原则"对了；如果没有效果，甚至恶化了健康，那么就是你"运用错"了教母的"原则"，或者，这种食物不符合教母的要求。换言之，你永远是一只小白鼠，在"被实验"。

实际上，马教母认为导致了她长年感冒浑身是病的这些食物，经过现代科学的分析，都是很好的蔬菜水果。它们可以为人体提供丰富的维生素、矿物质、膳食纤维以及抗氧化剂等。而教母推荐来防病治病的"粮食、肉类"，对于现代人而言已经"过犹不及"，需要在日常饮食中控制食用量了。

从这个意义上说，虽然她经常摆弄一些现代科学的名词，但主张却是跟现代营养学格格不入的。

人体需要各种各样的营养成分，不同的食物中含有的成分各不相同。采用"养生大师"们的炒作方式，绝大多数的食物都可以"包装成"张大师的绿豆或者马教母的土豆。基于人类目前对于食物成分和人体需求的认识，还没有哪种"超级食物"能够满足人体所有需求。基于现代科学的饮食推荐，通过多样化的食物来满足人体需求。长期坚持全面、均衡、适量的饮食，是健康生活方式的一个重要方面——它有助于人体处于良好的运转状态，从而减少疾病的发生。但是，它不能使人"不生病"，更不能像药物一样"治病"。

在多数情况下，多吃一些张大师马教母们所说的那些"功效神奇"的食物，倒也不至于有什么危害。但如果真的生病了，不去进行积极治疗，而把希望寄托在这些"养生大师"们提供的"看起来很诱人"的"秘方"上面，就是在拿自己的生命开玩笑了。

被塑造的以及被拆穿的

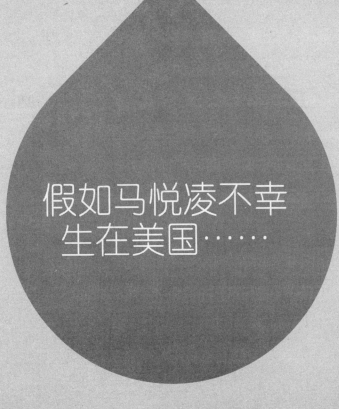

假如马悦凌不幸
生在美国……

比"绿豆大师"张悟本更"神奇"的"健康教母"马悦凌受到了广泛质疑和有关部门的调查。虽然来得太晚，但总算是来了。马教母"涉嫌违法"的行为已经存在多年，监管部门最近才被媒体所引导去进行调查，实在是充满了"中国特色"。在最新的通报里，马教母的"问诊主要场所在虚拟的网络空间，给监管和取证带来一定难度"，而她的固元膏，则是"在监管上存在打擦边球的嫌疑"。

中国的监管不仅有错综复杂的部门纠葛，还有地域的分割。"有关部门"说管起来有难度，姑且不去探究。我们倒是可以来考虑一个虚拟的问题：如果马教母出在美国，将会如何？

首先，显然，固元膏早就会被取缔。作为一种"食品"，固元膏跟蛋糕馅饼一样销售自然没有问题。当宣传它的种种功效，就会被当作"虚假宣传"受到追究。美国的食品和药品管理局不会因为它没有吃死人就视而不见。不说固元膏这样"高糖"、"高脂"、"高热量"的不健康食品，即使是像鱼油、绿茶这样的"健康食品"，鼓吹"功效"同样会受到追究。而且，马悦凌还把它当作药物推荐给各种病人。不管固元膏到底是什么，当被用于"预防、诊断、处理、治疗"任何疾病时，就会被美国食品和药品管理局当作药物来对待。任何未经美国食品和药品管理局批准的药物，都属非法，跟它"到底"有没有效、有没有害无关。

"非法行医"，大概也不会"难以监管和取证"。医生和护士都需要执照，有明确的执业范围。一个"前护士"，毫无顾忌地宣称治疗"渐冻人"等多种疾病，还把治疗过程绘声绘色地记录在网上，本身就是呈堂证供。自己的网站，不管其记录是真实还是虚构，都足以构成"口供"了。目前主管部门要找到被治的病人才能证实"行医"，类似于：有人自称无照驾车了，而警察一定要找到他驾车的证据，才认为他犯法——当事人自己记录的犯罪过程，居然不构成证据！

不知道中国法学界对于"非法行医"如何界定。不过，就通常的逻辑，它应该只是一种"行为"，而不是造成了危害的"事件"。就像驾车，没有驾照就构成了"无照"；只要启动了汽车，哪怕是没有前进，都应该算是"驾车"了。同样的道理，只要没有行医执照，却摆开了场子宣称要为人治病，就应该算是"非法行医"。非要等治死了人才能定罪，相当于非要等出了车祸才算"无照驾驶"。当无照的马教母洋洋自得地鼓吹"当归注射"、"艾熏"、"生泥鳅"之类离奇疗法的时候，跟胡万林当初的"芒硝治病"有什么差别呢？用受害者的生命来构建"非法行医"的证据，代价是不是太大了？

如果马教母不卖固元膏、不治疗"疑难杂症"，那么在美国的"言论自由"之下，仅仅是宣扬她的"智慧"大概不会受到法律的追究。但是，这并

被塑造的以及被拆穿的

不意味着她就可以肆无忌惮地忽悠公众。不管是卫生主管部门，还是纳税人供养的科学机构，都会出来发表声明，指出她的谬误。即使还有固执的公众执迷于她的"神奇"，被忽悠者必然是会少多了。

如果马教母不幸生在了美国，那么她会被限制在"把自己当小白鼠"的地步，而不会获得忽悠敛财的机会。幸运的是，她生在了中国，"中国特色"造就了她的神奇，还有她的商业帝国。

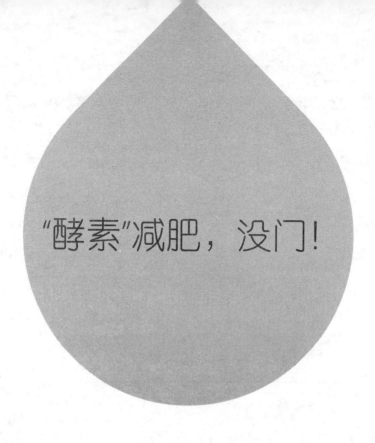

"酵素"减肥，没门！

时尚美容界总是新产品不断，而且还时不时挑战科学常规。比如减肥，左旋肉碱的忽悠在专业人士的不断揭露中依然强劲有力，而一个号称"比左旋肉碱还好"的"清脂酵素"又闪亮登场。这据说"100%法国原装进口"的产品，拉着"世卫组织"、"诺贝尔奖候选人"、"研究生教科书"做虎皮，各种杨女士、赵先生现身说法，把忽悠这门手艺发挥到了极限。

实际上"酵素"并非什么新事物。学过中学化学的人，可能会知道有个词叫做"酶"。酵素，就是"酶"这个规范中文名词的小资翻译。

酶是生命活动中不可缺少的催化剂。我们的身体内时时刻刻都在进行着不计其数的生化反应，绝大多数都需要酶的参与。任意一种酶的缺乏，都会影响身体的正常运转，严重的就会表现出症状。人体内，确实有一些酶在细胞内负责"燃烧"脂肪。左旋肉碱的广告词说的是它能帮助把脂肪分子运送到燃烧场所（即细胞内的线粒体），而清脂酵素则索性宣称直接燃烧脂肪。那么，它是否就是传说中这些负责燃烧脂肪的酶呢？

答案如下：不管它是或者不是，补充它都帮助不了燃烧脂肪！

清脂酵素的广告中宣称它是一种"氨基酸"。这是典型的概念错误。氨基酸是小分子，加上不常见的、特殊的，总共也就二十几种。每一种的分子结构与能够发生的反应，在生物化学的教科书中都可以查到，其中没有一种能够"燃烧脂肪"。

实际上，脂肪燃烧是一系列很复杂的反应，必须要作为大分子的"酶"来帮忙。单个氨基酸是无能为力的。酶是少则几十，多则几百个氨基酸组成的蛋白质。这些氨基酸会互相连接，组成一串或者几串。不互相连接的氨基酸之间也会发生吸引或者排斥的作用，导致互相牵制，最后会形成特定的空间构型。

这种"特定"的空间构型是酶能够行使功能的关键。以燃烧脂肪的酶为例，只有在特定的构型之下，才能与脂肪分子结合，然后发生进一步的反应，最终把脂肪变成二氧化碳和水。但这种构型相当不稳定。周围环境发生了变化，有些本来互相吸引的氨基酸之间的吸引力就可能下降，或者本来互相排斥的氨基酸也不再那么仇视对方。总之，它们之间的相互牵制就跟起初的状态不同，而最终的空间构型也就发生了变化。这种变化，就是通常说的"蛋白质变性"。变性之后，它们的催化能力就下降了。如果变性得比较厉害，就完全失去了活性。

能够导致酶变性的因素非常多，比如温度、酸度、盐浓度等。而那些作为减肥或者美容产品的"酵素"，居然是口服的。即使是它们在天然构型下具有燃烧脂肪的作用，吃到肚子里也就完全是另一回事了。

首先，人的胃里是酸性的，而燃烧脂肪的线粒体环境是接近中性的。也就是说，这些酵素首先要经过酸的考验。然后，它们进入胃肠，接受消化液的洗礼。消化液中的蛋白酶可以攻击任何蛋白质，把它们切成小片段。绝大多数的蛋白质或多或少都会被切开，直至成为碎片。

切开的蛋白质自然无法保留空间构型，也就不再具有活性。有的人喜欢说"这是一般情况，万一有例外呢"。确实，有一些天赋异禀的蛋白质，对于蛋白酶的攻击具有一定的抵抗力。经过了蛋白酶的连续打击，多数分子阵亡之后，能有一小部分活着进入血液系统。

所谓的清脂酵素，会不会就是这样的天赋异禀的蛋白质呢？要知道，任何一种这样的蛋白质被发现，都会引起生物化学界的巨大关注。而迄今为止，还没有听说有这样的发现。科学界没有发现，而商品推销中却出现了，也就只能以"忽悠"来形容。

退一步说，即使有清脂酵素经过枪林弹雨进入了血液，要想到达脂肪燃烧的场所发挥作用，还要经过细胞膜的防线。对于细胞膜来说，一个陌生的蛋白质分子，是会被当作"异物"而挡住的。

再退一步，即使清脂酵素能够突破细胞膜的防线，它也应该是随心所欲地到达身体的各个部位，而不是像人们期望的那样只去特定的部位。把该减的地方减了，不该减的地方也减了，岂不是得不偿失？

有人喜欢说：我认识的某某人，吃了之后确实有效了。对于那些从科学知识上分析不会有效、又没有可靠的实验数据来显示有效的东西，如果"有效"只是"安慰剂效应"，倒也没有什么大的损失。如果是靠加入药物成分来实现，那么问题就大了。这样"有效"而"天然"的产品，美国药品与食品管理局已经公布过许多。

被塑造的以及被拆穿的

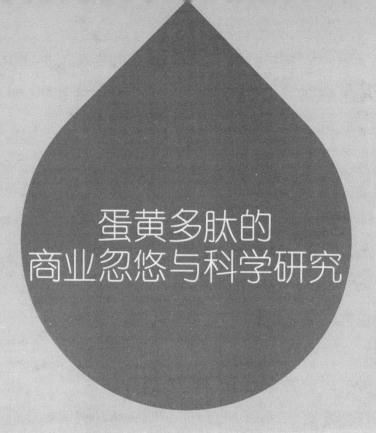

蛋黄多肽的
商业忽悠与科学研究

词条

　　蛋黄多肽（BONEPEP）就是提取自鸡蛋黄的一种功能性物质。鸡蛋黄中含有促进骨骼成长的成分，通过特殊技术将其提取并制造而成的产品称之为蛋黄多肽。其作用有：①对儿童，可以通过增加造骨细胞的数量，强化骨骼生长动力，摄取促进骨形成的钙、胶原等成分帮助孩子长个子；②对成人，通过促进造骨细胞作用，促进骨质积累，在30岁前能提高最大骨量，预防骨质疏松。③对老人，通过抑制破骨细胞的形成，促进造骨细胞生产，恢复骨骼原动力，减缓骨质流失，帮助延缓骨质疏松的发病期。

引自百度百科2011年12月24日

国内市场上的"蛋黄多肽"一般指的是日本公司PFI生产的BONEPEP，宣称可以促进骨骼生长。根据目前能够找到的资料，这个"BONEPEP"的产品说明很缺乏说服力。是一个典型的"研究很初步，广告很夸张"的保健品案例。

有许多人会以"蛋白质吃进肚子里都成为氨基酸""不如吃鸡蛋牛奶有用"等依据来判断它是虚假宣传。对于这个产品，根据这个理由得出的结论本身没有什么问题，但这个推理在科学上是站不住脚的。（关于蛋白质的消化吸收与功能，参见《蛋白质进肚，依然各不相同》一文。）

下面，我们从专业角度来分析这个蛋黄多肽产品。

关于BONEPEP的文献语焉不详

在PFI的网站上，介绍BONEPEP的功能是基于2004年发表的一篇文献。这篇文献是PFI赞助的，而且作者中就有一位该公司的雇员。它不是一篇完整的论文，而是一篇"Note"，主要是报告结果，对实验过程的介绍比较粗略。这给评论这项研究带来了很大的困难。

该研究是比较蛋黄蛋白及其可溶与不溶组分、酪蛋白以及生理盐水对出生3周的大鼠长骨生长的影响。根据文中的叙述，研究中使用的并不是"蛋黄多肽"，而是"蛋黄蛋白"及其可溶与不溶成分（"蛋黄多肽"与"蛋黄蛋白"差异很大，下一部分再详细介绍）。喂养了5天之后，比较老鼠长骨的长短以及一种骨生长调节因子的含量，发现：喂生理盐水和酪蛋白的两组老鼠没有区别，喂蛋黄蛋白及其不溶成分的两组长骨生长情况要好一些，而喂蛋黄蛋白可溶组分的组则好得更多。

这就是该产品的"科学依据"，后来被演绎成了"有助于长高"。之后的几年，这些研究人员还发表过另外几篇文章，用蛋黄蛋白可溶组分去处理培养的细胞，显示了对骨细胞生长的促进作用。

这几篇论文能否足够支持"蛋黄多肽"所做的商业宣传呢？我们需要注意以下几点：

1. 在PFI网站上介绍的BONEPEP并没有说明它是"多肽"，所引用的论文中也不是使用的"多肽"。中文宣传中称为"蛋黄多肽"并不属实。对于蛋黄蛋白，这项研究展示的功能跟其他研究者并不一致（下面再介绍）。

2. 文献中并没有说明喂养老鼠的食物具体包含哪些成分。因为骨的生长并不仅仅由钙决定，还需要磷等其他成分。蛋黄蛋白可溶成分中有一种蛋白含磷非常高。如果食谱中的钙充分，而磷不足，那么蛋黄蛋白的磷就是实验结果有利于蛋黄蛋白的原因。如果真实情况是这样，那么对于人们并没有意义——在人们的常规食谱中，磷一般都很充分甚至过量。

3. 实验中酪蛋白与生理盐水的作用没有差别，相当出人意料。一般的酪蛋白产品中含有很高含量的钙，而且处于很容易吸收的状态（因为文中没有给出老鼠食谱的组成信息，无法知道所用的酪蛋白是不是去除了钙）。如果实验所显示的骨生长差异确实是由钙的吸收差异导致的，那么酪蛋白就不应该与生理盐水一样。

4. 如果实验所显示的骨生长差异与钙的吸收无关，而是由蛋白的其他特性所导致，那么文中以及以后的论文中"揭示"的机制就与之无关。这样，就只剩下了一项"极为初步的动物实验"来支持所述功能，而这项研究结论还与其他文献不一致。

5. 在评价食品成分保健功能的时候，动物实验和细胞实验只能"提供可能性"和"指引研究方向"。这些研究结论本身并不能作为有效的证据。比如美国药品和食品管理局在审核"健康宣示"申请的时候，就不认可动物实验和细胞实验的证据。

蛋黄蛋白与磷酸肽对钙吸收的影响

一、蛋黄蛋白的其他研究与PFI所依据的论文结论矛盾。

鸡蛋中大概有三分之一的重量是蛋黄，其中又有大约16%是蛋白质。蛋黄蛋白中有一种很特殊的卵黄高磷蛋白，大约占所有蛋黄蛋白的10%。它含有大量的丝氨酸，能占到所有氨基酸的55%。因为丝氨酸含量高，它高度亲水，具有很好的溶解性。这些丝氨酸被磷酸化，从而具有了超强的结合二价阳离子的能力，比如钙、镁、铁等。因为这些二价离子与磷酸的结合能力太强，很难被吸收，所以卵黄高磷蛋白被有些研究者认为是"反营养物质"。2007年，《食品科学期刊》上发表的一项研究就发现：在其他食物成分基本相同的前提下，喂养蛋黄蛋白的大鼠吸收钙、镁和铁的效率都要低于其他蛋白；如果在酪蛋白中加入1%或者2%的卵黄高磷蛋白，钙、镁、铁吸收率会下降到蛋黄蛋白的水平。这与PFI所依据的研究结论是截然相反的。

尽管2005年《食品化学》杂志上有一篇论文显示，在体外实验中，纯化的卵黄高磷蛋白能够增加钙在水中的溶解性，与PFI的结论相符。不过，2011年《食品科学期刊》上有一篇综述，认为这个结果与其他学者观察到的"卵黄高磷蛋白在二价阳离子存在时形成不溶复合物"不一致。

二、多磷酸化蛋白的水解产物磷酸肽可能存在应用前景，但功效如何尚存争议。

含有很多磷酸化基团的蛋白并不止卵黄高磷蛋白一种，牛奶中的酪蛋白也含有相当数量的磷酸化位点。如果把这样的蛋白进行水解，可以得到磷酸肽。磷酸肽可以结合一些钙形成有机磷酸盐，避免形成不溶性沉淀，从而提高钙的吸收率。目前，已经有来自于酪蛋白的磷酸肽作为商品出售。在日本和瑞典，它已经被批准用于医药领域。尤其是加在无糖口香糖中，有几项随机双盲试验显示有助于保护牙齿。中国最近也批准了它作为营养强化剂使用。不过，由于实验设计以及分析方法的差异，它的功效争议也很大。

卵黄高磷蛋白含有更多的磷酸，从而使人们相信从它得到的磷酸肽可能会有更好的功效。前面提到的《食品化学》的那项研究中，用胰蛋白酶水解纯化的卵黄高磷蛋白得到了卵黄磷酸肽，比酪蛋白磷酸肽结合钙的能力更强。文中的动物实验显示，这样的"卵黄磷酸肽"增加了钙的吸收效率。

三、蛋黄多肽所宣传的功效并没有得到科学研究的证实。

PFI的论文中，所用的"蛋黄蛋白可溶组分"是把蛋黄蛋白分离出来，取溶解于水的部分然后干燥得到的产物。从生产过程来看，它是含有大量卵黄高磷蛋白的蛋黄蛋白混合物，并没有进行水解。如果这些信息属实，那么他们所用的就不是"多肽"，而只是"蛋白"，其实验跟2007年《食品科学杂志》的文献相似，但结果却矛盾。到底蛋黄蛋白能否促进钙吸收，还需要更多更好的研究来确认。

卵黄高磷蛋白很顽强，水解起来比较费劲。此外，原料昂贵也限制了它的前景。目前，真正的"蛋黄多肽"的研究还相当有限。即使能够解决工艺和成本上的问题，它到底有什么样的功效，还需要更多可靠的研究来探究。BONEPEP所依赖的那几篇文献的作者在2011年又发表了一篇论文，展示了"蛋黄蛋白水溶性多肽"对骨骼代谢的影响，不过结论也只是"提议"这种多肽是目前防治骨质疏松的一种"有希望的替代方案"。但是，在这种"希望"成为现实之前，消费者不妨看好自己的钱包。

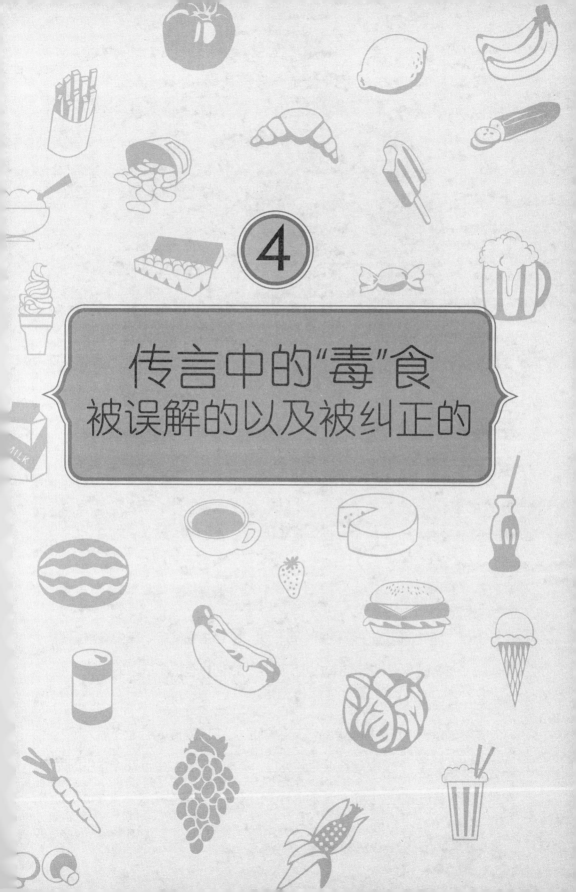

4

传言中的"毒"食
被误解的以及被纠正的

解析"致命食物"之一：什么样的土豆和西红柿比砒霜还毒？

传言

> "发芽土豆的嫩芽和变成绿色的土豆皮中龙葵碱含量很高，食用易中毒。未成熟的青西红柿含有毒性物质，食用这种还未成熟的青色西红柿，口腔有苦涩感，吃后可出现恶心、呕吐等中毒症状，生吃危险性更大。"
>
> ——"比砒霜还毒的14种食物"

土豆、西红柿和茄子等植物中有一些"糖苷生物碱"，其中最常见的一种叫做"龙葵碱"，也有翻译成"茄碱"，它们具有抗虫抗菌的功能，属于植物的一种自我保护机制。

龙葵碱是一种毒性相当强的"天然物质"，口服的中毒症状一般为呕吐、腹泻和神经毒性，严重的甚至会导致死亡。英国就曾经发生过78个学生因为食用龙葵碱含量过高的土豆而中毒的事件。口服时大鼠的半数致死量为每千克体重590毫克。砒霜的大鼠口服实验的半数致死量是每千克体重15毫克。由此可见，虽然龙葵碱具有一定的毒性，但还远没有到砒霜那么可怕的程度。

这种物质让人体产生中毒症状的剂量比动物毒理实验得出的数据还要低得多。有病例分析认为，人体对糖苷生物碱的中毒剂量可以低到每千克体重2～5毫克，而每千克体重3～6毫克的剂量就可能致命。

就土豆这种作物来说，龙葵碱广泛分布在它们的茎和叶中。地球上有几千种土豆，其中的龙葵碱含量有高有低。而现在种植的这些品种是经过筛选和培育的，正常情况下含量已经很低了，一般为每千克几毫克。并且，土豆中的龙葵碱主要分布在皮层，食用的时候去皮的话，还能够去掉30%～80%。所以，正常的土豆并不会让人中毒。

收获的土豆如果保存不善，会发芽变绿。在这个过程中，龙葵碱的含量会大大增加。产生绿色的不是龙葵碱，但"变绿"是龙葵碱产生的一个标志。同时，土豆会变苦，而苦味更是直接说明龙葵碱含量已经很高了。对于变绿或者发芽的土豆，已经有了明确的"有毒"信号，就要避免食用。

西红柿和茄子中也有一定量的糖苷生物碱。在青西红柿中，其含量会相对高一些。不过，正常人大概不会去吃青的西红柿，也就不用担心。而在茄子里，它们的含量也不高，也不至于让人中毒。

需要注意的是，这个糖苷生物碱很难通过烹饪破坏。以龙葵碱为例，冷冻、干燥、微波加热、蒸煮等对它的破坏都很有限，甚至没有影响。要170摄氏度以上的深度油炸处理才能显著降低其含量。

也就是说，传言中有一部分内容是正确的。发芽或者变绿的土豆以及没有成熟的西红柿中确实含有糖苷生物碱。各种糖苷生物碱能造成人体中毒，普通的烹饪难以将它们破坏。不过这些食物"有毒"和"安全"的状态很容易识别，只要注意一下就可以避免。

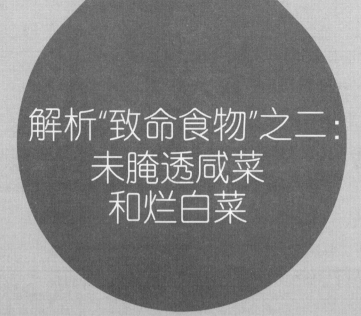

解析"致命食物"之二：未腌透咸菜和烂白菜

传言

> "腌菜时如果放盐量不足，腌制时间不满8天，可能造成亚硝酸盐中毒。腐烂的大白菜，会使人缺氧而引起头痛、头晕、恶心、腹胀等，严重时会抽筋、昏迷，甚至有生命危险。"
>
> ——"比砒霜还毒的14种食物"

其实，所有的植物中都含有硝酸盐和亚硝酸盐。现在的科学研究结果一般认为硝酸盐本身是无毒的。而亚硝酸盐如果大量进入人体的话，可能导致"高铁血红蛋白症"，血液失去携带氧的能力，从而出现缺氧症状，严重的可能危及生命。亚硝酸盐更广泛的忧虑还在于它在人体内可能转化成亚硝胺，而后者是一种致癌物。

所有饮食，水、肉、蔬菜、水果……都不可避免地含有硝酸盐和亚硝酸盐。根据欧美等国的统计，在正常饮食中，蔬菜是硝酸盐最主要的来源，而亚硝酸盐往往跟硝酸盐的转化相关。正常情况下，蔬菜中的这些硝酸盐和亚硝酸盐的含量距离危害人体的剂量还有相当的差距。在某些细菌作用下，硝酸盐会被还原成亚硝酸盐。

制作各种腌制蔬菜的过程都是细菌生长的过程。这个过程中，乳酸菌、醋酸菌等"好细菌"把糖分转化成乳酸或者醋酸，从而把菜变成人们需要的咸菜或者酸菜。而"坏细菌"，会产生亚硝酸盐。

在自然发酵的条件下，一开始，好菌坏菌的量都不大。加盐、密闭、低温等"腌制条件"，能帮助好菌，抑制坏菌。随着这个过程加深，好菌产生酸，降低pH值，而坏菌产生亚硝酸盐。接下去，环境pH值越来越低，坏菌的生存条件越来越恶劣。最后好菌大获全胜，坏菌全军覆没，而它们覆灭前产生的亚硝酸盐也逐渐会被分解清除。以东北酸菜为例，坏菌产生的亚硝酸盐浓度在腌制七八天时达到最高，然后逐渐下降，到20天之后就降到非常低的水平，基本对人体无害了。如果食用未腌透酸菜或者咸菜，就可能造成食物中毒。

烂白菜的情形跟咸菜和酸菜类似。只是其腐烂过程中没有加盐、密闭等抑制坏菌、扶持好菌的手段，因而坏菌猖獗，亚硝酸盐浓度可能更高。

不过，亚硝酸盐并没有流言中说的那么"毒"。它是一种常用防腐剂，中国国家标准中，不同肉制品中的允许含量不完全相同，一般是每千克几十毫克。美国的标准则是每千克200毫克，但要求同时加入550毫克维生素C来防止生成亚硝胺。在酸菜腌制过程中，亚硝酸盐是一个由低到高然后再降低的过程。在最高点，可能达到每千克100毫克以上，到最后完全腌透了，能降到每千克几毫克的水平。所以，尽管烂白菜可能会导致食物中毒，但其危险性远没有流言中说的那么厉害，更不可能"比砒霜还毒"。

未腌透的咸菜酸菜和烂白菜确实可能含有较高的亚硝酸盐，可能导致食物中毒。不过一般而言，不会像传说那样吃了就要人命——当然，日常饮食中还是应该避免食用腐烂的蔬菜。

　被误解的以及被纠正的

解析"致命食物"之三：
新鲜蚕豆

传言

> "有的人食用新鲜蚕豆后会引起过敏性溶血综合病症，出现全身乏力、贫血等症状。"
>
> ——"比砒霜还毒的14种食物"

　　这种说法有一定的根据。蚕豆确实可能导致过敏性的溶血症状，也被称为"蚕豆病"。目前研究认为，蚕豆里含有的蚕豆嘧啶（一种核苷酸）会干扰葡萄糖-6-磷酸脱氢酶的正常运作，而后者是维持血红蛋白正常工作的关键因子，从而引起红细胞破裂，引发"蚕豆溶血"病。不过，绝大多数人体内都有充足的这种酶，蚕豆也只会乖乖地当好食物了。所以，只有对那些因为遗传问题而缺乏这种酶的人来说，蚕豆才是"危险的食物"。

　　对缺乏葡萄糖-6-磷酸脱氢酶来说，生吃新鲜蚕豆引发症状的风险最高。孩子的风险比成人要高。在储存过程中，蚕豆嘧啶会被逐渐氧化降解，所以干蚕豆引发蚕豆病的几率确实要低一些，但也不是完全安全。有时候，甚至吸入蚕豆花粉都可能引发症状。不过，对于大多数人来说，这样的风险并不存在。

对于豆类的误解，可能还是因为其中含有一些所谓的"反营养物质"，比如蛋白酶抑制剂和皂苷，以及植物毒素，比如植物凝集素。

蛋白酶抑制剂没有实质上的毒性，不过它们会抑制蛋白酶活性，从而降低蛋白质的消化吸收效率。所以，它们在传统上被当作反面典型。不过，一些新的研究发现，某些蛋白酶抑制剂对健康具有积极作用。比如蛋白水解酵素抑制素，在口服的情况能够发挥抗癌作用（详见本书第3章《蛋白质进肚，依然各不相同》一文）。而皂苷，则主要因为起泡性能太好，给豆制品加工带来一定麻烦。但对于人体来说，它并不会带来明显毒性。

豆类中真正有毒的是植物凝集素。这种毒素存在于多种豆类之中，含量各不相同。红芸豆中含量最高，可达20,000～70,000单位，理论上说，只要四五颗就能引发中毒症状。白芸豆比较低，大概是红芸豆的三分之一。而传说"比砒霜还毒"的蚕豆，则只有红芸豆的5%～10%。不过，植物凝集素对温度比较敏感，在完全煮熟之后，其活性大大降低，含量只有200～400单位。需要注意的是，如果加热不充分，毒性反而更高。加热到80摄氏度会使其活性增加几倍，比生吃还糟糕。有些人习惯用慢煮锅来炖豆子，实际上慢煮锅的温度不高，即使经过长时间炖煮，豆子内部也可能达不到灭活凝集素所需的温度。

不过，凝集素一般也不会造成致命后果。通常的症状是严重的恶心、呕吐、拉稀以及腹痛等。一般情况下，这些症状能够在短时间内缓解恢复。

总而言之，葡萄糖-6-磷酸脱氢酶缺乏者使用蚕豆确实会带有危险，因为加热、干燥等处理可以降低发生"溶血症"的风险但还是不能完全消除。

被误解的以及被纠正的

而对于正常人，蚕豆中含有的植物凝集素，其含量远远不及红芸豆高，比白芸豆也要低。并且，植物凝集素可以通过充分加热来消除毒性。只要处理得当，是完全可以安全食用的。

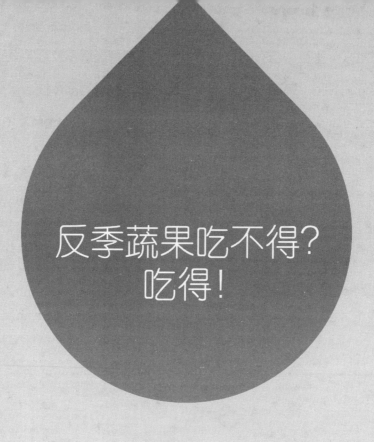

反季蔬果吃不得?
吃得!

传言

> "反季蔬菜、反季水果与时令不合,对人体有害无益。反季蔬果总是通过化肥、农药、激素等催熟出来的,不仅营养价值不行,连是否安全都很难说。"

植物的生长需要适当的光照、空气、水、温度和肥料。肥料可以是土壤中的天然成分,也可以通过人工施加。季节与"时令",只是老祖宗们对如何利用自然条件的总结而已。到如今,人类可操纵这些条件的能力大大增强,也就不用去适应植物,而是让植物来按我们的需求生长了。

通常说的"反季蔬菜"主要有三种形式。一是异地种植,植物在某地是"反季"的,在另一个地方却正当时。比如几乎所有蔬菜在冬天的北京都"过时"了,而在广东海南却生机盎然。这些蔬菜在产地无疑是"应季"

的，要说到了北京就"违反了天伦"，实在是很勉强。二是长期保存。果蔬的长期保鲜、保存技术前所未有。把"应季"的果蔬保存到冬季，也不再是奇技淫巧。香蕉、葡萄、苹果、梨、柑橘、菠萝……常见的水果几乎都可以保存到全年供应。三是"大棚种植"。这种人造的"局部环境"在人看来是"违背自然"的，但对于植物却依然是王道乐土。

当然，不管是异地种植长途运输，还是长期保存售前催熟，或者是大棚种植，都跟"应时当地"生产的果蔬不完全相同。这种差异可能导致其中的"营养成分"有一定差异，有时候味道口感的差别甚至还相当明显。不过，这些差异并不意味着它们"没有营养"，更不意味着它们"可能有害"。一种种植与保存方式，只要能够得到科学界的认可与推广，就意味着其"可能存在的危害"实在是微乎其微。

显而易见，"应时当季"的蔬菜没有什么不好——至少，价格比反季的要便宜一些。跟反季果蔬相比较的，不应该是"时令果蔬"，而应该是"没有果蔬"。在冬天的北京，考虑反季的青椒是不是比几个月前"应季"的更好，并没有什么意义。我们需要考虑的应该是跟老祖宗们天天吃储存的大白菜与土豆相比，这些"违反天伦"的鲜活蔬菜是不是更有营养、更加美味？即使是在广东海南，冬天吃反季的葡萄，也远远比"没有葡萄吃"要有营养得多。

吃一口苹果能有多少杀虫剂进嘴？

传言

"残留农药就像个隐形杀手，它能导致皮肤、眼部、肺部过敏；流产、早产，畸形胎儿；癌细胞突变等。据美国农业部、食品药物管理局在2000—2009年多达5100次的清洗、剥皮检测中，得出了一些具体数据。比如，清洗完一个苹果后，杀虫剂的残留比率竟达到97.8%。"

显然，这是一个根据国外报道所做的新闻。我们不清楚流言具体采用的是哪一个信息来源，不过就苹果和果蔬中的农药残留这个事情本身，不难找到许多原始的相关资料。

农药残留检测项目

流言中所使用的数据来自于美国农业部。该部门有一个农药数据项目

（以下简称PDP）的任务是每年检测蔬菜水果中的农药残留量，从1991年开始进行。这个项目每年检测的样品量从最初的7千多个，到2000年超过1万，并且逐年增多。

农药数据项目检测农残的目的是为了评估美国人食谱中摄入的农药量，而不是判定食物是否合格。能否检测到农残存在与检测技术密切相关。检测到残留并不意味着这些食物就有害健康。传言列出的"农药危害"确实存在，不过离开了剂量谈危害完全没有意义。我们需要关注的是：果蔬中的农药残留，会带来多大的风险？

在美国，环保局对各种农药在食物中的残留量制定限量标准。按照限量的定义，不超过这个标准的农残，带来的健康风险可以忽略。如果农药数据项目的检测值超过了限量标准，或者检测到了环保局尚未制定标准的农药，就会通报给食品与药品管理局。那些未指定限量标准的农药，一般不是在蔬菜水果的生产中使用带来的，而是从空气或者水中漂流而来。

在1993年到2003年期间，检测过的样品总共有102,058份，其中检测到农残的样品有58,950份，大约占检测样本数的58%。其中超过环保局制定的限量标准的有158份，没有制定限量标准的有2533份，分别占到0.15%和2.5%。

被错误引用的数据

农药数据项目的数据是两年后公布。也就是说，2011年公布的数据是2009年的检测结果。根据他们的公告，超过环保局的限量标准的样品比例是0.3%，而检测到未设定标准的农残的样品比例是2.7%，跟往年差不多。

检测是把收集来的样品按照消费者通常的方式进行处理，比如用凉水冲洗10秒钟、去皮等，然后把样品打碎，再进行后续的检测。因为根本就没有检测处理之前的农残，也就无法得出"清洗完一个苹果后，杀虫剂的残留比率"这个数字来。而所谓的"苹果中含有多少种农残",并不是一个苹果中含有那么多种,而是所有样品中检测到过的农药种类总数。比如,一个样品中检测到了A和B两种农药,另一个样品中检测到了B和C,那么就是检测到了"3种"农残。

只要一个样品中检测到了一种农残的存在,不管它的含量高低,都算"检测到"。确实有很高比例的苹果检测到了至少一种农残,1993年到2003年的数据是93%,而2009年的数据则是接近98%。传言应该是把这个比例误理解成了清洗之后的残留比例,所以得出了"清洗完一个苹果后,杀虫剂的残留比率竟达到97.8%"的结论。

还吃"多种农残的果蔬"吗?

与这个报道所对应的,还有一个"最脏的12种果蔬"以及"最干净的15种果蔬"的排名。这个排名是一个叫做环境工作团的环保组织依据PDP的数据做出来的。他们既不是政府管理部门,也不是一个权威的学术机构,而只是一个倡导环境保护的民间机构。

如前面所介绍的那样,能检测到农残并不等于有健康风险。该组织的排名完全忽视了这个因素,只是采用了一个"有"、"无"或者"多"、"少"这样的简单分类,并不能客观地反映这些果蔬中的农残与健康关系的真实情况。

"最脏的12种果蔬"这样的排名,会暗示消费者远离这些蔬菜水果,而这并非该组织的目的。在其网站上,他们通过"常用问答"进行了澄清。比如问题3:"这些农药是否意味着我不该吃蔬菜和水果?"网站的回答是:"不,吃你的蔬菜和水果。富含蔬菜水果的食谱对健康的益处超过农残摄入的风险。"美国媒体在报道这一事件时一般也都谈到了这问题。

被误解的以及被纠正的

吃一包泡面需要解毒32天吗?

传言一

"面都经过油炸，油中添加了BHT，可怕的是碗装泡面，碗的材质是聚苯乙烯，为防止加热变形，添了BHT，但在冲泡过程遇到高温，这些物质就会溶解出来，人体每天每千克体重摄入聚苯乙烯的危险量是0.001毫克，一个碗装泡面所溶解出来的是0.015毫克！转给你身边爱吃泡面的朋友。"

传言二

"浙江大学诺特营养中心营养师张老师说，网友的这个说法是科学的，有根据的。但不是说泡面有毒，而是泡面的佐料含有很多人体不需要的物质。肝脏是人体的排毒器官，只要人体摄入不需要的物质，都会由肝脏整合排出去，一般32天为一个周期。人们吃泡面、油炸膨化食品等食品，那些人体不需要的物质被肝脏整合后排出，都需要这么一个周期。"

"吃一包泡面需肝脏解毒32天"的说法卷土重来，甚至有一名营养师称该说法是科学的，有根据的，因为肝脏整合排出不需要的物质，一般32天为一个周期。这是怎么回事？肝脏真有32天的排毒周期吗？

关于泡面的种种传说一直很多，这次可以算是之前的升级版。我们不妨对传言中涉及到的"危险因素"分别解析。

BHT有多大危害？

BHT全名叫做2,6-二叔丁基对甲苯酚，是一种抗氧化剂。在食品中，被广泛用于油脂的抗氧化。

食用油中都含有一些不饱和键，在空气中会被氧化，产生通常所说的"哈喇味"。实际上，在哈喇味出现之前，氧化就已经发生了，"哈喇味"是某些氧化产物多到一定地步才产生的。有一些氧化产物，对于人体有害无益。抗氧化剂的作用在于在油面临氧化威胁时，挺身而出先被氧化，从而保护油脂。作为食品添加剂，其安全性经过了广泛审查。联合国粮农组织和世界卫生组织的食品添加剂联合专家委员会把BHT的每日容许摄入量定在每千克体重0.3毫克。对于成年人，大致相当于每天20毫克左右。

按照现行的中国食品添加剂国家标准，BHT在不同食品中（包括油炸面）的用量一般为每千克油脂0.2克。按照每包方便面100克、通常含油量20%来计算，每天吃5包泡面，长年累月地吃，其中的BHT也不会危害健康。当然，BHT还可能来自于其他食物，不过如果一个人每天吃5包泡面，大概也就吃不了什么其他的食物了。

大量的BHT是否影响健康的确有所争议。但国际上，中国、美国和欧盟等都允许它的使用。它也并不是唯一可用于油脂中的抗氧化剂。在食品工业界，也有使用其他抗氧化剂来代替它的趋势，比如维生素E。

被误解的以及被纠正的

聚苯乙烯有多大危害？

对泡面"毒性"的另一说法是泡面的碗是用聚苯乙烯制作的，在加热中会释放出单体苯乙烯，而苯乙烯有致癌性。

哈佛公共卫生学院等机构2002年在《毒理学和环境健康B卷》上发表了一份苯乙烯对健康的潜在风险的综合评估。相关的结论简述如下：

1. 苯乙烯是一种用途很广的工业原料。由于现代工业的发展，它在空气中也存在，典型值在1ppb的量级（1ppb等于十亿分之一）。实际上，它在一些食物中也天然存在，比如草莓、牛肉与辣椒等。在葡萄酒和奶酪的生产过程中，也会产生一定量的苯乙烯。

2. 关于苯乙烯的安全性也做过许多研究。致癌性方面，大剂量的苯乙烯在老鼠中显示了致癌性。这个"大剂量"在每千克体重几十毫克的量级。其他方面的健康危害方面，比如神经、呼吸系统损伤，也需要很大的剂量。

3. 环境中含苯乙烯最高的地方是强化塑料厂。有流行病学调查发现，厂里工人的肺癌和呼吸道癌发病率要高一些。不过，进一步分析数据发现，这一升高却是来自于厂中暴露于苯乙烯最少的工人。这说明，该调查中癌症率发生率上升的罪魁祸首不是苯乙烯，而是另有它物。

4. 目前的实验和统计数据不支持苯乙烯在常规剂量下致癌或者危害健康的结论。但是由于统计数据和实验结果的局限，也还不能排除这种可能性的存在。按照"万物皆有毒，只要剂量足"的常理，需要关注的还是摄入量和安全量的差别。JECFA制定的安全摄入量是每天每千克体重0.04毫克。美国FDA认为从聚苯乙烯包装材料中释放出的苯乙烯不可能达到这一有害剂量，所以允许用它来盛装食品。而欧洲、日本也都允许它的使用。

在中国，情形比较复杂一些。按照《食品包装用聚苯乙烯树脂卫生标准（GB9692-1988）》以及《食品包装用聚苯乙烯成型品卫生标准

（GB9689-1988）》，聚苯乙烯发泡塑料可以用于制作一次性餐具。不过，因为"聚苯乙烯在高温下可能释放有害物质"、"造成白色污染"以及"非法企业产品质量得不到保障"等原因，包括聚苯乙烯餐具在内的"一次性发泡塑料餐具"从2005年起被列入了"淘汰产品"名单。一些地区实施了禁用这类餐具的地方法规。考虑到国外状况、安全性分析以及使用它所带来的好处，近来也有把它从该淘汰产品名单中除去的呼声。

聚苯乙烯泡沫塑料只是泡面碗的一种选择，目前市场上的泡面碗是什么材料制作的，还需要根据具体的产品来判断。不过，无论如何，流言中"人体每天每千克体重摄入聚苯乙烯的危险量是0.001毫克，一个碗装泡面所溶解出来的是0.015毫克"都没有根据。

佐料中有什么"不需要的物质"？

浙江大学诺特营养中心营养师张老师说"泡面的佐料含有很多人体不需要的物质"。这位张老师没有说明泡面佐料中有"哪些"人体不需要的物质，但这样笼统的说辞其实没有什么实际意义。

泡面的佐料并没有什么特殊之处，跟其他方便食品的辅料一样，主要都是盐、油等"常规调味品"，一些香精、色素、抗氧化剂、防腐剂等"食品添加剂"。许多人把食品添加剂当作"人体不需要的物质"。从营养的角度，这些物质通常确实是不需要的。但是它们在食品中各自起到特定的作用。比如说，抗氧化剂，如果没有它，调料中的油可能很快就变味了。不同的泡面厂家生产的佐料不完全相同，但只要用料符合国家标准，就不会危害健康。

多数的泡面佐料中都含有比较大量的盐。从控制盐摄入量的角度说，泡面的调料确实不利健康。有人主张不要加入所有的佐料，从减少盐摄入量的角度也是合理的。

肝脏有32天的排毒周期吗？

食物中有各种各样的成分。不仅是加工食品，即使是"天然食品"，其中都有一些成分是"人体不需要的"。这样的物质进入人体，会有以下几种可能：

1. 没有被吸收，经过胃肠道直接排出体外。比如不可溶的膳食纤维，或者在胃肠内没有溶解的固体食物。

2. 被吸收进入血液，在肝脏被代谢成其他物质，也就是通常所说的"解毒"。

3. 在肝脏内被分解的产物，或者没有被分解的物质，主要经过肾脏过滤随尿液排出体外（少部分随胆汁排出）。

4. 有一部分随着血液循环到达身体某些部分，在那里危害细胞正常活动而产生危害。

前3种情况对健康不会产生危害。如果摄入量过大，超过了肝脏和肾脏的处理能力，第4种情况就会加剧。

对于泡面来说，合格产品和正常食用不会出现第4种情况。而第2、3种情况，分解和排出的速度都是由具体物质决定，而不是遵循所谓肝脏的"解毒周期"。也就是说，有的物质排出得很快，有的物质排出得比较慢。通常用排出50%或者90%的时间来衡量一种物质的排出速度。在某一组织中浓度下降一半的时间，被定义为"半衰期"。如果这个时间很短，比如几个小时或者一二天，就认为这种物质"不累积"。各种食品添加剂，都是这样的情况。如果这个时间很长，比如几个月甚至几年，就认为这种物质会在体内"累积"。许多重金属污染物，就是这样的情况。

举例来说，以代谢产物在尿中浓度计算，苯乙烯的半衰期在8～9小时；

以脂肪组织中的浓度计算，则在2～4天。BHT的代谢动力学比较复杂，单次喂食小鼠之后的半衰期在9～11小时。其他的食品添加剂，大致也是类似的时间范围。不管按哪个数字，都不会有"32天的解毒周期"。

食品添加剂联合专家委员会在制定安全摄入量的时候，都考虑了该物质在体内可能达到的最大含量对健康的影响。所以，只要符合安全摄入标准，就可以认为对健康没有影响。

泡面本身不是一种"健康食品"，它的问题是热量高，营养成分单一，往往还有比较多的盐。作为方便食品，它应该只是作为一种临时应急的食物，而不应该作为常规主食。但是，这些"泡面有毒"的传言，根据我们的分析，都是制造恐慌的臆测，并无科学依据的支持。

被误解的以及被纠正的

"来不逢时"小麦草

传言

来自网上的营销博客称：小麦草是碱性食品之王，所含的有益物质只有生食才有作用。无论喝小麦汁或是生吃小麦草，早已是全球普遍的营养食疗，为近年来十分风行的生机饮食主角之一，就连国际级巨星麦当娜，哈里森·福特，名时尚设计师唐娜·凯伦等，都是小麦草的多年拥护者。

显然，这则营销有强烈的洋味儿，属于"西风东渐"。

几个月前，有位朋友说她想种点小麦草喂她的猫。前几天，另一位朋友说北京兴起了"鲜榨小麦草汁"，号称种种神效。其实小麦草在国外并不是新鲜事物，"小麦草"的传说从20世纪30年代就开始了。它本来是可以与"绿豆疗法"交相辉映的，由于张大师的倒下，也就受到了人们"举一反三"的怀疑——小麦草的传说，实在是太像张大师的绿豆了。

小麦草疗法的创始人美国老太太安·威格莫尔，跟中国的张大师一样给自己弄了一堆头衔，甚至还建立了一个研究所。她建立"小麦草疗法"的依据说是从《圣经》得来的——其中讲到有某个古人吃了几年的野草，所以她得出结论草是可以治病的。此外，猫、狗在某些情况下也会去吃一些青草，"吃草治病"也就有了大自然的启示。

最初，小麦草疗法能治的是一些诸如感冒发热之类的小病小痛，后来就扩展到了糖尿病、癌症、艾滋病等疑难杂症，以及增强免疫力、帮助排毒等时髦的"保健功能"。安大师认为，小麦草中的叶绿素跟人体中的血红素一样，都可以携带氧，因而喝小麦草汁能够让血液中的氧含量增加，还能清除毒素。此外，小麦草中还含有维生素、矿物质、酶以及其他营养成分。她还说，这些营养成分，尤其是叶绿素，经过加热之后会失去活性，所以一定要生吃。

跟张大师的绿豆疗法一样，这样的"小麦草疗法"赢得了大量的追随者。即使是安大师驾鹤西去之后的今天，坚信小麦草神奇疗效的也还大有人在。实际上，这种疗法也引起过科学界的注意，真的有使用小麦草来治病的学术论文发表。比如2002年，就有一篇论文报道使用小麦草来治疗大肠炎。那是一项随机双盲对照实验，几十个大肠炎病人被分成两组，一组采用常规处理，一组使用一定量的小麦草汁。过了一段时间，结果是服用小麦草汁的那一组病人状况似乎要好一些。这就是迄今为止小麦草"治病"最"靠谱"的实验了。但是这项实验本身的样品量很小，说明不了什么问题。而且十年过去了，也没有人重复这样的结果，就不由得让人生疑。

由于安大师鼓吹小麦草中的叶绿素相当于人体的血液，所以小麦草汁被追随者们当作"补血"的良方。印度人在这方面比较热衷，2004年有印度研究者发表了一篇论文，说是让16个地中海贫血的病人食用小麦草汁，一年后

被误解的以及被纠正的

有8个病人的输血需求量减少了25%以上。虽然这样一项没有对照的实验没有学术意义，不过还是引起了人们的关注。毕竟，这样的疗法没有显示出副作用，哪怕只是减少输血需求，也是很有价值的。有其他人试图重复这一结果，不过在2006年发表的另一项类似实验，结果却是否定了小麦草的这项功效。在该实验中，53个地中海贫血病人进行了一年的小麦草疗法，输血需求量没有任何下降。

就像张大师的绿豆神效一样，安大师的小麦草神效遍及各种大小疾病。不过，都没有科学证据的支持。在美国，安大师还两次因为她的主张可能误导病人而受到起诉。不过，美国社会对言论自由的尊重使得她全身而退，只是不允许她继续宣称那些主张。这跟张大师在受到质疑的时候，说"我只咨询，没有行医"异曲同工。可见，在用没有科学依据的"另类疗法"忽悠公众方面，张大师也"决不是一个人在战斗"。

小麦草疗法中的核心理论除了"叶绿素相当于血红素"之外，还有一个是关于酶的奇效。酶是体内生化反应的必需品——这本身是对的，但由此说小麦草中的酶生吃进入人体就有种种功效就是胡扯了。所有的酶都是蛋白质，它们行使功能的前提是保持原本的天然结构。加热确实会破坏结构从而让它们失去活性，但即便生吃，进入胃肠之后也会被消化分解——这对酶的破坏是釜底抽薪的，比加热要彻底得多。所以，不管小麦草中有什么样的酶，即使是生吃，也没有实验观察到它们被吃到肚子里之后发挥了想要的作用。

当然，作为一种植物，小麦草含有相当多的维生素、纤维素以及矿物质等。这些物质对于人体健康也是有意义的。只不过，所有这些成分在其他的绿色植物中也同样含有。与许多常规的蔬菜相比，小麦草中不见得更多，也找不到任何优越之处。另外，虽然小麦草没有显示出副作用，不过，就像任何生吃的蔬菜一样，干净卫生还是需要注意的方面。

高血压的
"科学食疗"

　　"食疗"本来应该是一个很平常的词，但因为总与"传统"联系起来，就使得它有了特定的含义。再加上"养生大师"们的演绎，"食疗"往往被理解成了——按照特定的方式吃某种或某几种特定的食物，就可以像药物一样治疗疾病。这样，"食疗"一词就逐渐演变成了"没有科学依据"的"另类经验"。不过，如果我们把"食疗"理解成通过合理饮食来改善健康状况，那么它其实是一种合理的追求——在现代科学里，这样的追求和实践叫做"合理膳食"。

　　流行病学调查和临床实验表明，合理膳食可以减少许多慢性疾病的发生风险。对于某些症状，也有一定的"治疗"作用。当然，这个"合理膳食"以及它能够产生的效果，必须要有数据的支持，否则便不是科学而是凭空捏造了。

"合理膳食"在现代医疗中还是比较常见的。比如高血压，是一种极为常见的健康隐患。它没有明显的症状，但是会导致心脏疾病、肾脏疾病以及卒中等其他疾病。随着年龄的增加，大多数人的血压都会升高到高血压的范围——这个"大多数"，在美国人群中高达三分之二。对于高血压——即血压（收缩压/舒张压）在140/90毫米汞柱以上，或者"高血压前期"——血压在120/80毫米汞柱以上但没有达到高血压程度的人群，国外医生一般会推荐先通过生活方式的改变来进行"治疗"。其中最重要的一方面，就是"合理膳食"。

根据科学研究，预防血压升高或者降低高血压的食谱应这样构成：植物性食物为主，强调蔬菜、水果和低脂奶制品；食谱中的总脂肪、饱和脂肪以及胆固醇低。这样，蔬菜、水果、全谷、坚果、禽类、鱼类就是应该鼓励的，而红肉（猪牛羊肉）、全脂奶制品、蛋黄、糖以及含糖饮料等，就应该减少或者避免。

有大量数据表明，高盐会导致血压升高。对于普通人来说，推荐的食盐摄入量是每天不超过6克，而对于高血压人群来说，最好限制到4克以下。应该注意的是，这些盐不仅仅是做菜时用的盐，还包括食物中本来的钠元素。比如酱油、味精、咸菜、腌肉等，其中已经含有比较多的钠，也得计入总的盐摄入量。

除此以外，生活方式的其他方面也会影响到血压的控制。比如说，虽然吸烟不直接升高血压，但是吸烟对血管的生理状况有相当影响，会导致心脏和血管疾病。饮酒，特别是大量的话会导致血压升高。同时酒也含有高热量，不利于保持合理体重。而体重与血压是正相关的——越胖的人，高血压的风险就越高。所以，对高血压的"合理食谱"来说，应该不喝酒——如果实在要喝，就尽量控制喝入的量。

适当运动也是非常重要的一方面。这种运动并不限于专门的体育锻炼，步行、骑车、适当的体力劳动甚至是上下楼走楼梯而不乘电梯——凡是增加身体物理运动的活动都会有所帮助。

不难看出，这些有科学根据的"生活方式"并不像"养生大师"们鼓吹的"食疗秘方"那么"简单易行"。遵循这些"生活方式"，需要牺牲一些"享受"。如低盐饮食，对于很多人来说，是"食之无味"的，比不上大餐的大快朵颐。而且，这样的饮食不是一顿两顿或者十天八天，要长期坚持，实在需要相当的毅力。

跟"养生大师"们的"食疗秘方"相比，现代医学很坦诚地告诉我们高血压的发生原因多种多样，而目前对它的认识还相当有效。这些"合理膳食"以及其他生活方式的改变，其有效性是大样本统计的结果。也就是说，与不采取这些措施的人群相比，遵循了这些生活方式的人中有更多人实现了血压降低的目标。可人群中的个体差异总是存在，有的人这样做之后血压依然很高。对于这部分人来说，求助药物就是完全必要的。生活方式的改变，可以作为预防或者"保守治疗"的一种尝试，但是它永远无法代替药物。实际上，换个角度来看，药物也不是那么可怕。对于大多数合法生产的降压药而言，副作用都非常微弱甚至没有。只是我们需要什么样的药物，以及如何使用药物，需要医生的指导，并不是看看养生节目或者广告就能够给自己开处方。

这些合理的膳食与良好的生活习惯，其意义不仅仅是降低血压，或者预防高血压的出现。更重要在于，它们想达到的是使身体处于一种良好的运行状态。换句话说，它们的意义是获得健康，而不是"治疗疾病"——从这个意义上说，基于现代科学的"合理膳食"和基于传统文化与哲学的"食疗"，就有着根本目的上的不同。

被误解的以及被纠正的

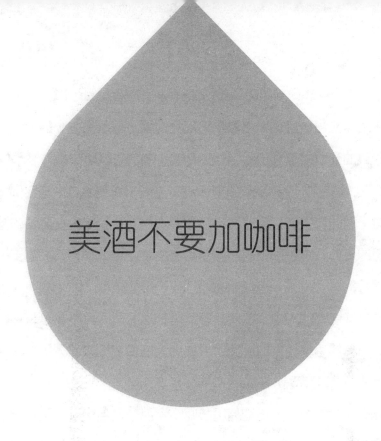

美酒不要加咖啡

对于20世纪70年代出生的人来说，邓丽君大概是一个永恒的传说。她的许多歌曲都曾经弥漫了大街小巷。比如那首《美酒加咖啡》：

"美酒加咖啡

我只要喝一杯

想起了过去

又喝了第二杯

明知道爱情像流水

管他去爱谁

我要美酒加咖啡

一杯再一杯

我并没有醉……"

不管是邓丽君还是这首歌的词作者，大概都不会想到这首歌居然描述了一个科学事实：当把酒和咖啡一起喝的时候，不知不觉就喝了"一杯又一杯"，却还是感觉"我并没有醉"。几十年后，也就是最近，美国疾控中心、食品与药品管理局一起对"美酒加咖啡"的喝法亮出了红牌。

在美国，饮酒一直是一个重要的社会问题。据疾控中心的统计，每年因为饮酒导致的死亡接近8万起。而在青年人中，把运动饮料与酒精饮料混合是一种时髦。运动饮料中含有咖啡因、糖以及其他成分。2009年佛罗里达大学发表的一项调查发现，运动饮料与酒精饮料混合喝的人，醉酒的发生率是单纯喝酒的3倍，而酒后驾车是单纯喝酒的4倍。2006年，在北卡罗莱纳10所大学进行的一次网络调查随机抽取了4千多个样本。统计发现，运动饮料与酒精饮料混合喝的人中，每周处于醉酒状态的时间差不多是单纯喝酒的人的两倍。而其他酒精导致的不良后果也大大增加，比如性骚扰与被性骚扰、醉驾、酒精中毒以及受伤等。

为什么咖啡因会让人更容易喝醉呢？食品与药品管理局和疾控中心提供的解释是在人们喝酒的时候，会根据一些主观感觉来判断自己已经喝下的酒量。但是咖啡因会屏蔽掉这种感知能力，所以喝酒者会不知不觉喝下更多，"一杯又一杯"了。但是，咖啡因不会帮助体内酒精的代谢，所以它只是欺骗你喝下更多，而不帮助解决喝下之后产生的问题。2006年《酒精中毒：临床与实验研究》上发表的一项研究支持了这一理论：在喝下同样的酒之后，同时喝运动饮料的人在头痛、虚弱、口干以及运动能力失调这些"醉酒征兆"方面都要明显低于单纯喝酒的人。但是，同时喝运动饮料却没有增加身体的反应灵敏性。

除了这种时髦的"混喝"，还有许多厂家为大众提供加了咖啡因的酒精饮料通常含有5%～12%的酒精以及相当含量的咖啡因。一般而言，厂家不会标出咖啡因的含量。这种饮料投入市场获得了巨大成功，尤其是在年轻人中间备受追捧。从2002年到2008年，市场占有率前两位的品牌销售量增

被误解的以及被纠正的

加了67倍，达到了8000多万升。目前市场上，大约有30个厂家生产此类产品。

基于疾控中心的公告中提到的原因，食品与药品管理局认为有必要对基于科学证据对咖啡因酒精饮料的安全性进行严肃审查。2010年11月13日，美国食品与药品管理局向生产这类饮料的公司发出公开信，说将会对这类产品的安全性和合法性进行考察。

从习惯性思维出发，酒精是"传统"食品，而咖啡因是一种"植物精华"，再加上深受群众欢迎（食品与药品管理局认为多达26%的大学生们会喝酒精加咖啡因的饮料），疾控中心的报告大概会受到公众的质疑。不过，根据美国关于食品药品的基本法律，如果一种故意加到食品中的物质没有获得食品与药品管理局的特别许可，或者不被认为是"一般公认安全"，就会被当作是"非法添加物"。现在该机构对一种物质的"一般公认安全"认定采取"备案制度"。就是说，需要厂家自己组织专家，提供充分证据证明在所使用的条件下是安全的。该机构审查之后，对于这些证据没有异议，才会认可厂家的结论。但是，关于把咖啡因作为一种成分故意加到饮料中的做法，食品与药品管理局只批准了在不含酒精的饮料中可以不超过万分之二，而没有批准过加到酒精饮料中。另外，没有任何咖啡因酒精饮料的生产厂家提出过"一般公认安全"的申请，所以，这种饮料就处于了一种"非法"和"不安全"的境地。

在两大机构亮红牌4天之后，4家生产咖啡因酒精饮料的公司成为了"出头鸟"。食品与药品管理局向他们发出了警告信，正式指出他们加到酒精饮料中的咖啡因是"不安全的食品添加剂"，要求报告处理措施，否则就将通过法庭喝令停止销售。

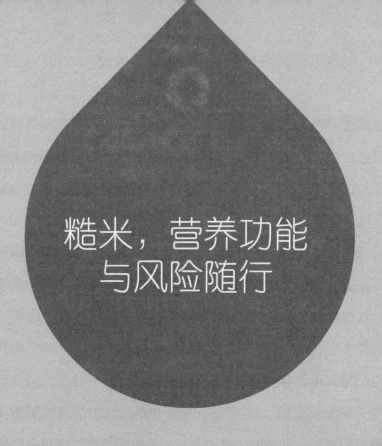

糙米，营养功能与风险随行

　　曾几何时，人们都把吃上精米白面作为生活富足的标志。不过，当温饱不再稀罕，人们又追求起糙米来。这种轮回正反映了人类对健康的关注会随着不同的经济状况，发生了着眼点的改变。

　　糙米是水稻去除谷壳之后的产物，其表面还有一层皮，含有很多纤维，所以很影响口感。把这层纤维去掉，就得到了精米。去除的这层东西，一般占到糙米总重的7%左右，被称为"米糠"。

　　米糠虽然不好吃，不过其中含有现代人的饮食中很缺乏的膳食纤维，还有相当多的维生素、矿物质以及丰富的抗氧化剂。此外，还有含量不低的油。这些油主要是不饱和脂肪，与动物油相比算是"健康"的油。科学数据显示，如果用不饱和脂肪代替饱和脂肪——比如来自动物的油，那么对于心血管健康有相当的好处。

被误解的以及被纠正的

于是乎，不去除米糠的糙米，也就比好吃的精米更加健康。而那些不好吃的米糠——传统上作为动物饲料，立刻野鸡变凤凰，成了开发"保健食品"的"宝贝"。

在日本，用米糠制成的"功能食品"品种繁多。除了直接把米糠加到食物中制成"功能食品"，还直接提取出其中的有效成分作为"保健品"——通常叫做"米糠提取物"。目前，这类产品在中国也逐渐兴盛起来。应该说，它们宣称含有的成分可能是真实存在的，那些成分对于健康往往还真有那么一些好处。不过，学术界对于此类产品却一直有不同的声音。最大的问题，就是其中的无机砷。

水稻是一种比较特殊的农作物，它会富集水中的砷。天然水中无法避免砷的存在，不同水质只在于其中的含量高低。由于水稻特别的生长特征，大米也成了以水稻为主食的人们摄入砷的一大来源。孟加拉国曾经发生过几万人砷中毒的事件。

砷是一种对人体有害无益的半金属元素，尤其是无机砷，被当作"第一类致癌物"，意即致癌性证据确凿。所以，对于人体而言，它没有安全上限，而是越低越好。由于砷在地球上广泛存在，人们不可能真正避免，世卫组织制定的"安全标准"是每天每千克体重不超过2微克。这相当于一个60千克的人，每天摄入量不超过0.12毫克。

水稻中的无机砷有多少呢？学术文献中显示的测量数值与水稻产地、种植方式有关，相对而言，中国大米中的含量也还不算高。大米是中国人的主食，中国制定的大米中无机砷的含量标准为每千克不超过0.15毫克。考虑到人们一天吃大米很难超过800克大米，这个标准应该说还是比较合理的。而在大米食用量不大的欧美地区，就没有对此作出规定。

有许多学术文献报道过糙米、精米和米糠中的砷尤其是无机砷含量。有意思的是，砷在大米身上最富集于米糠之中。一般而言，精米中含量最低，糙米中比较高，而米糠中的含量能够超过精米10倍以上。米糠提取物在提取"有效成分"的同时，也把砷提取了出来。2008年《环境科学与技术》上发表了一篇文章，检测了5种美国和日本市场上的"米糠提取物"中的无机砷含量，结果是每千克含有0.61～1.9毫克。

"米糠提取物"是"米糠保健品"中最有号召力的产品。那项研究的作者评论说，一般商家推荐消费者每天食用20克左右。也就是说，从中摄取的无机砷总量在0.012～0.038毫克之间。虽然这个含量没有超过世卫组织制定的"安全限"，但考虑到人们可能还不得不从其他渠道摄入砷，这个量已经足以引起人们的重视。举个例子，美国和欧洲规定饮用水中的砷含量不得超过每升0.01毫克。按照一个人每天喝1升水计算，那些"米糠提取物"中所含的砷已经超过了人们来自于水的最大量——而水，是我们不能不喝的。

对于中国人来说，无法不吃米饭，所以大米中所含的那些砷也不可避免。好在，除非是高砷地区的大米，其中的砷还不至于带来明显危害。考虑到糙米中的砷含量比精米也高得不是很多，而糙米中的维生素、矿物质、抗氧化剂等对于健康的积极作用，到底是吃糙米还是吃精米，取决于个人在"利益"和"风险"之间如何权衡。作为米糠制品的米糠油，可以把砷浓度控制到很低，也还是一种不错的食用油。不过，米糠本身或者更加高档的"米糠提取物"，砷带来的风险可能就超过了那些产说中的"保健功能"——得，未必偿失了。

被误解的以及被纠正的

刚烤的面包，能不能吃？

　　"不要吃刚烤的面包"是一个在网上广泛流传的说法。能够找到的最早的帖子是一堆类似的"忠告"，没有提供理由，在网上能找到两种解释。

　　解释一：面包在刚出炉时，因为仍处高温状态，这时面包的酵母并还没有完全消失。若在此食用面包，会将有害的致癌物食入。面包在刚出炉后，当面包的中心温度降至40摄氏度以下冷却后，酵母作用才会停止，此时面包中的二氧化碳已充分排出，这时便可以安心食用了。

　　这种说法完全是想当然。首先，酵母是微生物，在做面包中的作用在于发面阶段，烤面包的温度一般在200℃左右，到不了这个温度酵母就早已死光；第二，没有任何证据显示酵母有"致癌性"，退一步说，如果刚烤好的面包中真有致癌性，那么放冷了之后也依然会存在——尚未听说哪种致癌物是在高温下存在放凉了就消失的；第三，面包中即使有二氧化碳也不会有害健康，啤酒、可乐、汽水、起泡葡萄酒等饮料中含有更多的二氧化碳。

解释二：首先，刚烤的面包太烫不易咀嚼，而且把高温食物带进胃里会使胃壁血管扩张，消化腺分泌活动增强，延长了消化吸收过程，从而影响身体健康；其次，刚出炉的面包闻起来香，那是奶油的香味，面包本身的风味是在完全冷却后才能品尝出来的，马上吃对身体有害无益，易引起胃病。

"刚烤的面包太烫"倒是个合理理由，长期吃太烫的食物可能增加口腔癌的风险。但这个"太烫"不是针对面包，而是任何食物饮料都成立。"太烫"的食物用不着考虑能不能吃的问题，正常人都会放得凉一些再吃。至于高温食物"引起血管扩张，消化腺分泌增强"，且不说是真是假，与后面的"延长了消化吸收过程"也自相矛盾——消化腺活动增强的话，应该是加速了消化过程。而"延长消化过程"与"影响身体健康"更是缺乏逻辑。现在大量"减肥食品"，原理就是"延长消化过程"——精米白面消化吸收速度快，大大增加血糖浓度，同时人饿得也就快，于是吃得更多；而粗粮中含有膳食纤维，不被消化，整体来看是"延长消化过程"，于是饿得慢，吃得也就少。"奶油的香味"和"面包本身的风味"跟"对身体有害无益"也八竿子打不着。如果因为奶油的香味就引起胃病，所有的奶制品情何以堪？

刚烤的面包放置一段时间会影响口感。在烘烤过程中，确实是水分从内部向外部扩散，在表面蒸发掉。因为蒸发速度比扩散速度要快，所以面包皮会逐渐变脆。烘烤结束后，表面的蒸发速度降低，而内部的水分仍然在不断扩散。所以，放置一段时间有助于水分在面包内均匀分布。不过，是刚烤出的"脆皮"好吃还是水分均衡之后好吃，还得看个人喜好。而且，好吃与否，跟"能不能吃"也是完全不同的问题。

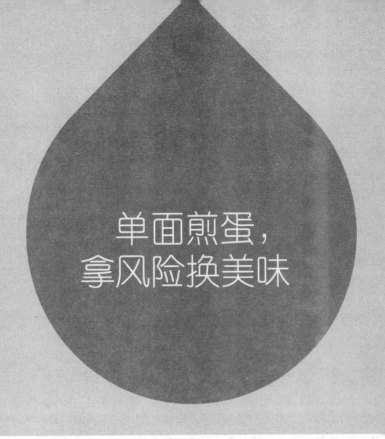

单面煎蛋，
拿风险换美味

传言

"单面煎鸡蛋无法彻底杀死蛋内的残留细菌，容易引起恶心、呕吐和腹泻等中毒现象。除此之外，生蛋白还会阻碍身体吸收维生素H，如严重的话，会导致皮疹、皮肤炎、脱发等状况。"

许多爱好这种美食的人不禁很纠结：这是真的吗？

鸡蛋是一种比较容易受到细菌污染的食品。如果母鸡完全健康，刚刚下的鸡蛋中倒也不会有过多细菌。不过，这种理想情况毕竟不大可靠，通常的母鸡体内可能会有一些致病细菌。而这些致病细菌会转移到鸡蛋当中。

鸡蛋壳本身具有很好的通透性。鸡蛋离开母鸡之后，细菌也很容易穿过蛋壳污染鸡蛋。2010年10月份，美国爆发了一起鸡蛋被沙门菌污染的事件，被召回的鸡蛋总数多达5亿只。（见本书第2章《五亿只鸡蛋被召回——美国的食品安全问题大吗？》一文。）

虽然不见得所有的鸡蛋都被致病细菌污染，这种可能性却始终是存在的。鸡蛋中最常见的致病菌是沙门菌，污染鸡蛋之后无色无味，不进行专业检测无法分辨。而且，鸡蛋中是否带有致病细菌，跟养殖方式无关。有机鸡蛋、走地鸡蛋等"高档鸡蛋"，感染细菌的可能性与工业化生产的鸡蛋相比，完全不会更低。

消费者自我保护最有效的手段就是把鸡蛋充分煮熟。这些细菌对于温度的耐受性都不高，通过充分加热，基本上可以把它们剿灭。美国农业部的推荐是，鸡蛋制品加热到160华氏度（约等于71摄氏度）以上。在这个温度下，蛋黄也就凝固了。日常生活中，可以把"蛋黄完全凝固"当作鸡蛋"熟透"的标志。

单面煎蛋通常是把鸡蛋放在煎锅内，煎到一面稍微凝固，而蛋黄还处于"溏心"状态，甚至上表面的蛋白都还没有凝固。单面煎蛋的爱好者，跟"溏心鸡蛋"的爱好者一样，认为这样的鸡蛋味道好、营养成分损失少。

因为鸡蛋的凝固温度大概在62摄氏度。显然，单面煎蛋不会实现有效灭菌。如果你正好碰上了被污染的鸡蛋，就只好自求多福了。

细菌污染是食品安全事故最常见的原因。按照美国疾控中心的估计，美国每年的沙门菌感染可能多达140万人次，导致大约400人死亡。当然，这还包括其他食物导致的沙门菌感染。人体被感染之后，通常在8~72小时出现症状，一般是腹泻、腹痛、发热等。多数人即使不进行治疗，这些症状也可以在4~7天之后消失。不过，如果感染者是老人、小孩、孕妇、病人等免疫力比较弱的人群，就可能比较严重，甚至死亡。

生的鸡蛋蛋白中有一种成分会阻碍生物素的吸收。生物素是一种B族维生素，又叫维生素B_7或者维生素H。它在鸡蛋黄中比较丰富。不过，如果吃生鸡蛋，不仅鸡蛋中的生物素难以吸收，其他食物中的生物素也被抑制。如

被误解的以及被纠正的

果连续几个月每天吃两个甚至更多的生鸡蛋，就可能导致生物素严重缺乏，出现明显症状。这些症状包括脱发、头发褪色，以及眼睛、鼻子、嘴等处出现红色鳞屑性皮疹等。

此外，鸡蛋蛋白中还有一些蛋白酶抑制剂，如果没有被加热失活，就可能抑制消化道内的蛋白酶活性，从而影响蛋白质的消化吸收。不过，考虑到人们的食物中会含有大量蛋白，而这种抑制只是有一定的程度，倒也不算是大问题。

所以，网上的这种传说基本是正确的。虽然不是所有鸡蛋中都会有致病细菌，但是单面煎蛋确实面临残留细菌的致病风险。而且，生鸡蛋会抑制食物中生物素的吸收。如果长期经常地使用生鸡蛋，可能会导致生物素缺乏而危害健康。单面煎蛋，并不是"一定"会导致这些结果，但是确实增加了健康风险。

炖烂的肥肉
有益健康吗？

传言

"从营养上来说，适当地吃些肥肉有益于人体的健康，特别是老年人适量吃炖得熟透了的肥肉（炖两小时左右），还可以降血脂、降血压、降胆固醇、延年益寿且益智美容。有专家通过实验得出，随着肥肉炖的时间的增长，猪肉中的饱和脂肪酸含量大幅度下降，而单不饱和脂肪酸和多不饱和脂肪酸含量不断增加。同时，炖烂的肥肉保留了猪肉原本的营养成分，如丰富的维生素B1、蛋白质和必需的脂肪酸，而且胶质部分更容易被人体消化吸收，因此特别适合老年人食用。"

上边的传言煞有其事，事实真如此么？

这是一个"三无"发现：无具体"专家"、无具体数据、无论文来源。作为一个"通过实验得出"的结论，"三无"特征本身就已经难以让人信服。

下面具体分析这条流言的"理由"：

被误解的以及被纠正的

肥肉主要由脂肪组成。跟其他动物脂肪一样，其中饱和脂肪的比例很高，这也是猪肉的脂肪在常温下成为固体的原因。饱和脂肪与不饱和脂肪的区别在于后者含有双键。流言没有说明"煮肉过程饱和脂肪含量下降而不饱和脂肪含量上升"是如何发生的。不过只能有两种可能导致这样的结果：一是饱和脂肪转化成了不饱和脂肪；二是饱和脂肪溶到水中而不饱和脂肪留在肉中。这两种可能都不现实：炖煮过程无法使饱和脂肪中产生单键，自然也就不会产生新的不饱和脂肪；饱和脂肪并不比不饱和脂肪更容易熔化进入汤中。实际上，煮熟的肥肉中脂肪含量接近90%，而其中饱和脂肪的量通常在35%以上。更长时间的炖煮可能让更多脂肪进入汤中，但是不会对饱和脂肪的比例产生大的影响。一般推荐每天摄取的饱和脂肪不要超过20克，而"三高"病人还应该更低。光是60克肥肉中的脂肪就已经超过这个量，此外人们还要吃其他食物，其中不可避免地还含有一些饱和脂肪。

猪肉中的确含有丰富的维生素B1，但主要是在瘦肉中。而且，维生素B1很容易溶解于水，对热也不稳定，经过长时间的炖煮，肥肉中的含量会变得很低。1杯煮熟的肥肉（国外的度量标准）中含有113克脂肪，而维生素B1不超过人体每天需求量的3%，热量却超过普通人每天需求量的一半。

猪肉脂肪中也含有一些人体必需的不饱和脂肪酸，但是并不"丰富"，却还要伴随着大量饱和脂肪。常用的植物油都要更加"丰富"而饱和脂肪含量低得多。

肥肉中的蛋白质本来就很少，上面所说的一杯肥肉中蛋白质含量不到5克。其中的"胶质部分"是胶原蛋白和弹性蛋白。这些蛋白质中必需氨基酸的含量较低，从营养学角度而言并非优质蛋白。长时间炖煮使得它们"更容易被人体消化吸收"，在营养方面也就没有多大意义。

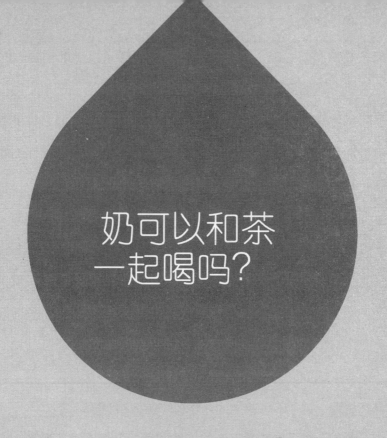

奶可以和茶
一起喝吗？

　　这个问题有很多人问过，不过中国人喝茶加奶的并不多。实际上英国人要更加关心这个问题。传统上，他们就是把牛奶和红茶混在一起喝的。

　　英国人喝茶也算有些历史。经过现代科学的调查，喝茶多的人群中心血管疾病等慢性病的发生率要低一些。科学家们推测，是茶中的多酚化合物起了作用。多酚化合物通常被叫做"茶多酚"，具有抗氧化功能，能够减轻细胞受到氧化损伤。但是，牛奶中的蛋白质可能与多酚化合物结合。这种结合是否会影响喝茶的功效，就引起了人们的关注。虽然牛奶加茶的历史也算悠久了，或许是相信"祖先传下来的一定没错"的欧洲人没有那么多，这个问题也就引发了许多科学研究。

　　在试管中检验这个问题并不困难。在科学上，有许多方法可以检测一种物质的抗氧化活性。科学家用这些方法去检测泡好的茶水——果不其然，茶水具有相当不错的抗氧化活性。如果在茶水中加入英国人喝茶时通常加入的牛奶量，结果——抗氧化活性大大降低了！

这似乎说明牛奶确实可以抑制茶的"保健功能"。不过，这种抑制是牛奶与多酚的结合导致的。而喝到肚子里之后，蛋白质会被分解消化，多酚完全可能被释放出来。这些多酚是否能被吸收？是否还具有活性？其实是更重要的问题。

所以科学家们需要设计其他的实验来回答这样的问题。他们找来一些志愿者，饿一晚上之后，先抽血，然后给他们喝一杯茶，之后每隔几十分钟再抽一次血。一方面，可以直接分析这些血中的多酚化合物含量。茶多酚是多种物质的总称，可以分析其中最主要的种类。这种方法很直观，不过只能分析已知的多酚种类，总是难免遗漏掉一些未知的。另一方面，可以直接检测血液的抗氧化活性。然后另找一天，再来一遍，不过这次喝了加了牛奶的茶水。

志愿者们贡献了许多血液样品，科学家们也就可以画出一条曲线，来描述喝茶之前和之后一段时间内血液中多酚化合物含量（或者抗氧化活性）的变化。结果显示：喝茶之后，血液中的多酚和抗氧化活性逐渐升高，不同的茶会在不同的时间到达一个最大值，然后逐渐下降，直到恢复喝茶前的水平。也就是说，通过血液分析来检测茶多酚是否到了血液中，是一种可靠的方法。

1996年1月出版的《欧洲临床营养杂志》上，意大利科学家就发表了一项这样的研究。他们的结果是当茶中加了牛奶之后，在体内的抗氧化活性被完全抑制了。这个结果跟其他科学家做的试管实验结果倒是一致。不过，他们自己的试管实验却显示牛奶没有影响。这个结果有点出人意料，也有其他科学家进行其他的实验。1998年5月出版的同一本杂志上，荷兰科学家发表了类似的实验。这次是直接检测血液中的儿茶素——最重要的一种茶多酚——的含量。结果是：茶中加牛奶，对儿茶素的吸收没有影响。

两项结果有相当的冲突。不过，在健康领域，这情形并不少见。如果我们选择性地接受我们"期望"的结论，那么正反的结论都能找到支持。"牛奶到底会不会影响茶多酚的吸收"这个问题，就还需要更多的、其他科学家的实验来验证。在随后的10来年中，荷兰、印度、英国的科学家们又发表了其他的一些实验，结果都是牛奶不影响茶水中多酚物质的吸收。

　　至此，问题似乎尘埃落定了。不过，这其实只是证明不管茶水中加不加牛奶都可以获得同样多的茶多酚。至于它们到了体内，是不是真的起到"保健作用"也还不清楚。虽然说流行病学调查显示喝茶多的人心血管疾病等慢性病的发生率要低，但这完全有可能是这些人的其他生活方式导致的——比如说，他们往往吃得更健康等。要说明喝茶的"保健作用"，还需要更多的科学数据。

　　因为绿茶中的多酚化合物远比红茶要高，所以一般认为绿茶的"保健作用"更好。美国食品与药品管理局曾经对"绿茶抗癌"的223篇论文分别作了仔细分析，认为只有几项研究能够说明问题，但结果并不一致——有的显示无效，有的显示有微弱作用，而显示有用的研究，后来没有得到其他研究者的重复。于是，他们做出的结论是：绿茶"相当不可能"具有抗癌的作用。

　　其实，茶多酚能否被吸收，吸收之后能否起到保健作用，并不是那么重要。无论如何，茶也还是一种很好的饮料。它不含糖，不含盐，几乎没有热量，能让我们愉快地喝水解渴，就是它最好的作用。说到"保健作用"，或许可以作为喝茶聊天的谈资，太过当真，就没有必要了。

被误解的以及被纠正的

"辐射污染"与
"辐射处理"差千里

　　日本核电站熔毁导致辐射泄漏的事情让世界绷紧了神经。在标准的应急措施里，有一条是"避免辐射污染的食品"。这甚至引起了公众的进一步恐慌：如果放射性原料泄漏入大海，是不是海产品和海盐都会被污染而不能吃了？而后来的"菠菜碘超标"更让这种担心似乎成为了现实。被辐射污染的食品不能吃了，那么"被辐射处理"的辐照食品为什么会堂而皇之地存在呢？

　　首先应该确定的是，即使日本核电站的放射性原料真流入了大海，对于中国海域也不会产生什么影响。放射性元素在自然界中本来就广泛存在，只是含量少不会影响人的健康而已。即使日本那几个核反应堆的所有放射性原料都进入了海中，也不过是沧海一粟。等到它们溶解到海水中，再扩散到中国沿海，含量已经完全可以忽略不计。所以，不管是海盐还是海产品，都不会受到什么影响。

所谓"辐射污染的食品"，是指含有了放射性物质的食物。当我们吃下这些食物，其中的放射性元素继续产生射线，破坏人体细胞和DNA，最后导致癌变。需要注意的是，由于放射性元素广泛存在，通常食物中也能检测到放射性。换句话说，问题不是"有没有放射性"，而是"放射性有多强"。正常的环境中生产出来的食物不会有超过常规强度的放射性，一般也就不会去检测。如果出现了放射性物质的泄漏，它们就有可能通过水和土壤进入植物体内，在进入动物体内。于是，这个地方生产的任何食物都可能被污染。这种情况下，就需要对食物进行放射性的检测。如果明显高于通常值，这些食物就是"辐射污染的食物"，不能再食用了。跟细菌等污染不同，食物加工手段，不管煎炒烹炸还是涮煮烤蒸，都无法破坏这些放射性元素。

中国最近发现的碘超标菠菜与这种污染不同。这些菠菜中的碘，应该是来源于通过空气扩散的放射性碘。这些碘只是附着在菠菜叶面上，而很难被菠菜"吸收"。这种吸附力并不强，所以能够被水洗掉。实际上，即便是洗掉之前，那些放射性碘的含量距离有害健康的量也还很遥远。考虑到放射性物质的检测技术已经非常成熟，现在专业机构也在密切监测环境中的放射性变化，我们只需要关注事态进展就可以了，不需要过分担心。

人们还喜欢考虑吃什么食物来"防治辐射"。虽然有各种各样的传说，但是，迄今为止，没有发现哪种食物可以真正有效地防治辐射。食物中的一些具有抗氧化活性的成分，比如维生素C和E、胡萝卜素、多酚化合物等，对于某些辐射产生的氧化损伤能起到一定保护作用。不过，这种保护作用到底有多强，也还是很难说。只是这些食物成分本来也是人体所需要的，富含它们的食物也往往是通常所说的"健康食物"，多吃对健康具有积极的作用。它们能不能"防辐射"，也就不重要了。

"辐射处理的食物"，通常被称为"辐照食物"，是另一种情况。它是让食物通过射线存在的区域，用射线破坏细菌或者食物细胞的DNA。DNA被破坏，细菌也就不能再繁殖，种子也就不会再发芽。放射性物质并不与食物接触，也没有机会进入食物中。辐照结果并不会使食物获得放射性，其对食物的改变甚至没有加热来得大。

辐照食物经过几十年的研究和发展，接受了几百项的安全性研究，都没有发现对食物有什么不良影响。现在，已经可以算是一种很成熟很常规的食品保存技术了，在世界上许多国家得到了广泛应用。

如果把辐射跟加热进行一下类比，就很容易理解有关辐射如何影响健康。自然界存在辐射，就像有高温天气一样；人体在高强度的辐射环境中，相当于被放在火上烤；吃"辐射污染的食物"，就像把着火的食物吃到嘴里，而且它到了肚子里还在燃烧；而"辐射处理的食物"，则像精心烤好的红薯，可以安心享用。

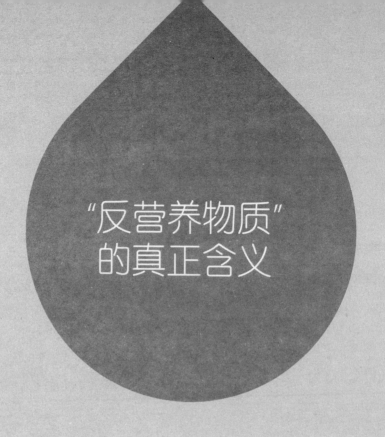

"反营养物质"
的真正含义

传言

"小心反营养物质损害健康，它们是人们在食品加工过程中故意添加进去的化学物质。能阻止人体营养素的吸收和利用，加速营养素的排泄流失，长期摄入反营养物质会增加发生慢性病的危害，缩短人类寿命。常见的反营养物质有反式脂肪、磷酸和磷酸盐、铝、合成色素、亚硝酸盐五种。"

实际上，上栏所列出的"常见的五种反营养物质"，并不符合"它们阻止人体营养素的吸收和利用，加速营养素的排泄流失"的定义。在过多摄入的情况下，它们确实可能危害健康。但是，在正常的使用范围内，它们对健康的影响小到完全可以忽略。所谓"增加发生慢性病的危害，缩短人类寿命"，纯属耸人听闻。下面简单介绍一下这几种成分。

反式脂肪和铝的确不是人体需要的成分，迄今为止，没有发现它们有任何健康价值。此外，过多摄入反式脂肪，会增加心血管疾病的发生风险。过多的铝，可能具有神经毒性。不过，它们被人们一致反对，并不是因为危害巨大，而是没有任何价值，按照"风险 - 利益"权衡的原则自然就是不被接受了。实际上，少量食用反式脂肪，对健康的危害可以忽略——根据流行病学调查的结果，每天不超过2克的反式脂肪还是可以接受的。

磷酸和磷酸盐则不同，它们的情况很像食盐。首先，磷是人体必需的成分。它和钙一起，组成骨头的主要成分。磷脂对于细胞功能的实现不可或缺，许多酶、激素和细胞信号传递也都需要磷的参与。此外，它还对于维持体液的酸碱平衡起到调节缓冲的作用。人体每天需要的磷跟钙差不多，大概在1克左右。一般人都可以从食物中获得足够的量，所以也就没有"补磷"之说。过多的磷的确会导致钙的流失，不过在钙的摄入量正常的情况下，这里"过多的磷"是指三四克以上。通常添加到食品中作为助剂的磷酸或者磷酸盐，对于是否会超过这个"安全限"，影响并不大。

合成色素则是介于以上这两种情况之间。它们没有营养上的价值，但是通过了科学检验、经过审批可以用于食品的合成色素并不会危害健康。美国统计过合成色素的使用量，即使一个人每年吃下去的合成色素达到美国社会平均摄入量的10倍，与在任何方面使人体出现异常的最低剂量也还是有相当的距离。

亚硝酸盐则是有效的防腐剂。过量摄入确实会使人中毒，但是在正常使用的条件下为人们带来的好处远远超过可能的风险。

"反营养物质"的英文是antinutrient。它的定义正是"阻止人体吸收和利用某些营养素的食物成分"。通常学术界说"反营养物质"，一般是食物中的天然成分。常见的有豆类中的蛋白酶抑制剂、茶中的单宁、菠菜中的草酸以及植物中普遍存在的植酸等。在中文里，有人把antinutrient翻译成

"抗营养物质"，而用"反营养物质"来称呼食品添加剂。然后根据"天然的就是好的，人工的就有害"的信条，得出"抗营养物质对健康没有影响""反营养物质偷走你的健康"这样的口号。

如果从影响其他营养成分吸收的角度来说，所谓的"抗营养物质"的影响比"反营养物质"要大得多。比如蛋白酶抑制剂会抑制人体内蛋白酶的作用，从而影响蛋白质的消化。所以我们需要对豆制品充分加热，使蛋白酶抑制剂失去活性。单宁会与蛋白质结合，生成不被胃肠消化的沉淀物，吃生柿子的同时吃高蛋白食物，容易导致腹痛就是这个原因。而草酸、植酸都能与钙结合，影响钙的吸收。对于肾脏功能有障碍的人来说，草酸不能被有效地代谢掉，就可能在肾脏中与钙反应，导致肾结石。

不过，近年来有一些研究发现，"抗营养物质"也不是一无是处。某些种类，比如单宁、蛋白酶抑制剂，在某些研究中甚至显示了一定的"保健作用"。不过，不管这些保健作用是真是假，都改变不了它们"影响其他营养成分吸收"的性质。一般而言，也还是饮食中的不利因素。

纯天然的野生植物中含有的"抗营养物质"很多，这本身是植物的一种防御机制。驯化"家养"蔬菜和粮食作物就要低得多。要进一步去除这些"抗营养物质"，最有效的方式，一是对症下药的食品加工手段，二是基因操作技术。

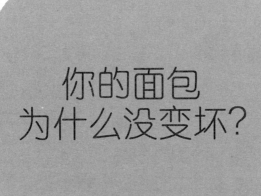

你的面包
为什么没变坏？

传言

网上曾流传过一个"触目惊心"的新闻：有个美国人买了一个汉堡，放了一年还没有长霉。后来，有一位中国人做了同样的实验，不过他的汉堡在一个星期后开始变坏了。再后来，网上又开始流传，有面包放了一个多月还没有变坏。

这些实验真让人们纠结不已：面包，到底会变坏的好，还是不会变坏的好？

面包为什么会变坏？

食物的腐坏变质是一个很复杂的过程。长菌生霉只是"变质"的途径之一。在食品工业上，物理变化——比如失水变硬、吸水变软、分层等，只要超过了一定的程度，也被视为"变质"；而化学变化——比如颜色的改变、油脂的氧化，有时候是更重要的变质原因。长菌生霉是生物学的变化，也是我们最关注的方面。

不管是细菌还是霉菌，其生长都需要两方面的条件：菌种和生长环境。一方面，通常的加热只能杀死大部分，总还是有一些足够顽强的能够挺过去；另一方面自然环境中多少总有一些细菌和霉菌——其多少取决于环境的清洁程度。这就像一块肉能否招苍蝇，除了肉是否腐烂，还取决于屋子里是不是有苍蝇。因为我们的环境中不可避免地存在细菌和霉菌，它们能否在食物中肆虐就取决于食物是否适合它们生长。

对于面包来说，通常所说的"变坏"是霉菌的生长。霉菌有很多种，不是每一种都会危害人体。但是对于健康来说，从来都是"宁可错杀一千，不可放过一个"，所以只要是长了霉菌的面包，我们就得当作是有害的了。

面包不变坏的化学武器

当人们看到一种食物不容易变坏，首先想到的就是"防腐剂"。防腐剂当然是一种有效的防止细菌和霉菌生长的手段——化学武器嘛，效果总是很好的。

中国目前允许在面包中使用的防腐剂有3种，分别是：

丙酸或者丙酸盐，通常用丙酸钙。从化学结构上说，它是一种有机酸。它对于霉菌和一些细菌有良好的抑制作用，吃到体内会被人体代谢掉。丙酸或者丙酸盐的安全性很好，世卫组织和联合国粮农组织的食品添加剂联合专家委员会对它的评估结果是"无限量"。按照我国的使用规范，在面包中的使用上限是每千克2.5克。这个用量已经可以有效地防止面包长霉了。

山梨酸盐也是一种使用很广泛的防腐剂，通常使用的是山梨酸钾。它被认为是一种很安全的防腐剂，其对老鼠的半数致死量跟食盐差不多。JECFA

制定的"安全摄入上限"是每千克体重25毫克，相当于60千克的人每天可以吃到1500毫克。在不同的食物中，每千克0.25~1克的用量就可以明显抑制细菌和霉菌生长。我国面包中的最大允许使用量是每千克1克。也就是说，即使是山梨酸钾使用量达到最大的面包，一个60千克的人需要吃1.5千克才能达到"安全上限"。

脱氢乙酸或者脱氢乙酸盐也是批准用于面包的防腐剂。不过其使用不像丙酸钙和山梨酸钾那么广泛。

总的来说，这几种防腐剂都有相当好的安全性。在规范使用的前提下，可以有效地防腐而又不危害健康。

面包没坏是因大量防腐剂？

不管是"一年没坏的汉堡"还是"一个多月没坏的面包"，备受关注的原因都在于："是否一定加了大量的防腐剂"？

答案是否定的。

除了防腐剂，还有其他因素可以抑制甚至防止细菌和霉菌的生长。最重要的是含水量。各种细菌、霉菌的生长都离不开水，所以只要把食物干燥到含水量很低，它就不会因为细菌或者霉菌而"变坏"。如果我们把自己做的馒头或者米饭放在窗台上，在天气炎热、气候干燥的地方会很快变干。这样的食物完全没有防腐剂，干燥之后就放上一年甚至更长的时间也不会"变坏"。那位美国妇女的没有变坏的汉堡，很可能就是这样的情况。

也有人有这样的经验：买来的面包，没有开封放在抽屉里，过了一个多月才发现，没有变干，也没有变坏。这样的面包"可能"有比较多的防腐剂，但是并非"一定"。细菌、霉菌在面包上生长的条件除了足够的水分，还需要足够的"菌种"。经过高温烘烤，面包上的细菌和霉菌基本上已经被赶尽杀绝。如果封装的环境和操作很清洁，那么细菌上带有的"菌种"也就会比较少。在不开封的情况下，空气中的"菌种"也进不去，这样的面包也可能放相当长的时间而不坏。

面包可以放多久？

不过，最后的这种面包不坏的情况还是"可遇而不可求"的。一般而言，包装完好的面包在室温下有可能放到5~7天而不变坏。考虑到买来的面包已经在货架上待了一些时间，还是应该每次少买，尽快吃掉的好。尤其是已经开封或者包装磨损的面包，可能在更短的时间内变坏。

温度对于细菌、霉菌的生长有至关重要的影响。在冷藏的温度下（4摄氏度左右），可以放到两周。如果需要保存更长的时间，就需要冷冻了。家用冰箱的冷冻温度一般在-18~-20摄氏度范围。在这样的温度下，一般认为面包可以存放3个月。不过，冻存的面包会变得很硬，要吃的时候最好是提前一天拿出来放在冷藏室里化冻。

如何选择？

许多人对防腐剂很反感，于是各种宣称"不含防腐剂"的食品应运而生。甚至有人在购买食品的时候，认为那些"会很快变坏"的食物才是"安全食品"。

从技术上说，确实可以做出"不含防腐剂"的食品来。这样的食品，要么是缩短保质期，从而要求很快的产销周转，并且一旦过期就必须丢弃；要么就是通过无菌操作、低温运输保存等手段防止细菌霉菌生长。显而易见，这些方案都必然增加产销成本，而最终体现到销售价格上。

那些"会很快变坏"的食品，确实可能不含防腐剂或者用量很低。从

"不含防腐剂"的判断而言，倒也是一个可行的标准。问题是，不含防腐剂，就要冒细菌、霉菌的风险——在它们还没有长到肉眼可以看出来的时候，很可能已经达到有害的量了。对于安全来说，这种风险可能比"万一防腐剂有害"的风险要大多了。

如果面包很容易变坏，那么无论如何都不是好面包。如果不容易变坏，消费者很难知道是生产标准高还是滥用防腐剂的结果。合格规范地使用防腐剂并不值得忧虑，需要担心的是用"非法添加物"来防腐的那些。

索引

机构名

期刊名

《儿童与青少年医学档案》：Arch Pediatr Adolesc Med

《循证护理》：Evidence Based Nursing

《临床营养》：Clinical Nutrition

《美国医学会期刊》：Journal of the American Medical Association

《癌变》：Carcinogenesis

《食品科学期刊》：Journal of Food Science

《食品化学》：Food Chemistry

《毒理学和环境健康B卷》：Journal of Toxicology and Environmental Health，Part B

《酒精中毒：临床与实验研究》：Alcoholism—Clinical and Experimental Research

《环境科学与技术》：Environmental Science & Technology

《欧洲临床营养杂志》：European Journal of Clinical Nutrition

法案名

《纯净食品和药品法》：Pure Food and Drug Act

《联邦食品、药品和化妆品法案》：Federal Food, Drug and Cosmetic Act

《食品添加剂修正案》：Food Additives Amendment

《食品和药品管理局食品安全现代化法》：the FDA Food Safety Modernization Act, FSMA

化学名词

美拉德反应：Maillard reaction

辣椒素Ⅱ：oder Pelargonsäure-vanillylamid，PAVA

巴氏灭菌法：pasteurization

高温快速：high temperature short time, HTST

超高温：ultra high temperature, UHT

pH值：pondus hydrogenii，亦称氢离子浓度指数或酸碱值

ppm：parts per million，百万分率

ppb：parts per billion,十亿分率

麸质过敏：celiac disease

无面筋蛋白：gluten-free

碱水：kansui

谷胱甘肽：glutathione, GSH

谷氨酰胺转移酶：transglutaminase，TG

3-氯丙二醇：3-monochloropropane-1,2-diol or 3-chloropropane-1,2-diol，简称3-MCPD

多溴联苯醚：polybrominated diphenylethers, PBDEs

肾皮质：renal cortex

甜蜜素：cyclamate

葡萄糖异构酶：glucose isomerase

比辛：bisin

羊毛硫氨酸：ianthionine

羊毛硫抗生素：lantibiotic

重组牛生长激素：recombinant bovine growth hormone, rbGH

蛋白水解酵素抑制素：Bowman-Birk inhibitor，BBI

大豆生物活性肽：lunasin

菊糖：inulin

低聚果糖：fructooligosaccharide，FOS

低聚半乳糖：galactooligosaccharides，GOS

谷胱甘肽过氧化物酶：glutathione peroxidase，GPX1

草蒿脑：estragole

营养数据评级：nutrition data rating，ND

饱足因子：fullness factor，FF

营养均衡指标：nutrition balance indicator，NB

炎症因子：inflammation factor，IF

卵黄高磷蛋白：phosvitin

磷酸肽：phosphopeptide

皂苷：saponin

植物凝集素：lectin

2,6-二叔丁基对甲苯酚：butylated hydroxytoluene，BHT

葡萄糖-6-磷酸脱氢酶：glucose-6-phosphate，G6PD

酒精饮料：caffeinated alcoholic beverages，CABs

儿茶素：catechin

丙酸钙：calcium propionate

山梨酸钾：potassium sorbate

脱氢乙酸：dehydroacetic acid

行业固定说法

暂定每周耐受量：provisional tolerable weekly intake，PTWI

身份保持：Identity Preserved，IP

以标志形式出现在包装盒上：front-of-pack，FOP

无可测不利影响水平：no observed adverse efect level，NOAEL

一般认为安全：generally recognized as safe，GRAS

健康宣示：health claim

人名

康斯坦丁•法赫伯格：Constantin Fahlberg

伊拉•莱姆森：Ira Remsen

哈维•威利：Harvey Wiley

詹姆斯•谢尔曼：James Sherman

威廉•塔夫脱：William Taft

詹姆斯•德莱尼：James Delaney

马文•艾森斯塔德：Marvin Eisenstadt

道格拉斯•卡拉斯：Douglas Karas

L. A. 罗格斯：L. A. Rogers

A. 马锑克：A. T. R. Mattick

丹•奥沙利文：Dan O'sullivan

藤田•M：Fujita M.